糖尿病治療における理学療法 戦略と実践

野村卓生 著
関西福祉科学大学保健医療学部教授

文光堂

序

　1990年代後半，筆者が理学療法士を目指し養成校で勉学に励んでいた頃，糖尿病および糖尿病管理に関連する腎臓や肝臓などの機能低下・障害，肥満症などの代謝疾患・障害に対する理学療法は，臨床的にも学問体系としても普及・確立していなかった．呼吸器疾患および心疾患に対する理学療法が徐々に卒前教育の中で教授されていく中，最近では，糖尿病を中心とした代謝疾患に対する理学療法も日本理学療法士協会策定の教育ガイドラインに後押しされ，徐々に教授されるようになっている．2013年に日本理学療法士協会は日本理学療法士学会ならびにその下部組織となる12の分科学会を設立し，一分科学会として日本糖尿病理学療法学会が誕生したが，現段階では"糖尿病理学療法"という用語に違和感を抱く理学療法士は多いと思う．

　筆者が糖尿病理学療法を関心分野にしたいと思ったのは，理学療法士免許取得後から1ヵ月が過ぎようとしていた2000年5月，リハビリテーションが必要な摂食障害を合併した1型糖尿病患者を担当したことがきっかけであった[1]．リハビリテーション開始当初は，BMI 11.7 kg/m^2（身長156 cm，体重28.6 kg），ベッド周囲の動作にも介助が必要な状態であった．理学療法士になって間もない筆者は，糖尿病に関してほぼ無知であり，糖尿病の勉強を並行しながら安全で効果的なリハビリテーションを提供しようと，多職種に意見を求めるのに必死であった．筆者が藁をもすがる思いの中で出会い，今日まで懇切丁寧に手厚くご指導いただいたのが，糖尿病研究の師である当時・高知医科大学医学部第二内科講師の池田幸雄先生である（現・高知記念病院糖尿病内科部長）．新人理学療法士に担当される当時の患者の気持ちを考えると，いろいろと不安・不満があったと思うが，筆者の提案やリハビリテーションプログラムを受け入れていただき，熱心にリハビリテーションへ取り組んでくれた成果により独歩が可能となり，入院から5ヵ月後に退院することができた[2]．血糖変動が著しい中，リスク管理を徹底することで積極的なリハビリテーションを展開することが可能となることを経験できた．これが糖尿病に興味をもち，糖尿病理学療法を専門にすることになった筆者の原点である．その後，池田先生の推薦，当時の上司の多大な理解と協力があり，2001年5月から高知医科大学附属病院で従来から実施していた糖尿病教育入院へ理学療法士としてルチーンに関わるようになった．糖尿病教育入院に限らず肥満教育入院など，対象も小児から成人にわたり，糖尿病や肥満症そのものの治療を目的とする運動療法の指導に積極的に広く関わることができた．

病院退職後は大学教員となったが，大阪労災病院治療就労両立支援センター主任の浅田史成先生の支援により，大阪労災病院において現在も定期的に糖尿病患者へ関わる機会をいただいている．筆者の経験および一連の活動成果は，現任の関西福祉科学大学および前任の大阪保健医療大学において，それぞれ「代謝疾患・がん理学療法学（3年後期・全15コマ中の13コマ）」，「代謝障害理学療法治療学（3年後期・全8コマ）」として，卒前教育に還元させていただいている．さらに，旧・日本理学療法士協会内部障害理学療法研究部会代謝班主催の糖尿病理学療法研修会（平成25年度まで）や府県士会が主催される研修会で，講演の機会を与えていただき，卒後教育にも還元させていただいている．これまでの活動経験を基盤とし，より広範囲に糖尿病理学療法の普及と発展に寄与したいと思い，本書の出版を企画するに至った．

　本書は，一見，健康にみえる人の健康管理を理学療法士がどのように考えているかを内外に示すうえでも，これまでにない視点からの理学療法の専門書としての位置づけであると考えている．チーム医療が大前提の下，理学療法士の立場から糖尿病を捉えた世界にも類を見ない書籍と考えているが，マニアックな方向に向かわないように他職種からの批判を積極的に仰ぎたいと考えている．第Ⅰ章から読み進めていただければ，糖尿病は理学療法士として学び研鑽してきた知識と技術をもって対応しなければならない疾患であるということを理解していただけると確信している．

　本書がこれからの糖尿病理学療法の普及と発展，糖尿病理学療法学の体系化に寄与できれば幸いである．

　2015年（平成27年）5月

野村卓生

● 文献
1) 野村卓生：フロントエッセイ　私の原点, Best Physical Therapist. 糖尿病ケア11: 1, 2014
2) 野村卓生ほか：糖尿病自律神経障害を有する糖尿病患者へのリハビリテーション．保健医療学雑誌 5: 52-57, 2014

CONTENTS

I ▶ 理学療法士が知っておくべき糖尿病総論

1. 糖尿病の過去・現在・未来と理学療法 ········· 2
2. 糖尿病は運動器疾患である ········· 5
   - a 糖尿病神経障害の疫学 ——— 5
   - b 糖尿病患者の筋力と理学療法 ——— 6
3. 糖尿病の成因（病型），病態と理学療法 ········· 11
   - a 1型糖尿病（患者）における身体活動・運動療法 ——— 11
   - b 2型糖尿病（患者）における身体活動・運動療法 ——— 12
   - c ライフステージごとの関わり ——— 14
4. 糖尿病合併症（急性合併症と慢性合併症）と理学療法 ········· 16
   - a 急性合併症 ——— 16
   - b 慢性合併症 ——— 18
   - c 糖尿病三大合併症 ——— 18
   - d その他の慢性合併症 ——— 20
5. 糖尿病チーム医療における理学療法士の役割 ········· 21

II ▶ 糖尿病治療のための運動療法の基本

1. 代謝と運動　運動療法の効果 ········· 26
   - a 糖質・脂質代謝と有酸素・無酸素代謝 ——— 26
   - b サルコペニア対策としての運動療法 ——— 28
2. 運動療法の原則 ········· 32
   - a 有酸素運動の実際 ——— 32
   - b レジスタンス運動の実際 ——— 36
3. 理学療法適応に必要な情報収集と評価 ········· 38
   - a 情報収集の考え方と実際 ——— 38
   - b 理学療法評価 ——— 45
4. 血糖自己測定と理学療法 ········· 55
   - a 採血を行える医療職 ——— 55

b　保険適用，測定器およびセンサーの入手，廃棄の方法―――56
　　c　SMBG　結果の活用―――56
　5　糖尿病治療を目的とする標準的理学療法プログラム……………………60
　　a　成人2型糖尿病患者に対する理学療法プログラム―――60
　　b　小児2型糖尿病患児に対する理学療法プログラム―――64

III　糖尿病理学療法における糖尿病患者教育の重要性

　1　なぜ患者教育が重要か？……………………………………………………70
　2　患者教育に必要な科学的理論・アプローチ法……………………………72
　　a　患者の行動変容段階を確認する―――72
　　b　行動変容段階に応じたアプローチ―――74
　3　個別教育と集団教育…………………………………………………………80
　　a　理学療法士は患者教育能力に長けているか？―――80
　　b　患者教育の場所，時期と形態―――83
　4　糖尿病教育教材………………………………………………………………93
　　a　教育教材の工夫―――93
　　b　メッセージバナー―――95
　5　理学療法における患者教育の体系化………………………………………101

IV　糖尿病慢性合併症と理学療法

　1　血圧と運動……………………………………………………………………106
　　a　高血圧の疫学と診断―――106
　　b　運動時の血圧の変化―――107
　　c　高血圧患者に対する運動プログラム―――108
　2　糖尿病網膜症と理学療法……………………………………………………109
　　a　糖尿病網膜症のケア―――109
　　b　運動プログラムの紹介とその効果―――110
　　c　運動中の呼吸循環動態―――111
　　d　運動による動脈硬化改善・予防と体重管理―――112
　3　糖尿病腎症と理学療法………………………………………………………115
　　a　腎臓と運動―――115
　　b　腎機能障害患者に対する運動・生活指導―――116
　　c　透析中の運動療法―――118

- d　糖尿病網膜症と糖尿病腎症 ─── 119
- **4　糖尿病神経障害と理学療法** ─── 121
    - a　感覚運動神経障害と理学療法 ─── 121
    - b　糖尿病自律神経障害，有痛性神経障害と理学療法 ─── 124
- **5　糖尿病足病変と理学療法** ─── 127
    - a　糖尿病患者における歩行障害 ─── 127
    - b　糖尿病足病変の評価 ─── 128
    - c　糖尿病足病変への理学療法介入 ─── 131
- **6　下肢切断をふまえた末梢動脈疾患の理学療法** ─── 135
    - a　末梢動脈疾患の評価 ─── 135
    - b　末梢動脈疾患への理学療法介入 ─── 136

Ⅴ　事例紹介

- **1　肥満児の身体能力特性とサマーキャンプにおける理学療法士の関わり** ─── 142
    - a　子どもの体力・運動能力 ─── 142
    - b　子どもの肥満と糖尿病 ─── 143
    - c　サマーキャンプにおける理学療法士の関わり ─── 144
- **2　特殊な関わり方が問題解決に奏功した症例** ─── 148
    - a　重症低血糖予防を目的とした1型糖尿病患者への関わり ─── 148
    - b　糖尿病治療の中断を繰り返す2型糖尿病患児への関わり ─── 152
- **3　臨床実習と糖尿病** ─── 155
    - a　理学療法士養成の現状と課題 ─── 155
    - b　学生指導および症例レポート作成のポイント ─── 161
- **4　糖尿病理学療法におけるクリニカルリーズニング** ─── 169
    - a　糖尿病を合併する理学療法対象患者への関わり ─── 169

補足資料 ─── 174
本書で使用している略記一覧 ─── 178
索引 ─── 180

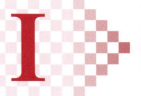

理学療法士が知っておくべき糖尿病総論

　第Ⅰ章においては，なぜ理学療法において，いま「糖尿病」なのかについて，理学療法士が知っておくべき総論を述べる．糖尿病は内分泌代謝疾患であるが，多くの理学療法士へ糖尿病に興味をもっていただくために，理学療法士の立場からの新しい疾患概念を提唱する．最も合併頻度の高い糖尿病合併症である糖尿病神経障害の疫学を概説し，糖尿病神経障害が筋力に及ぼす影響に関して海外ならびに筆者らの研究成果を述べ，「糖尿病は運動器疾患である」という新しい疾患概念を提唱する．さらに本章では1型糖尿病および2型糖尿病の身体活動・運動療法，ライフステージごとの関わり，糖尿病合併症と理学療法の基本的な概要をまとめ，チーム医療における理学療法士の役割を述べる．

1 糖尿病の過去・現在・未来と理学療法

　日本の歴史上，最古の糖尿病（diabetes mellitus：DM[MEMO 1]）患者とみなされているのは藤原道長（966年～1027年，享年61歳）であり，彼自身の手記並びに一族の関係者が残した記録に道長の糖尿病の病状が記されている[1]．1016年には糖尿病の病状の特徴である口渇・多尿を認め，1018年には中枢神経系・末梢神経系に属する疾患に罹患，1019年には重篤な視力障害を訴えていたことが記されている．道長は貴族社会に生き，998年から政権担当を務める立場で精神的・肉体的疲労，美食と大酒に加え，移動は牛車や馬車で運動不足となり，現代にも通じる2型糖尿病発症の背景を垣間みることができる[1]．

> **MEMO 1▸** 糖尿病は英語で，diabetes mellitusといい，これはギリシャ語が語源になっている．diabetesは「尿が常に出る」，mellitusは「蜜のように甘い」という意味で，「蜜のように甘い尿が常に出る」という意味になる．参照：国立循環器病研究センター循環器病情報サービス，糖尿病ってどんな病気？

　1950年代においては，糖尿病の診断にはいろいろな方法が用いられており，糖尿病と判定する基準も一定ではなかった．1953（昭和28）年，文部省の科学研究費で糖尿病の研究班が設立され，それから日本における糖尿病の頻度を統一した方法で調査することになり，日本における糖尿病の集団検診の初めての調査結果は，1959（昭和34）年の第15回日本医学会総会で発表された[2]．糖尿病の有病率は，1950年代：全国規模での調査・40歳以上で3.9％，1964年：大阪府の農村・40歳以上で男性4.7％，1976～1979年：北海道の漁村・40歳以上79歳未満で2.0～9.6％，1988年：福岡県久山町・40歳以上で男女それぞれ13.1％，9.1％などが報告されてきた[3]．総患者数については，1970年では287.6万人であったのに対し，1979年には610.5万人と10年間で約2倍に増加している．平成に突入してからは，2007年（平成19年）と2012年（平成24年）国民健康・栄養調査[MEMO 2]の調査結果を比較すると，糖尿病予備軍の減少を認めているものの，日本の糖尿病患者数は増加の一途をたどっている（図Ⅰ-1）．国際糖尿病連合（International Diabetes Federation；IDF）〈補足資料Ⅰ-1〉によると，糖尿病有病者数は全世界において2013年現在3億8,200万人（有病率8.2％）であり，有効な対策を施さないと2030年までに5億9,200万人に増加すると予測している．

> **MEMO 2▸** 国民健康・栄養調査（平成15年～現在，平成14年以前は国民栄養調査）は，国民の身体の状況，栄養摂取量および生活習慣の状況を明らかにし，国民の健康の増進の総合的な推進を図るための基礎資料を得ることを目的として，厚生労働省が毎年実施するものである．平成8年の国民栄養調査で受診中の糖尿病患者数は218万人と推計された．平成9年および平成14年には医療機関を受診していない患者などを含めた有病者数とその背景を明らかにすることを目的に「糖尿病実態調査」が実施され，以後，国民健康・栄養調査に統合された．

　日本はすでに超高齢社会に突入しているが，現在が65歳以上人口のピークではなく，人口が数千万人単位で激減すると予想される中（図Ⅰ-2），65歳以上人口は，団塊の世代および第二次ベビーブーム世代が高齢人口に入った後の2042年に3,878万人とピークを迎えることが

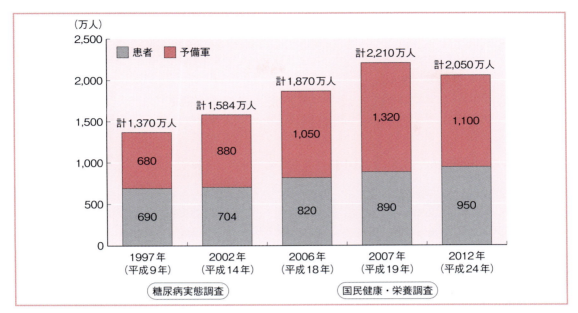

図Ⅰ-1▶糖尿病および糖尿病予備軍の有病者数
平成9年および平成14年は糖尿病実態調査、平成18年，平成19年および平成24年は国民健康・栄養調査の結果として，厚生労働省のデータを引用した．

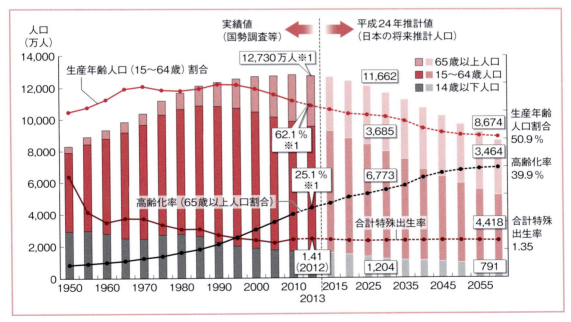

図Ⅰ-2▶日本の人口の推移
※1 出典：平成25年度 総務省「人口推計」(2010年国勢調査においては，人口12,806万人，生産年齢人口割合63.8％，高齢化率23.0％)
(総務省「国勢調査」及び「人口推計」，国立社会保障・人口問題研究所「日本の将来推計人口(平成24年1月推計)：出生中位・死亡中位推計」(各年10月1日現在人口)厚生労働省「人口動態統計」)

表Ⅰ-1 ▶ 理学療法対象疾患の経年的推移

疾患順位	1990	1995	2000	2005
1位	脳血管障害	脳血管障害	脳血管障害	脳血管障害
2位	骨折	骨折	骨折	骨折
3位	変形性関節症	変形性関節症	変形性関節症	変形性関節症
4位	筋骨格系・他	筋骨格系・他	筋骨格系・他	筋骨格系・他
5位	脳性麻痺	パーキンソン病	認知症	認知症
6位	関節リウマチ	関節リウマチ	パーキンソン病	パーキンソン病
7位	パーキンソン病	脳性麻痺	脳性麻痺	呼吸器疾患
8位	脊髄損傷	認知症	関節リウマチ	**糖尿病**
9位	認知症	脊髄損傷	呼吸器疾患	関節リウマチ
10位	頭部外傷	呼吸器疾患	脊髄損傷	心疾患
	12位 糖尿病	12位 糖尿病	12位 糖尿病	
	14位 呼吸器疾患	18位 心疾患	13位 心疾患	
	19位 心疾患			

(日本理学療法士協会：理学療法白書2000，2005．山崎裕司，川又幹雄，他編：内部障害理学療法学テキスト改訂第2版，南江堂，東京，2012より改変引用)

予測されている[4]．糖尿病患者においても65歳以上の患者が増加することから，今後，糖尿病療養においては高齢者にかかるサルコペニア[5]などの問題をより考慮することが必要である．日本理学療法士協会による理学療法対象疾患の経年的推移を概観すると，1990年から2000年まで全体の12位だった糖尿病が2005年の調査では8位となっている(表Ⅰ-1)[6]．従前から現在まで，「糖尿病」の診断名では理学療法の診療報酬は算定できないが，調査当時においても理学療法士が日常臨床で担当する患者に糖尿病を合併する患者が多いことを裏付ける調査結果である．理学療法の対象疾患で最も多いのが脳血管障害であるが，糖尿病は脳梗塞の独立した危険因子であり，非糖尿病者の2〜4倍高頻度である[7]．東北大学の調査では脳卒中回復期リハ患者の24%に糖尿病を認め，76%に耐糖能異常を認めたとの報告がある[8]．また，糖尿病患者が心筋梗塞を起こす危険度は健常者の3倍以上，高齢糖尿病患者の認知症のリスクはアルツハイマー型および脳血管性認知症ともに非糖尿病者の2〜4倍[7]であり，糖尿病特有の合併症ではないが糖尿病患者には末梢動脈疾患を有する患者が多い[9]．さらに，日本糖尿病学会と日本癌学会の専門家による合同委員会により，糖尿病は大腸癌，肝臓癌および膵臓癌のリスク増加と関連することが報告されている[7]．

　今後，理学療法が必要な(理学療法が適応となる)患者においては，今よりもさらに65歳以上の患者が多くなり，かつ理学療法対象患者のうち65歳以上の患者が占める割合が2042年前後をピークとして増加する．また，糖尿病は脳血管障害や冠動脈疾患など多くの理学療法対象疾患のリスク要因となることから，**将来においては現状よりもさらに臨床現場で理学療法士が糖尿病を合併するリハビリテーションが必要な患者を担当する機会が増加するだろう**．

2 糖尿病は運動器疾患である

　糖尿病とは，インスリン[MEMO 3]作用不足による慢性の高血糖状態を主徴とする代謝疾患群である[7]．糖尿病は，内分泌・代謝疾患（内科疾患）であるが，糖尿病特有の合併症が身体機能・能力に及ぼす影響をふまえれば，理学療法士養成の卒前教育で学ぶ運動学や運動生理/生化学の知識を前提に，理学療法士の技術をもって関わらなければならない疾患ということができる．本項では，現時点の医学領域ではもちろんのこと，理学療法領域においてもコンセンサスの得られていないと思われる「糖尿病は運動器疾患である」という題目をつけた．「糖尿病は運動器疾患である」という題目について，これは臨床の理学療法士に糖尿病にもっと興味をもってもらいたいという筆者の強い思いがあり，筆者自身もこの題目とするのに躊躇する点はあったが，未来の糖尿病理学療法の発展のために，この題目とした．もちろん，日常臨床の激務のなか，糖尿病を合併するすべての理学療法対象患者に，糖尿病に特化した情報収集や検査・測定を行うのは非現実的である．筆者は，日常臨床・臨床実習教育においては，糖尿病であれば，あるいは糖尿病を合併していれば，等しく糖尿病を考慮しなければならないということを主張したいのではない．糖尿病特有の合併症が運動器に与える影響を理解していただいたうえで，日常臨床における病態の把握，理学療法プログラムの策定や効果判定などに後述する情報を役立てていただき，より効果的な理学療法介入に寄与できればと考えている．

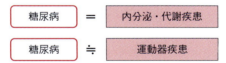

> **MEMO 3** インスリンとは，膵臓のランゲルハンス島β細胞で生成・分泌され，門脈を通り肝臓に達し，肝静脈を経て全身の組織に送られる．そして，インスリン感受性のある肝臓，筋肉や脂肪組織などで細胞膜上のインスリン受容体に結合し，ブドウ糖の細胞内への取り込み，エネルギー利用や貯蔵，蛋白質の合成，細胞の増殖などを促進する[7]．

a 糖尿病神経障害の疫学

　糖尿病神経障害（diabetic neuropathy；DN，略記は糖尿病学用語集〈補足資料Ⅰ-2〉参照）は，糖尿病患者に最も多く合併する糖尿病特有の合併症であるといわれている．日本におけるDNの疫学について，日本臨床内科医会の調査研究グループが実施したDNに関する調査研究報告では，12,821名の糖尿病患者のうち，36.7％が主治医にDNの診断を受けていることが報告されている[10]（図Ⅰ-3）．また，東北地方の糖尿病患者15,000名のうち，その52％にアキレス腱反射の低下を認めることが報告されている[11]．これら大規模調査研究から，日本の糖尿病患者において，DNは非常に合併しやすい糖尿病特有の合併症であることが明らかにされている．糖尿病合併症は高血糖の慢性的な持続によって発症・進展することから，

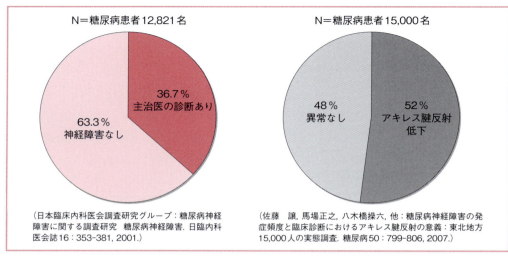

図Ⅰ-3▶日本における糖尿病神経障害の疫学

罹患歴の長い高齢患者で，かつ糖尿病を基礎疾患にもち動脈硬化性疾患を発症した患者においては，合併症を発症しない患者よりも血糖コントロールが比較的不良であることから，このような患者ではより高率にDNを合併していると考えられる．

　DNは多発神経障害と単神経障害に大別され，臨床的に高頻度に認められるのが糖尿病多発神経障害（diabetic polyneuropathy；DP）である[7]．DPは，さらに感覚・運動神経障害，自律神経障害および急性有痛性神経障害に分類される[12]．DPは高血糖の持続により発症・進展し，主として両足の感覚・運動神経障害と自律神経の障害を呈するとされるが[7]，臨床症状については感覚神経障害に注目がおかれ[7, 12]，運動神経障害による臨床症状は十分に注目されていない懸念がある．この原因としては，まず，運動神経障害よりも早期に出現する感覚神経障害では，しびれ感，錯感覚，冷感，自発痛，アロディニアおよび感覚鈍麻[12]など，患者が自覚しやすく医療者に訴えやすい臨床症状であることが考えられる．次いで，運動神経障害の代表的臨床症状である筋力低下に注目すると，臨床で筋力低下を判断する場合，一般的には徒手筋力テスト（manual muscle testing；MMT）が用いられるが，軽度から中等度の筋力低下を判断するには，MMTでは多くの臨床経験と熟練の技術を要するため，客観的かつ信頼性をもって糖尿病患者の筋力低下を判断できていない可能性があると思われる．また，日常生活で必要な筋力は，最大筋力の数十％であるため，日常生活に支障の出るレベルで筋力低下が起こらなければ，患者が自覚しにくく医療者に訴えないという側面もあると思われる．

b 糖尿病患者の筋力と理学療法

1）下肢筋力低下の事実

　近年，評価機器と測定方法の進歩によって，糖尿病患者では1型，2型を問わず，末梢優位に筋力が軽度から中等度低下する事実が欧米の研究で明らかにされた[13]．Andersenらは，

罹患歴20年を超える1型糖尿病患者において，同年代の対照と比較して足関節背屈・底屈筋力は21％，膝関節伸展筋力は16％および膝関節屈曲筋力は17％有意に低値を示すことが報告した[14]．さらにAndersenらは，MMTではこれら軽度から中等度の筋力低下は正確な判断が難しいことも1997年にすでに報告している[15]．2型糖尿病患者においても，平均年齢58.5歳，平均罹病期間11年の患者と同年代の非糖尿病者を比較すると，末梢優位（膝関節筋力よりも足関節筋力が顕著に低下）に筋力が低値を示すことが報告された（足関節背屈筋力は17％有意に低値，膝関節屈曲筋力は14％有意に低値，膝伸展筋力は7％低値の傾向）[16]．Parkらの高齢2型糖尿病患者（70～79歳，485名）を対象とした研究では，非糖尿病者（同年代の2,133名）と比較して，上下肢の筋力を検討し，男性糖尿病患者では握力，膝伸展筋力が男性非糖尿病者と比較して有意に低値であることが報告された（平均で0.4 Nm/kgの差があり，糖尿病患者の膝伸展筋力は非糖尿病者のおおよそ95％）[17]．筋力だけでみると男性患者にしか有意な差を認めないものの，筋肉量に対する筋力の比（筋力筋量比）でみると，男女ともに糖尿病患者の方が非糖尿病者に比較して筋力筋量比が低値であった．さらにParkらは，高齢2型糖尿病患者の筋力筋量比について3年間の変化を報告した[18]．糖尿病患者305名と非糖尿病者1,535名を対象として，下肢筋肉量，膝伸展筋力および筋力筋量比は両群ともに3年後有意に減少し，その減少量は非糖尿病者よりも糖尿病患者で高率であったことを報告した．

　われわれは，糖尿病教育入院され，積極的な運動療法が処方された2型糖尿病患者47名を対象に膝伸展筋力を測定し[19]，同年代・性別に測定された参考基準値[20]と比較した．結果，47名中33名が参考基準値以下であり，うち23名が参考基準値の−1標準偏差未満であった．少数例の検討であり，明らかなエビデンスではないが，われわれの研究においても糖尿病患者では参考基準値と比較すると膝伸展筋力が低値を示しており，日本人2型糖尿病でも下肢筋力の低下は明らかであると考えている．われわれの検討の対象は，重度の糖尿病合併症を有する患者やリハビリテーションを必要とする患者ではない．下肢筋力の低下は，一般的な2型糖尿病患者で認められるものである．Andersenら，Parkらおよびわれわれの研究成果[13〜19]を総括すると糖尿病患者では非糖尿病者と比較すると下肢筋力（今回紹介するデータは膝伸展筋力であるが，糖尿病患者では末梢優位に筋力が低下している．筋力低下の程度は大腿＜下腿＜足部＜足趾の順に大きくなる）が数％～十数％低下しており，筋力低下はDPの合併と進行によって顕著となる．**糖尿病患者においては，下肢筋力が低下しているが，膝伸展筋力の場合，その低下は数％〜十数％であることから，MMTでの評価は難しく，機器を用いての定量的な評価が必要である．**

2）日本人糖尿病患者の膝伸展筋力

　Parkらの研究[17, 18]のみに注目するとDPの影響を考慮できておらず，筋力低下の主因は糖尿病合併というよりも，DPの合併に起因するものと考えるのが妥当かもしれない．しかしながら，Andersenら[14, 16]や筆者らの研究[19]をふまえ，糖尿病の発症によって筋肉量に応じた筋力を発揮できない状態（筋のパフォーマンスの低下）に陥り，DPの合併によりその状態はさらに悪化すると考えることができると思われる．

　下肢筋力の中でも膝伸展筋力（股関節・膝関節屈曲90°での等尺性膝伸展筋力）については，

表Ⅰ-2 ▶ 健常者の等尺性膝伸展筋力の参考基準値およびわれわれが過去に報告した2型糖尿病患者の等尺性膝伸展筋力

		30歳代 平均(SD)		40歳代 平均(SD)		50歳代 平均(SD)		60歳代 平均(SD)		70歳代 平均(SD)	
		女性	男性	女性	男性	女性	男性	女性	男性	女性	男性
膝伸展筋力 (kgf)	健常群	33.4 (6.8)	56.1 (12.7)	33.3 (5.7)	49.4 (10.0)	30.2 (5.6)	50.8 (8.7)	26.2 (5.6)	40.0 (8.5)	23.2 (6.1)	31.3 (6.0)
膝伸展筋力 (kgf)	患者群	50.5 (16.2)		34.1 (10.6)		36.6 (14.4)		32.8 (8.2)		28.6 (2.0)	
膝伸展筋力体重比 (%)	健常群	65.3 (12.1)	84.0 (14.2)	63.0 (12.4)	77.9 (11.9)	59.0 (12.1)	76.3 (15.8)	50.2 (9.6)	63.6 (11.6)	45.9 (10.1)	56.3 (9.4)
膝伸展筋力体重比 (%)	患者群	65.1 (17.3)		44.5 (16.5)		55.7 (24.9)		50.8 (15.1)		50.0 (13.4)	

健常群は平澤らの報告を参考としている[20]．患者群のデータについては，糖尿病教育入院中に運動療法の依頼があった平均罹患期間6.7±5.9年の2型糖尿病患者47名（男性22名，女性25名）である[19]．

信頼性，再現性が高い固定用ベルトを併用した小型筋力測定器[MEMO 4][22]による日本人健常者の参考基準値が報告されている（表Ⅰ-2）[20, 21]．われわれは，先行研究と同様の方法に基づく測定を行い，2型糖尿病患者で膝伸展筋力値が低下しており[19]，その低下がインスリン抵抗性に関連することを示した[23]．2型糖尿病患者においては，膝伸展筋力値が一部インスリン抵抗性も反映した結果であり，糖尿病運動療法における効果判定に膝伸展筋力値を活用することは，評価方法が非侵襲的かつ簡便であることからも臨床的有用性が高いと考える．また，膝伸展筋力と歩行能力，階段昇降能力などの重要な日常生活動作との関連が検討され[24, 25]，得られた膝伸展筋力値をリハビリテーションの効果判定や患者教育に活用する臨床的有用性も報告され[26]，さらに行動科学的理論・アプローチを加えるとリハビリテーション効果が高まることが報告されている[27]．下肢筋力の定量的評価に基づく運動処方・指導が，効果的なリハビリテーションを進めるうえで重要な方策の一つとなりつつある．

上記の通り，われわれは，下肢筋力の中でも膝伸展筋力に注目し，2型糖尿病患者では膝伸展筋力値が低下していることを報告した[19]．糖尿病は脳卒中や心疾患の危険因子であり[7]，理学療法の機能的予後にも影響を及ぼすが，さらに筋力低下への影響も明らかとなることで，糖尿病を合併する理学療法が必要な患者に対する多面的アプローチ，トータルケアを行ううえでの一助となると考える[28]．今，日本では糖尿病患者数は国民病といわれるほど膨大であり，全患者に等しく筋力低下予防のための集中的介入を行うのはコストやマンパワーの点で現実的ではない．増加の一途をたどる糖尿病患者の中でも，筋力低下のハイリスク者の臨床像を明らかにすることで，より効率的な医療資源の投入が可能になるかもしれない．このことは超高齢社会における介護予防（運動器の機能向上）の観点からもきわめて重要な意味をもつと考えられる．

しかし，われわれが以前に行った研究は，2型糖尿病患者47名と少数例での検討であったため，膝伸展筋力の参考基準値確立，DPによる膝伸展筋力への影響を明らかにするには至らなかった[19]．そこで，われわれはDPとの関連をふまえて糖尿病患者の膝伸展筋力の参考基準値を確立するためには多症例の測定値が必要であることから，多施設共同研究を着想するに至った．

> **MEMO 4**　筋力測定器は，型状分類すると小型のものと大型（トレーニング機器としても使用可能な等速性筋力測定器など）のものに大別される．小型の筋力測定器については，徒手筋力測定器（hand held dynamometer；HHD）が幾つかの会社より発売されており，価格についても比較的安価になり，臨床的にも普及しつつある．日本理学療法学術大会における演題においては，筋力測定器を用いた演題は経年的に増加する傾向にあり，最近では大型の筋力測定器よりもHHDを用いた演題数が多くなってきたことが報告されており[22]，臨床研究の面からもHHDが普及していると考えられる．HHDを用いた筋力測定の実際については，第Ⅱ章で解説する．

3）多施設による2型糖尿病の等尺性下肢筋力の調査[29]

　糖尿病患者およびリハビリテーションが必要な糖尿病を合併する患者において，DPが運動神経に及ぼす影響の判断，糖尿病運動療法やリハビリテーションを効果的に進めるために活用することなどを目的に，多施設（計30施設）で多症例のデータを収集することとした（UMIN-CTR　試験ID：UMIN000002810）．本研究の試験簡略名は，和文で「多施設による2型糖尿病の等尺性下肢筋力の調査」，英文でMulticenter survey of the isometric lower-extremity strength in type 2 diabetesとし，英文の下線文字をとり，略称をMUSCLE-std（マッスル・エスティーディー）とした．"std"はstandardの略であり，マッスル・エスティーディーを直訳すると，「筋の標準」になるが，「筋（力）の標準（化）」という意味を込め，＜MUSCLE-std＝筋力の標準化＞として試験簡略名を定義した．膝伸展筋力の測定で用いる評価機器は同一の小型筋力測定器を用い，再現性，妥当性が検証されている方法で測定を行い，データを収集した[20, 21]．DPの評価はDPの簡易診断基準[MEMO 5][12]（自覚症状，両側のアキレス腱反射と内果振動覚）を用い，この評価で用いる検査器具（打診器，音叉）も統一した．本研究では，精度の高いデータとするため，糖尿病専門医の協力を得てデータを固定し，DP合併の有無などをふまえデータを解析することとした．

　中間解析の結果，2014年3月時点でデータ収集に協力いただいた計30施設より，計724例の2型糖尿病患者のデータを収集している．**表Ⅰ-3**に対象者の筋力の実測値（kgf），体重で除して正規化した筋力（％），トルク換算した筋力（Nm）を示す．比較的データ数の多い男性の60歳代（130例），70歳代（109例）においては，DP合併群がDP非合併群に比較して筋力が有意に低値であった．また，女性の60歳代（100例）においても，DP合併群がDP非合併群に比較して体重で正規化した筋力が有意に低値であった．これらの結果は，糖尿病患者においては，DPの合併によって筋力が有意に低下する，体格（体重）相応の筋力を有していないことを裏付ける結果であり，日本人2型糖尿病患者におけるDPの合併が運動器に与える影響を多数例で示すことができた．しかしながら，比較的データ数の少ない30歳代から50歳代，女性の70歳代については，DP合併群がDP非合併群に比較して低値を示す傾向であったが有意な差は認められず，これらはデータ数を追加して検討することが必要と考えて

表Ⅰ-3 ▶ MUSCLE-std 中間解析結果　糖尿病多発神経障害の合併別での膝伸展筋力（total n＝724）

年代	性別	DP	筋力(kgf)	%筋力(%)	筋力(Nm)	年代	筋力(kgf)	%筋力(%)	筋力(Nm)
30歳代	男性	なし	43.9 (12.3)	57.4 (15.6)	158.2 (51.4)	60歳代	36.0 (8.8)	56.5 (13.1)	119.1 (29.8)
		あり	36.4 (6.9)	51.8 (5.7)	127.9 (27.4)		31.9* (9.6)	50.0* (13.8)	107.5* (33.9)
	女性	なし	37.1 (8.3)	50.4 (8.3)	123.0 (34.3)		23.5 (7.2)	41.4 (13.2)	73.5 (21.8)
		あり	—	—	—		21.6 (6.9)	36.0* (9.2)	70.2 (27.9)
40歳代	男性	なし	46.4 (12.5)	60.2 (16.0)	162.7 (46.5)	70歳代	31.4 (10.2)	49.7 (15.1)	103.6 (35.9)
		あり	45.7 (16.6)	57.2 (19.3)	161.6 (68.5)		27.0* (8.7)	44.0* (13.4)	88.1* (26.7)
	女性	なし	29.7 (10.3)	43.9 (18.5)	101.2 (37.3)		20.2 (5.7)	38.6 (11.3)	63.5 (19.1)
		あり	24.5 (10.8)	33.6 (11.9)	81.9 (35.2)		18.9 (4.6)	34.3 (8.0)	58.1 (14.3)
50歳代	男性	なし	41.8 (12.7)	57.1 (15.1)	147.6 (51.6)	80歳代	21.7 (8.3)	36.3 (12.8)	70.9 (30.5)
		あり	38.6 (10.8)	53.6 (13.8)	133.1 (40.0)		21.8 (7.8)	36.5 (10.5)	73.0 (29.8)
	女性	なし	26.7 (8.8)	41.2 (13.6)	89.6 (34.1)		16.0 (2.1)	31.2 (6.3)	51.2 (6.5)
		あり	24.7 (5.4)	38.0 (9.0)	78.1 (16.8)		18.5 (4.1)	34.6 (10.0)	57.7 (12.7)

DP：diabetic polyneuropathy，＊：$p<0.05$（神経障害なし（DP非合併群）とあり（DP合併群）の比較），トルク換算は1 kg＝9.8 NとしてN/m＝N×下腿長（m）で算出した．30歳代女性のDP合併者は11名中1名であったため未入力項目としている．

いる．80歳代の対象者については，30～70歳代と同様の傾向は認めず，運動習慣の有無や他の合併症などを考慮して詳細に解析を実施したいと考えている．

> **MEMO 5**　糖尿病神経障害に特異的な症状や検査は存在せず，国際的にコンセンサスの得られた診断基準は確立されていない[12]．米国糖尿病学会や糖尿病性神経障害を考える会の提唱する診断基準は妥当性が高いとされ，日常診療での使用も推奨されている[12]．糖尿病多発神経障害（DP）の簡易診断基準の検査方法の実際については，第Ⅱ章で解説する．

3 糖尿病の成因（病型），病態と理学療法

糖尿病は成因と病態の両面から分類される[7]．成因と病態からの分類を理解するためには，インスリンを分泌する器官やインスリンの作用を理解しておくことが必要不可欠である．インスリン[30]とは，膵臓のランゲルハンス島のβ細胞より分泌されるペプチドホルモンである．成因（発生機序）としては，「1型」，「2型」，「その他の特定の機序，疾患によるもの」および「妊娠糖尿病」の4つに分類される．例えば，膵臓の摘出を行った場合は，「その他の特定の機序，疾患によるもの」に分類される糖尿病となる．病態（病期）の概念としては，正常血糖（正常領域），高血糖（境界型，糖尿病領域（インスリン非依存状態，インスリン依存状態））に分類される．インスリン依存状態とは，インスリンが絶対的に欠乏して，生命維持のためにインスリンが不可欠なことが特徴である．インスリン非依存状態とは，インスリンの絶対的欠乏はないが，相対的に不足している状態である．1型糖尿病は，膵β細胞の破壊により，通常は絶対的インスリン欠乏に至るものである．2型糖尿病は，インスリン分泌低下を主体とするものと，インスリン抵抗性が主体で，それにインスリンの相対的不足を伴うものなどがある．1型糖尿病であっても，発症初期は食事療法と運動療法で良好な血糖値が得られる場合（インスリン非依存状態）がある．2型糖尿病でも，感染や清涼飲料水の多飲によってケトアシドーシス（Ⅰ-4の項を参照）に至り，救命のためにインスリンが必要な状態（インスリン依存状態）になることもある[7]．運動療法の位置づけや理学療法介入を考えるうえでは，成因と病態を考慮することが必要であるが，さらにライフステージ（小児・思春期や高齢者など）を考慮することが重要である．

a 1型糖尿病（患者）における身体活動・運動療法

1型糖尿病患者においては，進行した合併症がなく，血糖コントロールが良好であれば，インスリン療法や補食を調整することにより，いかなる運動も可能となる[12]．科学的根拠に基づくガイドラインにおいて，グレードB（行うように勧める，コンセンサス）である「いかなる運動も可能」ということをふまえて，以下の問題を考えてほしい．

> **問題**

> 問題　女性，8歳のときに1型糖尿病と診断された21歳の大学生．大学ではテニスサークルに入っており，週に3回練習を行っている．性格は朗らかで真面目，幼少期から療養指導を素直に受け入れ，HbA1cは6％台後半で推移しており，糖尿病合併症の発症はない．
> 　この患者に，「大学の卒業記念に，サークルのみんなでフルマラソンへの参加を計画している．フルマラソンに参加してよいでしょうか？」と相談された．あなたは，理学療法士として，どのようにこの相談へ回答するか．

体を酷使するアスリートにも元野球のビル・ガリクソン選手（アメリカ・メジャーリーグの他，日本のプロ野球でも活躍した）のような1型糖尿病[MEMO 6]をもつプロスポーツ選手が昔からいることが事実である．主治医の判断が大前提であるが条件が整えば，フルマラソン（42.195 km）への参加を目標とすることも可能であり，1型糖尿病であるということで目標を下げる必要はなく，その患者の夢や目標を諦めさせるような指導を行ってはいけない[31]．運動を通じて自己管理を行い，糖尿病と向き合い生活の質を高めるため，またその支援を目的として日本糖尿病協会〈補足資料Ⅲ-4〉のホームページからも検索できるTEAM DIABETES JAPANが2007年に設立されている．TEAM DIABETES JAPANは国内外で開催されるマラソンやウォークなどのイベントにチーム（糖尿病の方，家族，医療者，ボランティアおよび糖尿病に関心のある人たち）で参加する[32]．1型糖尿病をもつ人がマラソンをするときの注意事項や活動のレポートがまとめられており，指導者側も非常に参考になる．進行した合併症がなく，血糖コントロールが良好であり，フルマラソンへの参加が可能な1型糖尿病の方であっても，身体的負荷の大きいフルマラソンを適応する際には，知識やセルフケア技術を十分に習得しているかなどをふまえて指導を行わなければならない．

1型糖尿病患者に対する運動療法の長期的な血糖コントロールへの効果は不明であるが，心血管系疾患のリスク因子を低下させ，生活の質（QOL）を改善させる[12]．よって，1型糖尿病患者においても，健康な人と変わらないQOLの維持，健康な人と変わらない寿命の確保のために身体活動・運動療法が重要となる．

MEMO 6 ▶ 1型糖尿病をもつ著名人としては，野球の岩田稔選手（高校2年生の冬に1型糖尿病を発症する．2005年阪神タイガース入団．詳細は，「岩田稔選手応援サイト」アークレイ株式会社参照　http://www.arkray.co.jp/iwata21/），エアロビックの大村詠一選手（小学校2年生で1型糖尿病を発症する．詳細は，大村詠一選手のオフィシャルサイト「Love Aerobic！」参照　http://www.loveaerobic.com/）などがいる．1型糖尿病の発症年齢は小児・思春期に多く，彼らの（過去から）現在の活躍は，患児の大きな希望となり，夢を与える存在となっている．

b 2型糖尿病（患者）における身体活動・運動療法

2型糖尿病患者では，運動療法の継続によって，心肺機能の改善，血糖コントロールの改善，脂質代謝の改善，血圧低下，インスリン感受性の増加が認められ，科学的根拠に基づいた糖尿病診療ガイドラインにおいてグレードA（行うように強く勧める）とされる[12]．運動療法と食事療法を併用するとさらに高い効果が期待でき，運動の種類としては有酸素運動とレジスタンス運動ともに血糖コントロールに有効である[12]．2型糖尿病患者において心肺機能の低下は，心血管障害や死亡率に関連があると考えられており，運動療法の継続はこれらを改善させるかもしれない．運動療法による血糖コントロールへの改善状況の効果については，糖尿病の時期や糖尿病コントロール状況によっても異なる可能性があるが，一般的には運動療法は食事療法とならび糖尿病治療の基本治療に位置づけられる．また，いわゆる糖尿病基本治療としての「運動療法」のみならず，日常生活において，生活活動を含めた身体活動量を増加させることも有効であると考えられている[12]．

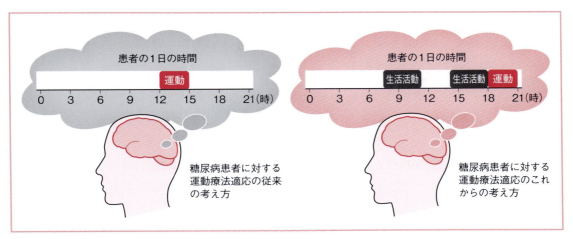

図Ⅰ-4 ▶ 運動療法適応の考え方の転換

　「身体活動（physical activity；PA）」とは，安静にしている状態よりも多くのエネルギーを消費するすべての動作を指す[33]．身体活動は，日常生活における労働，家事，通勤・通学などの「生活活動（daily activity）」と，体力（スポーツ競技に関連する体力と健康に関連する体力を含む）の維持・向上を目的とし，計画的継続的に実施される「運動（exercise）」の2つに分けられる．すなわち，

身体活動＝生活活動＋運動

である．

　心肺持久力を向上させない弱い強度の身体活動も，大量，頻回に行った場合，慢性疾患の治療・予防に有効な可能性が1990年代初頭に指摘されるようになり，各国の運動／身体活動指針に生かされるようになった[34]．日本においても健康日本21〈補足資料Ⅲ-9〉を推進するため，平成18年に策定された「健康づくりのための運動基準2006」が改正され，平成25年に「健康づくりのための身体活動基準2013」において，身体活動の重要性が述べられている．平成18年から平成25年における改正では，運動のみならず，生活活動を含めた身体活動全体に注目することの重要性が国内外で高まっていることをふまえ，「運動基準」から「身体活動基準」と変更されているが，運動に取り組む重要性が過小評価されることのないように示されている．

　このように，科学的根拠に基づいた糖尿病診療ガイドライン，国が勧める国民のための健康づくりの基準をふまえ，糖尿病患者に対する運動療法の適応においては，従来からの運動だけではなく，身体活動をふまえる必要がある（図Ⅰ-4）．糖尿病治療は，患者の生活そのものであり，運動療法についても自己管理（自ら継続していくこと）することが重要となるが，運動療法については自己管理行動の実行度が最も低いのが臨床の大きな問題である[35]．すなわち，生活活動を含めた指導（身体活動指導）を行えばよいということではなく，運動療法の指導を行うにしろ，身体活動指導を行うにしろ，患者の自己管理行動を促進するための

表Ⅰ-4 ▶ 患者の自己管理行動を促進するための望ましい指導のあり方

糖尿病患者に対する運動療法の指導	
運動指導	△
身体活動指導	△
身体活動指導 ＋ 行動科学的理論・アプローチ法	○

プラスαが必要ということである（表Ⅰ-4）．このプラスαとは患者教育のための行動科学的理論・アプローチのことであり，これの詳細については第Ⅲ章で述べる．

c ライフステージごとの関わり

　糖尿病の成因・病態を考慮するとともに，ライフステージ（小児・思春期や高齢者など）を考慮することが重要であり，まず小児・思春期の糖尿病，次いで高齢者の糖尿病，最後に妊娠中の糖尿病への関わりの概要を述べる．

　まず，小児・思春期において，1型糖尿病では，進行した合併症がなく，血糖コントロールが落ち着いているかぎり，成人と同様，基本的にすべてのスポーツ・運動が勧められる[12]．小児・思春期の2型糖尿病においては，成人と同様，運動療法は食事療法と並び基本治療となる．しかしながら，成人の糖尿病とは異なり，小児・思春期の運動療法は発達の視点から考える必要があり，運動療法は狭義の「運動」の形態をとらず，「遊び」の中に含まれなければならない[36]．縄跳びやかくれんぼなどの身体活動でもインスリン抵抗性の改善が期待でき，遊びを考慮しての身体活動の指導は生活スタイルを変化させることが期待される．小児・思春期糖尿病においては，成人糖尿病とは異なる視点での運動療法の適応，運動療法教育が必要であり，成人糖尿病への運動療法と同様に考えてはいけない[36]．また，これからの糖尿病予防対策は，小児期からの長期的視点で考える必要がある．糖尿病治療の中で重要な位置を占める運動療法の適応についても，年代に合わせた運動療法教育の知識と技術を理学療法士が有さねばならない[37]．

　小児・思春期の1型糖尿病患児に対しての関わりについては，特に深い知識と経験が必要である．血糖コントロールが良好な児において，運動療法は糖尿病コントロール指標を改善し，筋力・心肺機能を向上させる[36]．一方，身体活動量は「健康である」という認識と強く関連しているが，血糖コントロール指標，BMI，低血糖[MEMO 7]の頻度とは関係がない．歩数計の使用，テキスト学習を併用した身体活動量の向上を目的とする介入では，児の身体活動量を増やすことは困難である[36]．さらに，思春期の血糖コントロールは，さまざまな要因が重なり運動療法のみではコントロールが困難である．以上のように小児・思春期の1型糖尿病への運動療法の適応は有用であるが，小児・思春期の1型糖尿病患児への関わりは2型糖尿病患児よりもさらに難しく，成人患者への関わりしか経験のない場合には，必ず小児糖尿病専門医，小児内分泌専門医やリハビリテーション専門医などに相談し，関わり方の指導を仰ぐことが肝要である．

　次いで，高齢糖尿病患者については，高齢になって発症した患者と青壮年発症の糖尿病患

者で高齢になった患者とを分けて考えることが必要である[7]．高齢糖尿病患者で薬物療法中の場合は，特に低血糖に注意が必要であり，遷延性低血糖をきたす危険もある．また，加齢による身体機能・能力によって，一般的な糖尿病治療としての運動療法（ウォーキングやサイクリングなど）の適応が難しい場合がある．今後，高齢化の進行とともに糖尿病患者数の増加ならびに糖尿病患者において高齢者の占める割合が高くなることから，運動療法実施時のリスク管理と高齢・虚弱高齢糖尿病患者に適した運動療法プログラム（糖尿病治療を目的とした運動療法）を立案する能力が理学療法士に必要である．

　最後に，妊娠中の糖代謝異常（糖尿病）については，糖尿病が妊娠前から存在している糖尿病合併妊娠と，妊娠中に発見される糖代謝異常（糖尿病）がある[7]．妊娠時の血糖管理の目的は周産期合併症や巨大児出生の予防であり，その目的達成のためには厳重な血糖管理が重要であり，食事療法，インスリン療法が推奨されるが，現状，運動療法を糖代謝異常妊婦に推奨するエビデンスはない[12]．肥満妊娠糖尿病妊婦において軽い運動が勧められる場合があるが，一般的には糖尿病妊婦では運動療法の効果は明らかでない[12]．ハイリスクの妊娠中の女性を除き，基本的には適度な運動は睡眠の改善や体重コントロールなどに対して効果的であると考えられているので[38]，妊娠中の糖代謝異常に対する運動療法のエビデンス[12]をふまえたうえで，産前産後の女性に対して運動療法を適応する能力も理学療法士には必要である．

> **MEMO 7**　低血糖とは，薬物療法中の患者に起こり得るもので，糖尿病治療中にみられる頻度の高い緊急事態である．薬物の種類や量の誤り，食事が遅れたり，食事量または炭水化物の摂取が少ない場合や，いつもより強く長い身体活動の最中または運動後，強い運動あるいは長時間運動した日の夜間および翌日の早朝，飲酒，入浴などが低血糖の誘因である[7]．さらなる詳細は次項（I-4）に示す．

4 糖尿病合併症（急性合併症と慢性合併症）と理学療法

糖尿病合併症には，高度のインスリン作用不足によって起こる急性合併症と，長年の高血糖によって起こる慢性合併症がある[7]（表Ⅰ-5）．

a 急性合併症

急性合併症には，糖尿病ケトアシドーシス，高血糖高浸透圧症候群と感染症があり，糖尿病ケトアシドーシスと高血糖高浸透圧症候群は，いずれも種々の程度の意識障害をきたし，重度の場合は昏睡に陥る．糖尿病ケトアシドーシスは高度のインスリン欠乏と，高血糖（300 mg/dL以上），高ケトン血症（β-ヒドロキシ酪酸の増加）およびアシドーシス（pH7.3未満）をきたした状態である．高血糖高浸透圧は著しい高血糖（600 mg/dL以上）と高度な脱水に基づく高浸透圧血症により，循環不全をきたした状態であるが，著しいアシドーシスは認めない状態である．両者の状態に陥れば，十分な輸液，電解質の補正やインスリンの適切な投与が主の治療となる．詳細は成書を参考にされたい．

一方，低血糖やシックデイは急性合併症とは別に位置づけられる．低血糖とは，糖尿病治療中にみられる頻度の高い緊急事態である[7]．身体活動の最中または運動後，強い運動あるいは長時間運動した日の夜間あるいは翌日の早朝などに起こりやすく，理学療法の現場でも緊急の対応を要するのが低血糖であり，リスク管理を必要とするものである．低血糖の症状としては，血糖値が正常の範囲（（70 mg/dL程度）～109 mg/dL）を超えて急速に降下すると交感神経刺激症状が出現し，50 mg/dL以下ではさらに意識レベルの低下や異常行動などが出現し昏睡に陥る（図Ⅰ-5）．リスク管理の実際（低血糖時の対応）としては，ブドウ糖（10 g）[MEMO 8]またはブドウ糖を含む飲料水（150～200 mg/dL）を摂取させる．ブドウ糖以外の糖類では効果発現は遅延し，αグルコシダーゼ阻害薬（多糖類から単糖類への分解を阻害することで食後の急激な血糖値の上昇を抑制する薬）服用中の患者では必ずブドウ糖を選択する．約15分後，低血糖がなお持続するようならば，再度，同一量を飲ませることとする[7]．低

表Ⅰ-5 ▶ 糖尿病合併症

●急性合併症	●慢性合併症
1. 糖尿病ケトアシドーシス 2. 高浸透圧高血糖症候群 3. 感染症	1. 糖尿病網膜症 2. 糖尿病腎症 3. 糖尿病神経障害 4. 動脈硬化性疾患 　A. 冠動脈硬化症 　B. 脳血管障害 　C. 下肢閉塞性動脈硬化症 5. 糖尿病足病変 6. 手の病変 7. 歯周病 8. 認知症

「低血糖」の定義
合併症ではなく，「糖尿病治療中にみられる頻度の高い緊急事態」

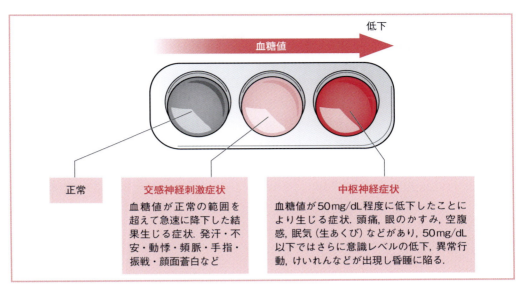

図Ⅰ-5 ▶ 低血糖の症状

血糖の症状を自覚しない症例の場合には，血糖測定が必要となる（もちろん，医師と看護師以外が対応する場合には血糖測定は自己測定）．血糖測定の意義や実際の詳細は第Ⅱ章に記述するが，血糖変動の著しい場合（不安定糖尿病[MEMO 9]）でも血糖測定を併用することによって積極的な理学療法が可能である[39]．

MEMO 8 ▶ 低血糖改善を目的とした販売されているブドウ糖としては，大塚製薬・タブレットタイプ・ラムネ味のグルコースサプライ，株式会社アクトメディカルサービス・キャンディタイプ・フルーツ味のトラウベンツッカーやアークレイ株式会社・ゼリータイプ・甘酸っぱいヨーグルト味のグルコレスキューなどがある．糖尿病専門医への相談・専門医の判断の下，患者の好みに応じて携帯させるとよい．

MEMO 9 ▶ 不安定糖尿病（brittle diabetes）は，血糖値の日差変動，日内変動が大きく，ケトアシドーシスに至る高血糖と低血糖を反復する病態である．通常，内因性インスリン分泌が枯渇した1型糖尿病で認められる[30]．

シックデイとは，糖尿病患者が治療中に，いわゆる風邪のときのような状態（発熱，下痢，嘔吐をきたし，または食欲不振のため食事ができないとき）である．シックデイの状態では，インスリン非依存状態の患者で血糖コントロールが良好な場合でも，著しい高血糖が起こったりケトアシドーシスに陥ることがある．インスリン依存状態の患者では，さらに起こりやすく，特別の注意が必要である[7]．あらかじめ糖尿病専門医（主治医）に指示を仰いでおくことが望ましく，シックデイの際には主治医の指示に従って行動させる．シックデイの際には，インスリン治療中の患者は食事がとれなくとも自己判断でインスリン注射を中断してはならず，また，食欲のないときでも消化のよい食物を摂取するなど，薬物療法と食事は重要であるが，基本的に運動療法は禁忌となる．

b 慢性合併症

　慢性合併症とは，長期間持続する高血糖・脂質異常を含む代謝障害と，高血圧などの血管障害因子によって起こる全身の血管を中心とした組織の変性・機能喪失である[7]．全身の臓器に起こり得るが，まず，糖尿病特有の合併症として細小血管症（細小血管障害）[MEMO 10]である網膜症，腎症および神経障害がある．これらは，「しめじ」として覚えるとよい（神経障害の「し」，網膜症（眼）で「め」，腎症の「じ」）．「しめじ」として覚える理由の一つには，覚えやすいという意味もあるが，「し・め・じ」の順に臨床上，よくみられると理解してもよい．さらに大血管症（大血管障害）に分類される冠動脈疾患，脳血管障害，末梢動脈疾患に加え，糖尿病足病変などがある．

> **MEMO 10** 糖尿病細小血管症（diabetic microangiopathy）は，糖尿病に特徴的な細小血管障害により生じる糖尿病網膜症（diabetic retinopathy；DR），糖尿病腎症（diabetic nephropathy），糖尿病神経障害（diabetic neuropathy；DN）などをいう（三大合併症（triopathy）ともいう）[30]．

c 糖尿病三大合併症

　網膜症について，日本糖尿病学会ではDavis分類を基本として，①正常，②単純網膜症，③増殖前網膜症，④増殖網膜症に分類し，これは病気の重症度の観点から患者へ説明しやすく，また患者も理解しやすい[7]．一方，各眼底所見の数や程度，眼底病変の範囲を考慮するにあたって，診療録には福田分類[MEMO 11][12]で記載されていることも多い．網膜症の有病率は1型糖尿病では罹病期間5年未満で17％，15～19年で81％に糖尿病網膜症の合併が認められる[12]．2型糖尿病では罹病期間5年未満で14％，15～19年で57％に糖尿病網膜症の合併があり，15％は増殖網膜症である[12]．新たな網膜症の発症頻度は，日本人2型糖尿病患者で38.3人/1000人・年であり，すでに網膜症を発症している患者の網膜症進展頻度は21.1/1000人である．糖尿病網膜症は，初期のみならず，進行した段階においても自覚症状を欠くことが多いので，理学療法（運動療法）を適応するにあたっては，必ず網膜症合併の有無とその程度を確認しなければならない．網膜症を有していれば，Valsalva型（息をこらえてグッと止める）の運動は血圧（眼圧）を上昇させ，網膜症を悪化させる可能性があるので，いずれの病期でも禁忌である．糖尿病網膜症は，成人の中途失明（中途失明者は毎年約3,000人新規発生，厚生労働省）原因の主な原因であり，1991年には18.3％（中途失明原因の第1位）であり，2006年には19.0％（原因の第2位，1位は緑内障）と増加している（厚生労働省：わが国における視覚障害の現状）．臨床上，糖尿病患者では，糖尿病内科に受診されていても，眼科に受診されていないことがある．理学療法士においても，糖尿病患者に関わる際には，眼科受診の有無を確認し，受診していない際には眼科受診を勧めることがチーム医療上も重要である．

> **MEMO 11** 福田分類では，良性（A）と悪性（B）の2群に分け，さらにおのおのを5期（それぞれ，A1～A5，B1～B5）に分けている[12]．福田分類でA1・A2と記載されていれば単純網膜症，B1は増殖前網膜症，B2～B5は増殖網膜症である．A3～A5は増殖停止網膜症である．

腎症について，腎症進展の指標については，臨床的には糸球体濾過量[MEMO 12]と尿中アルブミン排泄量(UAE)あるいは尿蛋白排泄量によって評価する[7]．腎症の病期分類は，第1期(腎症前期)，第2期(早期腎症期)，第3期(顕性腎症期)，第4期(腎不全期)および第5期(透析療法期)に分類される(糖尿病性腎症病期分類，糖尿病性腎症合同委員会，2013年12月)[7]．慢性腎臓病(chronic kidney disease；CKD)の病期分類[40]はeGFRとUAEの2つの基軸から重症度分類がなされる．糖尿病腎症の病期分類とCKDの重症分類との関係では，eGFRが30〜59 mL/分・1.73 m^2(ステージG3a・b)は中等度低下，15〜29 mL/分・1.73 m^2(ステージG4)は高度低下，15 mL/分・1.73 m^{2}未満(ステージG5)は腎不全である[7]．1型糖尿病における腎症は，未治療であれば年間10〜20％程度のアルブミン排泄量の増加を生じ，10〜15年後に蛋白尿が陽性となる顕性腎症に移行する．顕性腎症期まで病期が進行すると，GFRが年間に2〜20 mL/分低下し，半数以上の症例で10年以内に末期腎不全に陥ると考えられている[12]．2型糖尿病では，いったん腎症が発症すれば，その臨床経過は1型糖尿病とほぼ同様と考えられている[12]．日本糖尿病学会では，腎症の病期に応じた生活指導基準(運動，勤務や家事など)を定めているので，理学療法の適応ならびに指導を行ううえでも腎症の病期を把握しなければならない．糖尿病腎症は，新規透析導入原因の第1位(厚生労働省)であり，これは全体の約5割弱にあたる(新規透析導入者数は年間1万数千人)．日本では2011年末に慢性透析患者数は30万人を超え，2013年12月末には31万4,000人となっている(日本透析医学会：わが国の慢性透析療法の現況)．糖尿病患者に対して，特に腎機能低下を認める患者においては，腎臓リハビリテーション[41]〈補足資料Ⅰ-3〉の観点，蓄積されつつあるエビデンスをふまえて，理学療法士の関わりを考慮する必要がある．

MEMO 12 腎臓の基本的な機能は，糸球体濾過量(glomerular filtration rate；GFR)を用いて評価する．GFRは，推算糸球体濾過量(eGFR)として，血清クレアチニン(と性別)から推算される[7]．

$$eGFRcreat(mL/分/1.73m^2) = 194 \times Cr^{-1.094} \times 年齢(歳)^{-0.287}$$
(女性はこの値×0.739)

神経障害について，糖尿病患者を診察する際には，必ず神経障害の有無あるいはその病期について診断することが望ましいとされるが[12]，糖尿病神経障害(diabetic neuropathy；DN)に特異的な症状や検査は存在せず，国際的にコンセンサスの得られた診断基準も存在していない．日本では，"糖尿病性神経障害を考える会"が提唱する診断基準(自覚症状，両側の内果振動覚，両側のアキレス腱反射)があり，日本糖尿病学会も日常診療におけるその有用性を推奨している[12]．DNの診断を確実にするためには，神経伝導検査による評価を加える必要があるが，この診断基準は，理学療法士が単独で実施可能であり，臨床汎用性が高い(評価方法の詳細については，第Ⅱ章に記載する)．日本臨床内科医会の調査研究グループが実施したDNに関する調査研究報告では，12,821名の糖尿病患者のうち，36.7％が主治医にDNの診断を受けていることが報告されている[10]．また，東北地方の糖尿病患者15,000名のうち，その52％がアキレス腱反射の低下を認めることが報告されている[11]．糖尿病三大合併症の中でも，特にDNの合併率は高く，理学療法士はこの事実をふまえて糖尿病患者および糖尿病を合併したリハビリテーションを必要とする患者への関わりを考慮する必要がある．

d その他の慢性合併症

　動脈硬化性疾患（冠動脈疾患，脳血管障害，末梢動脈疾患（peripheral artery disease；PAD）），糖尿病足病変，手の病変，認知症などがある[7]．

　まず，動脈硬化性疾患について，糖尿病は動脈硬化性疾患の危険因子の一つであり，高血糖の程度が軽い糖尿病型でもリスクが増加する．糖尿病患者が心筋梗塞を起こす危険度は健常者の3倍以上，糖尿病患者が脳梗塞を起こす危険度は非糖尿病者と比較して2～4倍，糖尿病に特有ではないが糖尿病患者の10～15％にPADが合併する[7]．これらの疾患は理学療法と関連の深い疾患であり，糖尿病コントロール状況の改善は，これら動脈硬化性疾患の発症予防にも寄与できることを念頭に置いていただきたい．

　次いで，糖尿病足病変は，国際的には「神経障害や末梢血流障害を有する糖尿病患者の下肢に生じる感染，潰瘍，深部組織の破壊性病変」と定義される[12]．糖尿病足病変には，足趾間や爪の白癬，足や足趾の変形や胼胝，足潰瘍および足壊疽まで幅広い病態が含まれ，外観の観察，足背動脈の拍動の確認，血流障害や神経障害の評価などの診察が必要であり，足病変の誘因として足変形による圧迫や靴擦れなどが挙げられる[7]．足潰瘍の有病率は1.5～10％，糖尿病足潰瘍を有する患者の7～20％が下肢切断となり，糖尿病患者の下肢切断率は健常者より15～40倍高く，一般に下肢切断の70％は糖尿病患者で行われ，その85％は足潰瘍が先行することが明らかにされている[12]．足病変の評価や理学療法士の関わりの詳細については第Ⅳ章で記述するが，動脈硬化性疾患の関わりと同様，糖尿病コントロール状況の改善，足病変の悪化予防・改善は，下肢切断予防にも寄与できることを認識していただきたい．

　手の病変としては，狭窄性屈筋腱腱鞘炎，手根管症候群やDupuytren拘縮などの合併を鑑別することが必要であり，糖尿病患者が手のこわばり，指の動きの制限あるいは痛みなどを訴えた場合には，整形外科の受診を勧める[7]．糖尿病患者が認知症を発症するリスクは非糖尿病者の2～4倍であり，認知症では糖尿病のコントロールを悪化させるとともにケアのうえでも大きな問題となる．糖尿病と癌との関係では，現在，日本糖尿病学会と日本癌学会の専門委員会により，その関連の調査が進められている．

5 糖尿病チーム医療における理学療法士の役割

　糖尿病療養指導，患者中心の医療のために，そして多様な指導内容と評価の活用に，連携を保つことを前提としての専門性を生かしたチーム医療が必要である[35]．療養指導（患者教育）は糖尿病の治療そのものであり，医療法に抵触してはならない．日本の医療法に沿った理学療法士に求められる役割は，糖尿病の基本治療の一つである「運動療法」に関する患者の課題・問題を把握し，これらを明確化したうえで患者教育にあたることが最も重要であり，各職種からもその役割の中心を担うことが期待されている．

　リハビリテーションチーム医療における理学療法士の役割については，医師や看護師などの関連職者と連携の上，疾病の発症もしくは障害の発生からの時期に応じて，患者の機能障害，活動制限および参加制約を改善させる関わりが求められる．例えば，脳卒中患者の場合，脳卒中を発症後，発症後からの期間に応じて急性期，回復期，維持期というように，各期に応じて理学療法士養成校において卒前教育として学んだ知識や技術が存分に発揮でき，理学療法士としてのアイデンティティーも確立できる．また，災害性の下肢切断患者を例にすると，切断後には下肢浮腫予防，断端成熟，関節可動域の維持・拡大を目的として弾性包帯や断端訓練，義足装着下での歩行練習など，切断者に関わる専門職者としての理学療法士の役割分担は明確である（すなわち，義肢装具士や看護師など他のコメディカルスタッフとの役割分担が行い（考え）やすく，理学療法士の存在価値は理学療法士自らも，また，他職種からも認められる）．

　一方，糖尿病患者の場合，例えば40歳で糖尿病を診断され，80歳まで生きるとすれば，40年間にわたり糖尿病の治療を続けていくことになる．運動療法は糖尿病の基本治療であり，生涯にわたって継続する療養行動である．糖尿病チーム医療における理学療法士の最も重要な役割は，前述したように運動療法の教育であるが，これを効果的に進めるにあたっては，多くの理学療法士が卒前教育で必修科目として学ばない行動科学的な理論・アプローチ法が必要不可欠になる（患者教育に関する詳細は第Ⅲ章に記述する）．また，運動療法の患者教育を行うにあたっては，多くの理学療法士が卒前教育で重点的に学んだ解剖学，生理学や運動学などの知識が活用されにくい．糖尿病患者においては運動療法や食事療法を自己管理していくことが糖尿病療養の究極目標であり，患者教育は糖尿病療養に直結するそのものである[35]．糖尿病チーム医療において，各専門職種がそれぞれの高い専門性を有するのは大前提であるが，患者教育に関しては各職種が共通して専門性を有さなければならない（図Ⅰ-6）．食事療法の自己管理行動の実行度と運動療法の自己管理行動の実行度の相関性は低く，運動療法の自己管理行動の実行度を高めるためには，運動療法の患者教育を行うことが必要である．理学療法士は卒後教育（生涯教育）の中で，患者教育に関する知識・技術を涵養していくことが重要である．

　過去から現在にかけても「糖尿病」の診断名では理学療法の診療点数が算定できず，糖尿病診療を行っている施設に理学療法士がいたとしても，現状では理学療法士が糖尿病チーム医

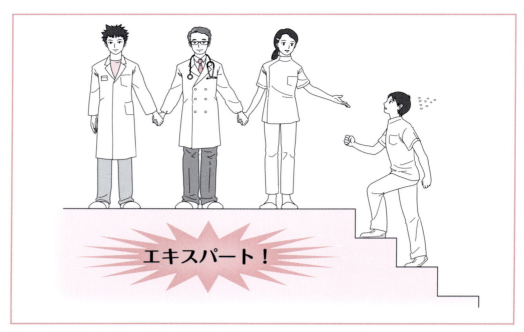

図Ⅰ-6 ▶ 患者教育に関しては各専門職種が共通して長けていなければならない

療に積極的に関わることができないと思われる（理学療法士が関わってこなかったが，糖尿病患者に運動療法が処方されてこなかったわけではない．これまでの糖尿病患者に対する運動療法の処方や適応は，糖尿病専門医や看護師によって行われてきたのが事実である）．また，糖尿病は内分泌・代謝疾患であり，基本治療として運動療法は必要不可欠であるものの，特に初期の糖尿病患者では，いわゆる「障害」を有さないため，理学療法士自身も"糖尿病理学療法"の中に理学療法士としての存在意義を見いだせなかったことも懸念される．しかしながら，本章のⅠ-2で述べたように，「糖尿病は運動器疾患である」という新しい疾患概念から糖尿病をみれば，理学療法士が卒前教育で学んできた知識・技術を存分に発揮しなければならない疾患であり，糖尿病チーム医療において理学療法士の存在意義は大きく，糖尿病チーム医療における専門職種（スタッフ）としてその存在は必要不可欠である．

● 文献

1) 堀田 饒：藤原道長と糖尿病．月刊糖尿病ライフさかえ 53：33-37, 2013
2) 日本糖尿病学会：糖尿病の分類と診断基準の50年．糖尿病学の変遷を見つめて 日本糖尿病学会50年の歴史．日本糖尿病学会，p112-121, 2008
3) 葛谷 健ほか：日本人の糖尿病有病率と発症率 日本糖尿病学会疫学データ委員会報告．糖尿病35：173-194, 1992
4) 総務省：少子高齢化・人口減少社会 http://www.soumu.go.jp/johotsusintokei/whitepaper/ja/h24/html/nc112120.html（閲覧2014年10月17日）
5) 高齢者における加齢性筋肉減弱現象（サルコペニア）に関する予防対策確立のための包括的研究班：サルコペニア：定義と診断に関する欧州関連学会のコンセンサス，高齢者のサルコペニアに関する欧州ワーキンググループの報告の監訳．日老医誌 49：788-805, 2012
6) 山崎裕司ほか：内部障害の理解．内部障害理学療法学テキスト改訂第2版．南江堂，東京，1-9, 2012

7) 日本糖尿病学会編・著：糖尿病治療ガイド2014-2015，文光堂，東京，2014
8) 上月正博：脳卒中リハビリテーションと糖尿病．臨床リハ 18：970-979，2009
9) 野村卓生ほか：末梢動脈疾患の保存的治療と理学療法．理学療法 31：990-997，2014
10) 日本臨床内科医会調査研究グループ：糖尿病神経障害に関する調査研究　糖尿病神経障害．日臨内科医会誌 16：353-381，2001
11) 佐藤　譲ほか：糖尿病神経障害の発症頻度と臨床診断におけるアキレス腱反射の意義：東北地方15000人の実態調査．糖尿病 50：799-806，2007
12) 日本糖尿病学会編：科学的根拠に基づいた糖尿病診療ガイドライン2013，南江堂，東京，2013
13) 野村卓生：糖尿病患者の運動障害に対する臨床研究と理学療法介入．理学療法学 40：696-702，2013
14) Andersen H, et al：Isokinetic muscle strength in long-term IDDM patients in relation to diabetic complications. Diabetes 45：440-445, 1996
15) Andersen H, et al：A comparative study of isokinetic dynamometry and manual muscle testing of ankle dorsal and plantar flexors and knee extensors and flexors. Eur Neurol 37：239-242, 1997
16) Andersen H, et al：Muscle strength in type 2 diabetes. Diabetes 53：1543-1548, 2004
17) Park SW, et al：Decreased muscle strength and quality in older adults with type 2 diabetes：the health, aging, and body composition study. Diabetes 55：1813-1818, 2006
18) Park SW, et al：Accelerated loss of skeletal muscle strength in older adults with type 2 diabetes：the health, aging, and body composition study. Diabetes Care 30：1507-1512, 2007
19) 野村卓生ほか：2型糖尿病患者における片脚立位バランスと膝伸展筋力の関係．糖尿病 49：227-231，2006
20) 平澤有里ほか：健常者の等尺性膝伸展筋力．PTジャーナル 38：330-333，2004
21) 平澤有里ほか：ハンドヘルドダイナモメーターを用いた等尺性膝伸展筋力測定の妥当性．総合リハ 33：375-377，2005
22) Nomura T, et al：Muscle strength is a marker of insulin resistance in patients with type 2 diabetes：a pilot study. Endocr J 54：791-796, 2007
23) 川瀬紘平ほか：日本理学療法学術大会における筋力測定機器の使用状況．高知リハ学院紀 10：57-60，2008
24) 大森圭貢ほか：道路横断に必要な歩行速度と下肢筋力の関連　高齢入院患者における検討．理学療法学 28：53-58，2001
25) 大森圭貢ほか：高齢患者における等尺性膝伸展筋力と立ち上がり能力の関連．理学療法学 31：106-112，2004
26) 山崎裕司：下肢筋力と歩行訓練．総合リハ 32：813-818，2004
27) 山崎裕司ほか：リハビリテーション効果を最大限に引き出すコツ 応用行動分析で運動療法とADL訓練は変わる第2版．三輪書店，東京，2012
28) 上月正博：リハビリテーション医療における糖尿病理学療法の重要性．理学療法学 40：669-675，2013
29) Nomura T, et al：Multicenter Survey of the Isometric Lower Extremity Strength in Patients with Type 2 Diabetes（MUSCLE-std）：Design and Study Protocol. J Diabetes Mellitus 4：251-256, 2014
30) 日本糖尿病学会編：糖尿病学用語集第3版，文光堂，東京，2011
31) 南　昌江：糖尿病を持つアスリートは？　糖尿病になってもスポーツ選手になることはできますか．肥満と糖尿 8：868-869，2009
32) 南　昌江ほか：TEAM DIABETES JAPAN in HONOLULU．糖尿病ケア 5：200-203，2008
33) 厚生労働省：健康づくりのための身体活動基準2013，2013
34) 勝川史憲：糖尿病の運動療法の国際比較は？肥満と糖尿 3：674-677，2004
35) 日本糖尿病療養指導士認定機構編：糖尿病療養指導ガイドブック2014，メディカルレビュー社，大阪，2014
36) 日本糖尿病学会，日本小児内分泌学会（編）：小児・思春期糖尿病管理の手びき 改訂第3版，コンセンサスガイドライン，南江堂，東京，2011
37) 野村卓生：糖尿病治療における理学療法の進歩．PTジャーナル 45：635-640，2011
38) Michele Dell Pruett, et al：産前産後の女性のためのエクササイズガイドライン．NSCA JAPAN 19：42-45，2012
39) 野村卓生ほか：糖尿病症例における医療事故管理．PTジャーナル 36：771-777，2002
40) 日本腎臓病学会編：CKD診療ガイド2012．日腎会誌 54：1031-1189，2012
41) 上月正博：腎臓リハビリテーション．医歯薬出版，東京，2012

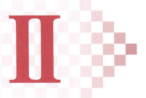

糖尿病治療のための運動療法の基本

　第Ⅱ章においては，糖尿病治療のための運動療法の基本を運動生化学・生理学の側面から述べ，運動療法（有酸素運動およびレジスタンス運動）の原則から理学療法の適応に必要な情報収集の考え方と評価の実際について概説する．また，日本における糖尿病患者数の増加ならびに糖尿病患者における高齢患者が占める割合の増加をふまえ，サルコペニア対策としての運動療法の意義と介入の基本的考え方に関しても述べる．さらに本章では糖尿病治療に伴う頻度の多い緊急事態である低血糖のリスク管理，成人2型糖尿病患者および小児2型糖尿病患児に対する理学療法プログラムについて，症例を提示してその実際を述べる．

1 代謝と運動　運動療法の効果

　糖尿病患者に対する運動療法の効果を理解するためには，運動生化学[1]の面から運動療法の効果を捉える必要がある．糖尿病とは，「インスリン作用不足による慢性の高血糖状態を主徴とする代謝疾患群」である[2]．運動療法の急性効果として，ブドウ糖，脂肪酸の利用が促進され血糖値が低下し，継続効果（慢性効果）としては，インスリン抵抗性[MEMO 13][3]が改善，さらに，エネルギー摂取量と消費量のバランスが改善され，減量効果がある[2]．このように，糖尿病患者に対する運動療法は，糖尿病そのものを改善させる治療法の一つとなり，糖尿病患者にとって必須の基本治療となる．

> **MEMO 13**　インスリン抵抗性とは，末梢組織におけるインスリン感受性低下によるインスリン作用不足の状態である[3]．エネルギー過剰蓄積の状態を指し，代謝症候群の病態で中心的な役割を果たす．臨床的には，高インスリン正常血糖クランプ検査（hyperinsulinemic euglycemic clamp），HOMA-R（homeostasis model assessment for insulin resistance）指数などにより評価する．HOMA-R指数は，空腹時血糖（mg/dL）×空腹時インスリン（μU/mL）÷405で求められる．グルコースとインスリンの恒常性の範囲内で成立し，1.6以下の場合は正常，2.5以上の場合にインスリン抵抗性ありと考えられる[3]．

a 糖質・脂質代謝と有酸素・無酸素代謝

1）糖質代謝と脂質代謝

　ヒトが活動し続けていくためには，ATP（adenosine triphosphate，アデノシン三リン酸）が必要であり，ATP合成のためのエネルギー源の約90％が糖質と脂質である．糖尿病患者に糖尿病治療のための運動療法を適応するにあたっては，特にこの2つの代謝系を理解しておくことが必要であり，本書ではこの代謝系を中心に運動生化学の最低限有しておくべき知識を解説する．残る10％のエネルギーはアミノ酸によって供給されるが，その他の知識も重要であり，これらは運動生化学に関する成書を参考にされたい[1, 4, 5]．

　糖質代謝について，生体内の糖質は，グリコーゲンとして約80％が筋肉内，約10～15％が肝臓内に貯蔵され，筋肉内のグリコーゲンが枯渇すると肝臓内に蓄えられたグリコーゲンが分解されて血中のブドウ糖不足が補われる．健常者の場合，軽度から中等度までの強度（おおよそAT以下[MEMO 14][6]）ならば，血中のブドウ糖濃度は一定に保たれ大きな変動はない．一方，脂肪肝のように肝臓へ脂肪が蓄積すると（肝炎や肝硬変など肝臓の機能障害を及ぼせば），グリコーゲンの貯蔵能力や糖新生（グリコーゲンからブドウ糖）能力が低下，血中へのブドウ糖供給能力が低下することから身体能力低下の原因となる．

　脂質代謝について，生体内の資質は，トリグリセリド（triglyceride；TG 中性脂肪）として脂肪細胞に貯蔵，運動時には脂肪組織から脂肪酸として放出され骨格筋で使用される．骨格筋の脂肪酸の利用は，最大酸素摂取量の25％程度の運動強度で最も大きく，運動強度の増加に伴って脂肪酸の利用は減少する．一方，肝臓は脂肪酸からブドウ糖を生成し，エネル

ギー源として利用することができるようにするが，肝臓の機能障害を及ぼせばこの機能が低下することから身体能力低下の原因となる．運動時の糖質代謝と脂質代謝の割合は，呼気ガス分析[7]による間接熱量測定法により求めることができる．間接熱量測定により，口から摂取された酸素摂取量(VO_2)と二酸化炭素排泄量(VCO_2)の比（理論上，脂質代謝では0.7，糖質代謝では1.0となる）から，脂質もしくは糖質の利用率が高いことが推定できる．

MEMO 14　運動強度が中等度から低強度の場合は運動で消費する酸素の量も少なく，消費量が供給量を超えることはない．酸素の供給が十分であれば，有酸素性代謝で運動のエネルギーを産出することができる．しかし，運動強度が高くなり，酸素の供給が間に合わなくなると，無酸素代謝の動員が多くなり，乳酸が産出されるようになる．無酸素性代謝が多く動員され始める運動強度がAT（anaerobic threshold，無酸素性作業閾値）である．漸増負荷（負荷量を徐々に上げていく方法）様式の運動中，乳酸値の変化から求めたATを乳酸性閾値（lactate threshold；LT），呼気ガス分析から求めたATが換気性作業閾値（ventilatory threshold；VT）という．ATの求め方やATを基にした運動処方に関する詳細は成書を参考にされたい[7]．

2）有酸素代謝と無酸素代謝

　軽度から中等度までの強度（AT以下）で長時間の運動時のエネルギー供給系が有酸素代謝であり，短時間で高強度（AT以上）の運動時のエネルギー供給系が無酸素代謝である（短時間高強度の運動時に有酸素代謝が関与していないわけではなく，反対に長時間低強度の運動時に無酸素代謝が関与していないわけではない）．ヒトが無酸素代謝で運動できる時間は30秒～40秒程度であり，理論上であるが有酸素代謝（AT以下）でATP合成のための材料があるかぎり，代謝の面からは運動し続けることが可能である．

　糖尿病の治療のためには，急性的にブドウ糖と脂肪酸の利用を促進し血糖値を低下させ，慢性的にインスリン抵抗性を改善することが目的である．よって，最大酸素摂取量の25～50％程度の低強度から中等度強度で，かつ持続的に行える有酸素代謝運動ということが条件となれば，現実面（手軽さ）からもウォーキングが挙げられ，糖尿病治療のための運動療法の代表的プログラムとなる．一方，糖尿病治療のための運動療法プログラムとして，ウォーキングに代表される有酸素運動のほかにレジスタンス運動も推奨されている[2]．日本糖尿病学会編・著「糖尿病治療ガイド2014-2015」においてレジスタンス運動とは，「おもりや抵抗負荷に対して動作を行う運動で，強い負荷強度で行えば無酸素運動に分類されるが，筋肉量を増加し，筋力を増強する効果が期待できる」とされている．また，実際の方法論としては，「一般的には週に2～3日，主要な筋肉群を含んだ8～10種類のレジスタンス運動を10～15回繰り返す（1セット）ことより開始し，徐々にセット数を増加させていく」ことが推奨されている[8]．しかしながら，レジスタンス運動における最低限必要な強度と量は明らかにされていない[8]．

3）有酸素運動とレジスタンス運動

　今後，日本においては人口が数千万人単位で減少する中，2042年をピークに65歳以上人口は増加し[9]，糖尿病患者数も増加することが予測されている．これらの事実は，<u>日本においては将来，糖尿病患者数がさらに増加する中で，65歳以上の患者数の増加，全患者において65歳以上の患者が占める割合が多くなるということであり，特に高齢の糖尿病患者および糖尿病を合併するリハビリテーションが適応となる患者においては，高齢者全般にかか</u>

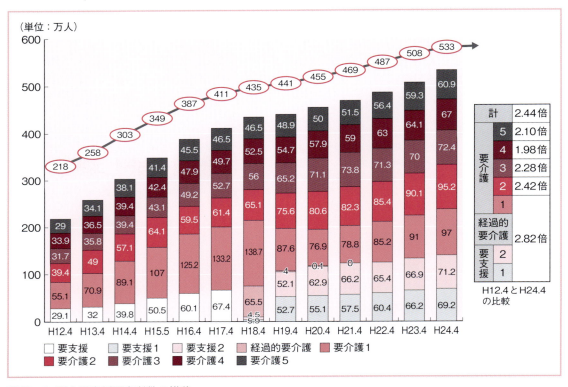

図Ⅱ-1 ▶ 要介護度別認定者数の推移
(厚生労働省：介護保険事業状況報告　月報)

る問題を考慮する必要がある．

　超高齢社会である日本が抱える重要な課題として，健康寿命の延伸があるが，65歳以上人口の増加に伴い要介護認定者数も年々増加の一途をたどっている[10]（図Ⅱ-1）．さらに，65歳以上の一人暮らしの増加は男女ともに顕著であり，昭和55年（1980年）には高齢者人口に占める割合は男性4.3％（約19万人），女性11.2％（約69万人）であったのが，平成22年（2010年）には11.1％（約139万人），女性20.3％（約341万人）と増加しており，今後も高齢者の一人暮らしはさらに増加すると予測されており，高齢者の生活機能の低下を未然に防止し，維持向上させることが喫緊の課題となっている[11]（図Ⅱ-2）．要介護に至る運動器の問題として，サルコペニア（加齢に伴う骨格筋量の減少）が主要な要因の一つとして挙げられ，日本においては65歳以上の男女ともに約20％程度がサルコペニアを発症しているとの報告がある[12]．特に高齢の糖尿病患者においては，糖尿病治療のための運動療法の適応という面に加えて，介護予防の面（サルコペニア予防・改善）からも，来る日本の将来像をふまえて運動療法の適応が重要と考えられる．

b　サルコペニア対策としての運動療法

　加齢に伴い40歳頃から筋量の減少が始まり，40歳からの35年間で男性では約10％，女性では約6％の四肢筋量減少が想定されることが報告されている[11]．また，筋力については膝

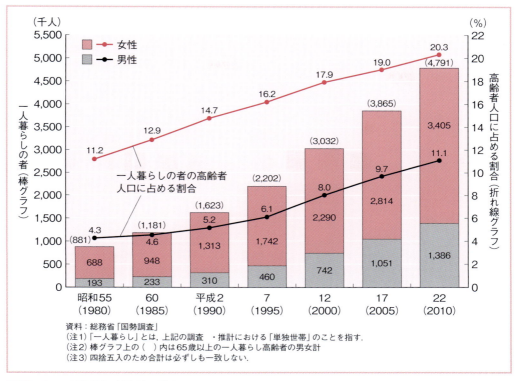

図Ⅱ-2 ▶ 一人暮らし高齢者の動向
(内閣府：平成24年版高齢社会白書)

伸展筋力を例にあげれば，20歳代と30歳代を比較すると，すでに男女ともに30歳代から筋力が低下しており，20～80歳代までに男性では平均で約40％の低下，女性では約50％の低下が想定される[13](いずれも[11, 13]同一の対象を数十年間にわたり追跡したコホート研究ではなく，一時点での横断デザインで得られたデータであるので解釈には注意が必要である)．特に80歳代の膝伸展筋力に注目すると，その平均筋力は自立歩行に必要な筋力水準域であり(図Ⅱ-3)[13, 14]，"貯筋"が少なくなっているのが一目瞭然である．介護が必要になってからではなく，いかにその前段階から"貯筋"を蓄えておくかが重要と考えられ，今後さらに65歳以上人口が増加していく日本においては理学療法士の予防的介入もきわめて重要な位置づけになると思われる．

1) サルコペニアの診断

これまで，サルコペニアの診断にはヨーロッパのワーキンググループが提唱したアルゴリズムが使用されてきた[15]．2014年，アジアのワーキンググループがサルコペニア診断に至るアルゴリズムを発表したことから，日本においては今後，このアジアンコンセンサスに準ずる形でサルコペニアの診断が普及していくと考えられている[12]．アジアのサルコペニアの診断アルゴリズムは，まず，歩行速度あるいは握力で評価を行い，歩行速度・握力の低下を認めれば筋量測定を行い，筋量の低下を認めればサルコペニアと判定するものである(図Ⅱ-4)[12]．

これまでヨーロッパのグループでは筋量の測定でDEXA(dual-energy X-ray absorpti-

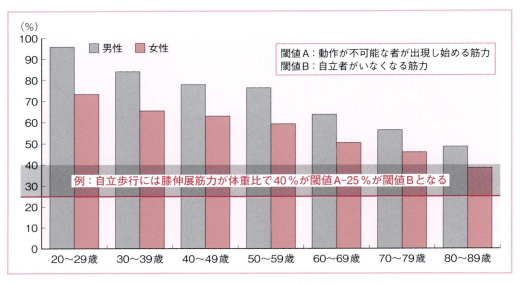

図Ⅱ-3 ▶ 健常者の膝伸展筋力体重比の参考基準値と自立歩行能力との関連
(文献13, 14よりデータを引用して図を作成)

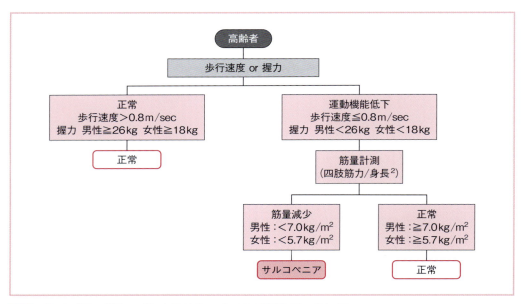

図Ⅱ-4 ▶ アジアのグループによるサルコペニアの診断アルゴリズム
(文献12より引用)

ometry, 二種類の強さのX線を生体に照射し, それぞれの減衰率から身体組織の組成量を, 骨塩量, 脂肪量, 除脂肪量(≒内臓, 筋肉)の3種に分け計測することができる)法が推奨されていた. アジアのグループにおけるサルコペニアの診断アルゴリズムの最も注目すべき点は, 筋量の測定方法として, DEXA法およびBIA [MEMO 15] (bioelectrical impedance analysis)法[16]のどちらも可能とした点が大きく, 両者のカットオフポイントが示されているのが特徴である. 歩行速度(歩行速度≦0.8 m/secは10 m歩行で13秒以上の速度)および握力

の測定は理学療法評価として一般的評価であり，筋量の測定もBIA法が可能とされたことから臨床現場においてサルコペニアの診断がより容易になると考えられる．糖尿病の合併は，サルコペニアを促進させる要因となることが報告されており[17]，サルコペニアの発見（評価），予防と改善対策において，理学療法士の必要性はきわめて高いと考える．

> **MEMO 15** BIA（生体電気インピーダンス）法とは，体に微弱な電流を流し，その際の電気抵抗値（電気の流れやすさ）を計測することで体組成を推定する方法である[16]．脂肪はほとんど電気を流さないが，筋肉などの電解質を多く含む組織は電気を流しやすいという特性を利用している．従来，正確に体組成を測定する方法としてDEXA法が一般的に用いられてきたが，近年ではBIA法の発展もふまえ，BIA法により高い精度で体組成を推定することが可能となっている．

2）サルコペニアに対する介入の基本

運動（骨格筋収縮）は筋肉の同化作用（いわゆる合成反応）をもつIGF-Ⅰ（insulin-like growth factorⅠ，インスリン様成長因子Ⅰ）の分泌を促進することから，サルコペニアに対する介入の基本の一つとなる．また，筋肉の同化に必要不可欠なものが適切な栄養であり，分岐鎖アミノ酸やビタミンDの摂取がサルコペニア予防・改善に有効であることが報告されている[12]．さらに，適切な運動と栄養は，内臓脂肪を減少させ，二次的に炎症性サイトカイン[MEMO 16][18]の血中レベルを抑制するように働くことから，結果的に筋肉の異化作用（いわゆる分解反応）を抑制するように働くことになる．サルコペニアを予防・改善させるためには，筋肉の同化作用を促進させ，異化作用を抑制することが必要なことから，サルコペニアに対する介入は運動と栄養の二本柱が基本となる．

サルコペニア対策としての運動療法プログラムに関しては，筋肉の同化作用を高め，筋肉の異化作用を抑制することが効果的である．よって，レジスタンス運動と有酸素運動を組み合わせたプログラムが効果的であると考えられる．レジスタンス運動を主軸にするか，あるいは有酸素運動を主軸にするか，また，これら運動の強度，負荷量や頻度については，国際的にもコンセンサスの得られたものはなく，今後，検討されていくべき課題である．サルコペニアと運動に関する詳細，そのエビデンスは成書を参考にされたい[19]．

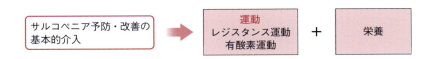

> **MEMO 16** ホルモンは，一般的に生体の恒常性を維持するためにあらかじめ決められた体内時計に従って産生され，日常的な営みに対応している．一方でサイトカインは，生体に起きた緊急事態に対して対応する役割を担っている[18]．炎症を惹起させる代表的な炎症性サイトカインとしては，IL-1β（インターロイキン1β），TNF-α（腫瘍壊死因子α）がある．抗炎症性サイトカインとしては，IL-4やIL-10，多機能性サイトカインとしては，IL-6（B細胞刺激，抗体産生促進，急性期蛋白誘導，発熱，好中球動員，炎症性サイトカイン抑制）などがある．骨格筋から分泌されるサイトカインは，マイオカインと呼ばれる．最初に発見されたマイオカインはIL-6で，その後IL-8，IL-15もマイオカインとして認識された．運動により最初に血中で増加するIL-6は，貯蔵グリコーゲンレベルに対する一種のエネルギーセンサーとして作用している可能性があり，その作用は運動時の細胞外基質の流動化や供給などのホルモン様効果ではないかと推定されている．さらに，AMP-活性化蛋白リン酸化酵素の活性化を介して，インスリン刺激による末梢組織（筋や脂肪組織など）へのグルコース取り込みを促進し，脂肪酸の酸化を促進することが報告されている[18]．

2 運動療法の原則

まず，表Ⅱ-1に日本と世界（アメリカ糖尿病学会および国際糖尿病連合〈補足資料Ⅰ-1〉）の運動療法の目標に関する情報をまとめた．日本においては，日本糖尿病学会が推奨する運動療法の目標に沿うことが原則であるが，運動療法プログラムを大別すると，世界でも有酸素運動とレジスタンス運動が推奨されており，これは世界共通である．将来30年間にわたり65歳以上人口が増加する日本では，高齢者のサルコペニア・ロコモティブシンドロームの予防，改善という観点からもレジスタンス運動は重要であり，本書でも有酸素運動とレジスタンス運動の2つの運動療法プログラムについて原則を記述する．

a 有酸素運動の実際

運動の強度，運動の負荷量，運動の頻度および運動療法指導上の注意点を考慮することが必要である[2]．

まず，運動の強度について，日本糖尿病学会では中等度の強度が推奨されている．中等度の強度とは，最大酸素摂取量の50％前後のものを指し，運動時の心拍数を50歳未満では100〜120拍/分，50歳以降では100拍/分以内にとどめるとされる[2]．運動時の心拍数については，内部障害理学療法領域で頻用されるカルボーネン法[MEMO 17]および自覚的運動強度の把握にはボルグスケール（Borg scale）（表Ⅱ-2）を用いるとよい[20]．糖尿病神経障害を合併し，特に神経障害が進行した患者では，自律神経障害により運動に見合った心拍数の増加が得られない場合，また自覚症状に乏しい場合がある．このような患者で心疾患を合併しているような患者では，心電図モニタリングなど機器を用いたリスク管理が必要となる．

次いで，運動の負荷量について，歩行運動では1回15〜30分間，1日2回，1日の運動量としては消費エネルギーで160〜240 kcalが妥当とされる[2]．運動による消費エネルギーの算出法について，表Ⅱ-3に示す[21]．例えば，体重60 kgの患者が，「分速100 m」で30分間歩いた場合，0.1083（係数）×30（分間）×60（kg，体重）＝194 kcalとして算出され，この表を用いると簡便に運動の消費カロリーを求めることが可能である．1 kgの除脂肪には7,000〜8,000 kcal必要であり，運動を除く消費エネルギーを摂取エネルギーと同等と仮定すれば，この表を用いることにより，運動による肥満・肥満症[MEMO 18][22]（表Ⅱ-4）の運動療法プログラムの作成も容易である．例えば，体重80 kgの患者が，週に5日「軽い体操」を20分，週に2日「テニス（練習）」を1時間継続した場合，脂肪1 kgを消費するのに必要な期間は以下のように算出できる．

軽い体操の消費カロリー：0.0552（係数）×20（分間）×80 kg（体重）×5日/週＝441 kcal/週
テニス（練習）の消費カロリー：0.1437（係数）×60（分間）×80 kg（体重）×2日/週＝1,379 kcal/週
軽い体操とテニス（練習）による合計消費カロリー：441 kcal＋1,379 kcal＝1,820 kcal/週

表Ⅱ-1 ▶ 日本および世界における運動療法の目標の比較

出典		運動療法の目標
日本糖尿病学会	糖尿病診療ガイドライン*1	運動強度が中等度で持続時間が20〜60分程度の有酸素運動，糖代謝の改善を目的として少なくとも週3〜5日の頻度を推奨している．レジスタンス運動についても有酸素運動に劣らず有効なことを示している．
	糖尿病治療ガイド*2	診療ガイドラインと同様に運動強度は中等度で，歩行運動では具体的に1回15〜30分間，1日2回（歩数としては1日1万歩），週3日以上を推奨している．レジスタンス運動による筋肉量および筋力増加の効果が期待できることを示している．
アメリカ糖尿病学会*3		運動強度は中等度（moderate）から強度（vigorous），少なくとも週5日もしくは週150分以上の有酸素運動（aerobic exercise）を推奨している．また，有酸素運動に加えて週2回のレジスタンス運動（strength training）を行うことが有効であることを示している．
国際糖尿病連合*4		1回に30〜45分間，週3〜5日もしくは150分の有酸素運動（aerobic exercise）を推奨している．また，レジスタンス運動（anaerobic exercise）も週3回実施することを推奨したうえで，運動強度，種類や頻度は個々の体力レベルに応じて設定することが必要であることを示している．糖尿病患者であることを識別するためのブレスレットやネックレスの着用，十分な水分摂取や低血糖時の対処方法なども示さている．

*1：日本糖尿病学会編：運動療法．科学的根拠に基づく糖尿病診療ガイドライン2013，南江堂，東京，41-51，2013
*2：日本糖尿病学会編・著：運動療法．糖尿病治療ガイド2014-2015，文光堂，東京，43-45，2014
*3：American Diabetes Association：What We Recommend. (Last Reviewed：August 1, 2013. Last Edited：October 22, 2014) http://www.diabetes.org/food-and-fitness/fitness/types-of-activity/what-we-recommend.html（2014年11月8日閲覧）
*4：International Diabetes Federation：Physical Activity. http://www.idf.org/worlddiabetesday/toolkit/pwd/physical-activity（2014年11月8日閲覧）

表Ⅱ-2 ▶ 自覚的運動強度の評価法（ボルグスケール）

6			0	何も感じない
7	非常に楽である		0.5	非常に弱い
8			1	やや弱い
9	かなり楽である		2	弱い
10			3	ちょうどよい（楽である）
11	楽である		4	ややきつい
12			5	きつい（強い）
13	ややきつい		6	
14			7	かなりきつい
15	きつい（強い）		8	
16			9	
17	かなりきつい		10	非常にきつい
18			・	最大
19	非常にきつい			
20				

左はオリジナルのボルグスケール（Borg scale），右は修正ボルグスケールである．修正ボルグスケールはVisual analog scale（VAS）的にも使用できる．臨床的に糖尿病理学療法領域および心血管理学療法領域では，オリジナルのボルグスケール，呼吸理学療法領域では修正ボルグスケールが多く用いられているようである．

表Ⅱ-3 ▶ 運動種目別エネルギーの消費量（kcal/kg/分）

項目		エネルギー消費量	項目		エネルギー消費量
散歩		0.0464	階段昇降		0.1004
歩行分速	60 m	0.0534	素振り （バット）（平均）		0.2641
	70 m	0.0623	遊泳	クロール	0.3738
	80 m	0.0747		平泳	0.1968
	90 m	0.0906		横泳	0.1614
	100 m	0.1083	卓球	練習	0.1490
ジョギング	（軽い）	0.1384	バドミントン	練習	0.1508
	（強め）	0.1561	スカッシュ	練習	0.1615
リズム体操	（普通）	0.1472	テニス	練習	0.1437
ジャズダンス	（普通）	0.1517	ゴルフ	（平均）	0.0835
体操	（軽い）	0.0552	スケート	練習	0.1437
	（強め）	0.0906	歩くスキー		0.0782〜0.1348
ダンス	（平均）	0.0578	剣道	かかりげいこ	0.5631
自転車毎時	平地 10 km	0.0800	柔道	試合	0.1968〜0.3030
	15 km	0.1207	重量挙		1.5774〜1.8606
	登坂 10 km	0.1472	バスケット	練習試合	0.2588
	15 km	0.2602	バレー	練習	0.1437〜0.2499
	降坂	0.0269	サッカー	練習	0.0853〜0.1419

（文献21）より引用）

表Ⅱ-4 ▶ 肥満の国際比較と肥満および肥満症の判定方法

BMI (kg/m^2)	日本肥満学会[*1]			WHO[*2] Classification
	「肥満」度判定	「肥満症」判定		
<18.50	低体重			Under weight
18.50〜24.99	ふつう体重			Normal range
25.00〜29.99	肥満：肥満度Ⅰ度	肥満に起因ないし関連する健康障害を合併するか，将来的に健康障害の合併が予測される場合で，医学的に減量を必要とする病態		Pre-obese
30.00〜34.99	肥満：肥満度Ⅱ度			Obese：Obese class Ⅰ
35.00〜39.99	肥満：肥満度Ⅲ度			Obese：Obese class Ⅱ
≧40.00	肥満：肥満度Ⅳ度			Obese：Obese class Ⅲ

BMI：body mass index (kg/m^2) ＝体重（kg）÷身長（m）^{2}
[*1]：日本肥満学会肥満症診断基準検討委員会：肥満症診断基準2011．肥満研究 17（臨増），2011
[*2]：WHO: Global Database on Body Mass Index. http://apps.who.int/bmi/index.jsp?introPage=intro_3.html
（2014年11月8日閲覧）

除脂肪1 kgに8,000 kcal必要とした場合：8,000 kcal÷1,820 kcal＝4.3週間
除脂肪1 kgに7,000 kcal必要とした場合：7,000 kcal÷1,820 kcal＝3.8週間
除脂肪1 kgに必要な運動期間：約1ヵ月

以上のように表Ⅱ-3を使用することによって，除脂肪に必要な目標期間を容易に算出す

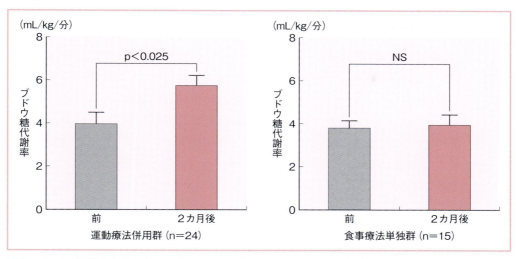

図Ⅱ-5 ▶ 2型糖尿病患者におけるトレーニングのインスリン感受性(ブドウ糖代謝率)に及ぼす影響
(文献21より引用)

ることができる．

MEMO 17 カルボーネン(Karvonen)法とは，運動時の至適な強度となる心拍数を求めるもので，以下の式により算出されることができる．

(220−年齢−安静時心拍数)×k＋安静時心拍数＝運動時の至適心拍数(拍/分)

以上の式においては，k＝0.3～0.4程度が運動時の心拍数からみた有効限界，k＝0.5～0.6程度が運動時の安全限界(AT以下レベル，Borg scaleでは13「ややきつい」レベル)の運動強度として推定できる．例えば，50歳，安静時心拍数が80拍/分の患者において，k＝0.6の心拍数を求める場合は，

(220−50−80)×0.6＋80＝134拍/分

以上となり，134拍/分と算出される．

MEMO 18 日本肥満学会〈補足資料Ⅲ-3〉により，「脂肪組織が過剰に蓄積した状態で，体格指数(body mass index；BMI)が25 kg/m² 以上」が肥満と定義される[21]．一方，**肥満症**とは，BMI 25 kg/m² 以上のもので「肥満に起因ないし関連する健康障害(耐糖能異常や高血圧，脂質異常症など全11疾患)を合併するか，将来的に健康障害の合併が予測される場合(内臓脂肪型肥満)で，医学的に減量を必要とする病態」と定義され，これは治療の対象となる．すなわち，「肥満(BMI 25kg/m²)」であるというだけで，すべてが治療対象とはならない(例えば柔道の100 kg超級選手は「肥満」だが，健康障害を合併せず内臓脂肪蓄積のない選手は「肥満症」ではない)．

運動の頻度については，日常生活の中に組み入れ，できれば毎日行うことを基本とし，少なくとも週に3日以上を目標とする[2]．ここで注意が必要なことは，具体的な運動療法プログラムを1週間の中でいつ行うかを患者とともに計画する場合，月曜日・火曜日・水曜日で実施するというように間隔を詰めて行うのではなく，月曜日・水曜日・土曜日というように間隔をあけて計画することが重要である．これはインスリン感受性(ブドウ糖代謝率)でみた場合，運動療法を継続していても，連続して休んでしまうとブドウ糖代謝率が減少するからである[23]．また，このブドウ糖代謝率で検討した場合，食事療法のみを2ヵ月継続してもブドウ糖代謝率に有意な変化は認めないが，食事療法に運動療法を組み合わせると2ヵ月後のブドウ糖代謝率は有意に改善することが明らかにされている(図Ⅱ-5)[21]．これらの事実を

ふまえて，糖尿病治療だけに限ることではないが，運動と栄養の両輪が治療効果を高めていくうえで必要不可欠であることを強調したい．

運動療法指導上の注意点については，まず，運動療法を禁止あるいは制限される場合（糖尿病の代謝コントロールが極端に悪い場合など）があるので，指導前にメディカルチェックが必要である（メディカルチェックについては，Ⅱ-3. 理学療法適応に必要な評価で述べる）．次いで，インスリン療養やインスリン分泌促進薬で治療中の場合には，低血糖になりやすい場合があり，また血糖変動の著しい不安定糖尿病 [MEMO 9]（第Ⅰ章p17）では，リスク管理として理学療法前中後の血糖自己測定を考慮する（血糖自己測定については，Ⅱ-4. 血糖自己測定と理学療法で述べる）．最後に，運動療法は継続することが重要であるが，糖尿病基本治療の中で運動療法の実行度が最も低く，これは糖尿病患者の療養行動上，解決しなければならない最大の問題の一つである．理学療法士は，理学療法評価を行い，評価結果をもとに理学療法プログラムを作成し，そのプログラムをリスク管理下に安全に患者へ適応させ，患者の身体機能・能力・QOL・その他問題点の改善・解決を図るプロフェッショナルである．しかしながら，運動療法の自己管理行動の実行度を高めるためには，後述する「第Ⅲ章 糖尿病理学療法における患者教育の重要性」に記述する患者の行動を支援するための行動科学的理論・アプローチ法をもって，医療者が患者教育にあたることが必要不可欠である．患者教育を行うのに必須の行動科学的理論・アプローチ法は，理学療法士が体系的なカリキュラムをもって必修科目として卒前教育で教授されていない内容である．今後も増加の一途をたどることが予測されている糖尿病患者に対する運動療法（基本治療）指導を行う担い手として，理学療法士が立場を確立するためには，患者教育に必要不可欠な行動科学的理論・アプローチ法に関する知識と技術の獲得，研鑽は卒後の生涯教育 [MEMO 19] におけるきわめて重要な点である．

MEMO 19 ▶ これまで，日本理学療法士協会 旧・内部障害理学療法研究部会代謝班では，2008年度（平成19年度）から2012年度（平成24年度）まで，日本糖尿病学会〈補足資料Ⅲ-1〉，日本肥満学会〈補足資料Ⅲ-3〉，日本糖尿病療養指導士〈補足資料Ⅲ-2〉が示す行動科学的理論・アプローチ法を基に患者教育に活用できる2日間の研修会を主催していた．2013年6月に日本理学療法士学会〈補足資料Ⅱ-1〉ならびにその下部組織となる日本糖尿病理学療法学会が設立され，旧・代謝班のこれまでの実績は学会にも受け継がれており，行動科学的・理論アプローチ法に関する話題が取り上げられると思われる．また，関連学協会（日本糖尿病協会主催〈補足資料Ⅲ-4〉の日本糖尿病療養指導学術集会，日本糖尿病療養指導士認定機構主催の講習会や日本肥満学会主催のスキルアップセミナーなど）や各都道府県の理学療法士会単位でも，糖尿病患者教育に活用できる行動科学的理論・アプローチ法に関するテーマが取り上げられており，年々，卒後教育の環境が整ってきている．

b レジスタンス運動の実際

レジスタンス運動について，日本糖尿病学会ではレジスタンス運動の有効性を有酸素運動と同様に推奨しているが，現段階では，強度，負荷量や頻度について日本糖尿病学会の示す明確な基準はない[2, 8]．アメリカ糖尿病学会では有酸素運動に加えて週2回のレジスタンス運動を行うことを推奨している（表Ⅱ-1）[24]．また，国際糖尿病連合でも有酸素運動のほかに，週3回のレジスタンス運動を推奨している[25]．糖尿病治療としての運動療法において，

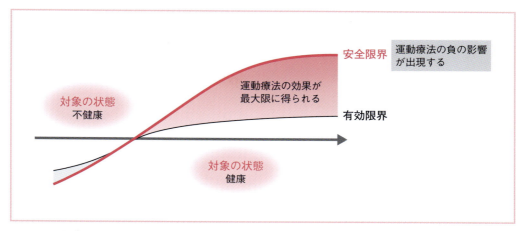

図Ⅱ-6 ▶ 運動療法の安全限界と有効限界

　レジスタンス運動の頻度については週2～3回が現状では妥当だろう．レジスタンス運動の強度については，糖尿病合併症を有する患者において，例えば糖尿病網膜症合併患者では合併症増悪予防の観点からValsalva型（息をこらえてグッと止める様式）の運動は禁忌とされている．しかしながら，どの程度の強度や負荷量で眼圧が上昇するかなどの詳細な研究はなく，現段階では糖尿病網膜症合併患者に対するレジスタンス運動の適切な強度や負荷量は示されていない．糖尿病腎症合併患者では，生活指導基準が定められているが，運動の強度や負荷量の詳細は示されていない[2]．レジスタンス運動の種類として，日本糖尿病学会では，腹筋，ダンベル，腕立て伏せ，スクワットなどを紹介しており，水中歩行は有酸素運動とレジスタンス運動が複合された運動で，膝にかかる負担が少なく，肥満糖尿病患者に安全かつ有効であることを紹介している[2]．

　アメリカスポーツ医学会〈補足資料Ⅱ-2〉では，糖尿病患者へのレジスタンス運動として，一般的な禁忌事項，網膜症，最近のレーザー治療歴がない糖尿病患者には推奨すべきとしている[26]．最適なレジスタンス運動として，頻度は次の運動との間に48時間以上の間隔を空けて2～3日/週，強度は60～80％・1-RMで1セットにつき8～12回を2～3セットとしている．負荷量は1回のセッション中にすべての大筋群を使用した8～10の多関節運動（全身）を行う，あるいは一部の筋群を使用した運動セッションの間には短時間の休憩を入れる．多くの患者においては同時に何らかの併存症を有しており，それに応じてレジスタンス運動のプログラムを考慮する必要があり，さらなる血圧上昇を予防するために，握り続ける，静的作業，Valsalva型の時間を最小限にすることを含めて，適切な方法で行うことを示している．

　特にレジスタンス運動の適応にあたっては，運動の安全限界を見極めることが必要であり（図Ⅱ-6），身体機能の評価ならびに糖尿病合併症，その他併発症に関する情報収集・評価など，運動療法を行うことに伴うリスクを適切に把握できる能力が必要である．

3 理学療法適応に必要な情報収集と評価

　糖尿病患者に対して理学療法を適応するうえで必要となる情報収集ならびに評価の概要について，リスク管理に焦点をあてて解説する．メディカルチェックの詳細，心肺運動負荷テストと運動療法の詳細については成書を参考にされたい[7, 21, 26]．また，食事療法は糖尿病をはじめとする生活習慣病治療の基本であり，運動療法とともにどちらも欠くことのできない治療法であるが，本書では理学療法，特に糖尿病治療のための運動療法実施上のリスク管理に焦点をあてることから，食事療法の詳細についても成書を参考にされたい[27〜29]．

a 情報収集の考え方と実際

　リハビリテーションが対象となる患者において，代表的な脳卒中回復期リハ患者の3/4に耐糖能異常を認め，1/4に糖尿病を合併していたという報告がある[30]．現在，糖尿病患者は，予備軍を含めると2,000万人以上とされ，日本の総人口が約1億2700万人であることから（総務省統計局），日本人口の約15％が糖尿病もしくは糖尿病の可能性が考えられることになる．日本において糖尿病患者数は国民病といっても過言ではないほど多く，またリハビリテーション対象患者，特に高齢患者においては糖尿病の合併率はきわめて高い．<u>日常臨床において，糖尿病患者および糖尿病を合併するすべてのリハビリテーション対象患者に理学療法を適応するうえでの情報収集を等しく行うことは現実的でない</u>．理学療法の臨床現場において，以下に示す事項に合致する患者では，糖尿病に関連する情報を十分に収集しなければならないと考えるとよい（下記に該当しない患者では糖尿病に関連する情報を収集しなくてよいというわけではない）．

- ● 糖尿病罹病期間が長期にわたる患者
- ● 血糖コントロール状況が不良な患者
- ● 薬物療法が行われている患者

1）情報収集の考え方

　糖尿病の罹病期間が長期にわたる患者では，それだけ糖尿病特有の合併症を併発する可能性が高くなる．70歳代の糖尿病患者を対象にした研究では，同年代の糖尿病非合併者，糖尿病罹病期間6年未満と6年以上の3群を比較した際，健常群＜罹病期間6年未満＜罹病期間6年以上の順に筋肉の質（筋肉量に対する筋力の比）の低下が著しいことが明らかにされている[31, 32]．糖尿病網膜症（diabetic retinopathy；DR）の有病率は1型糖尿病では罹病期間5年未満で17％，15〜19年で81％，2型糖尿病では罹病期間5年未満で14％，15〜19年で57％にDRの合併が認められる．

　血糖コントロールの目標について，合併症予防のための目標値はHbA1c [MEMO 20]で7％未満である[2]．米国で実施された1,441人の1型糖尿病を対象としたDCCT（diabetes control and complications trial)では，HbA1cの平均が約7％の群（強化療法群）と約9％（従来療法群）について，6.5年後の糖尿病神経障害（diabetic neuropathy；DN）の発症率を比較すると，DNの発症率は強化療法群で5.0％，従来療法群で13％であり，強化療法群でDNの発症が60％抑制されることが証明された[8]．日本で行われたKumamoto Studyでは，2型糖尿病患者を対象に，DCCTと同様に強化療法群（HbA1cの平均は7.5％）と従来療法群（HbA1cの平均は9.8％）で比較し，強化療法により神経伝導速度と振動覚閾値の悪化が有意に抑制された[8]．

MEMO 20 赤血球中に存在する蛋白であるヘモグロビンに，糖が結合（glication，グリケーション）したものをHbA1といい，カラムクロマトグラフィーでa，b，cに分離されるが，その大部分を占めるのがHbA1c（hemoglobin A1c，ヘモグロビンエーワンシー）である．ヘモグロビンのグリケーションは血中のグルコース濃度に応じて徐々に起こるため，HbA1cは採血時より4～6週間前の平均的な血糖レベルと最も密接に関連している[6]．日本では独自の標準品を用いてきた測定（Japan diabetes society；JDS，日本糖尿病学会）値が用いられてきた．世界的にはDCCT研究に用いられた値を基準とする国際標準（National Glycohemoglobin Standardization Program；NGSP）値が標準的に使用されている[3]．2013年5月に熊本で開催された第56回日本糖尿病学会年次学術集会において発表され，press releaseもされた「熊本宣言2013」では，糖尿病合併症予防のためにHbA1c（NGSP値）を7％未満に保つことが重要であることを医学・医療界はもとより，国民へも啓発されている．

以上のように糖尿病罹病期間が長期にわたり，血糖コントロールが不良であれば，糖尿病特有の合併症を発症している（合併症が進行している）可能性が高いと推測し，その後の情報収集，評価につなげればよい．理学療法評価として，病歴の問診は基本であるが，2型糖尿病では糖尿病の発症が不明瞭であるため，2型糖尿病の罹病期間は，必ず糖尿病専門医が判断した期間を情報収集することがポイントである．患者の代謝状態は，血糖値（空腹時・食後2時間値・随時），HbA1cなどを勘案して総合的に判断することが必要であるが，まずHbA1cを確認すればよい．糖尿病治療のため，代謝改善を目的とする薬物療法には経口薬療法と注射薬療法があり，薬物療法に伴い「低血糖」を起こす可能性がある．低血糖とは，糖尿病の合併症ではなく，糖尿病治療中にみられる頻度の多い緊急事態である[2]．低血糖は，ごくまれに起こる事態ではなく，高い頻度で起こる緊急事態であることから，理学療法のリスク管理を行ううえで薬物療法が行われている患者では，これに関する情報収集が必要不可欠となる．

糖尿病患者あるいは糖尿病を合併したリハビリテーション対象患者を担当した際には，
1. 糖尿病罹病期間が長期（おおよそ10年以上，高齢患者ではおおよそ6年以上）
2. HbA1cが高値（7％以上）
3. 糖尿病治療のための薬物療法が行われている

以上の3点をまずチェックし，上記1，2に該当する患者は糖尿病特有の合併症を併発している可能性が高く，糖尿病合併症に関する情報収集が必要不可欠となる．3に該当する場合は，「低血糖」を起こす可能性が高く，薬物療法の詳細に関して情報収集が必要不可欠となる．

2）情報収集の実際

まず，糖尿病罹病期間について，特に2型糖尿病では発症時期が不明瞭なことが多く，糖尿病専門医が判断した期間とする．糖尿病専門医がいない施設では，高血糖を指摘された時期，糖尿病の典型的な症状（口渇，多飲，多尿，体重減少）を認めた時期などから代謝状態が不良な期間を推定する．糖尿病罹病期間が長期化すれば，糖尿病特有の合併症を併発する可能性が高くなるので，糖尿病合併症の情報収集を行う．次いで，HbA1cについては，現在，NGSP値[MEMO 21]が使用されていることに注意する[8]．数年前の診療録ではJDS値が使用されており，NGSP値とJDS値の表記には約0.4％の違い（NGSP値＝JDS値＋0.4％と考えてよい．NGSP値（％）＝1.02×JDS値（％）＋0.25％）があることを認識しておくことが重要である．血糖コントロールの目標値は，血糖正常化を目指す際は6.0％，合併症予防のためには7.0％未満，および治療強化が困難な際は8.0％未満となり[2]，HbA1cの約0.4％の違いは非常に大きく，この違いを軽視してはならない．糖尿病罹病期間が長期，HbA1cが高値であれば，以下を参考に糖尿病特有の三大合併症（糖尿病網膜症・腎症・神経障害，これらを細小血管障害という），その他糖尿病足病変（diabetic foot），末梢動脈疾患（peripheral artery disease；PAD）などの情報収集を行う．

MEMO 21 ▶ 日本糖尿病学会では，HbA1cの取り扱いについて，2013年4月1日以降，日常臨床などにおいて，NGSP値単独表記を推進している（HbA1c（NGSP値）の表記ではなく，HbA1cの表記でということ）．特定健診については，2013年4月1日以降，保険者・受診者への結果報告のいずれもNGSP値のみで行う．2013年4月1日以降の日常臨床などにおけるNGSP値単独表記推進等については，関連団体への協力要請と周知を十分に行っていく．2014年4月1日をもって，日本で使用されるHbA1cの表記をすべてNGSP値のみとし，日常臨床などにおいてもJDS値の併記は行わない．詳細は，日本糖尿病学会ホームページ，文献2，文献8を参照のこと．

糖尿病網膜症（diabetic retinopathy；DR）について，DRの有無と，DRの病期（正常・単純・増殖前・増殖網膜症）を把握する（詳細は第Ⅰ章4を参照のこと）．増殖網膜症による新鮮な眼底出血がある場合は運動療法を禁止あるいは制限する（主治医に確認する）（表Ⅱ-5）．DRの病期が単純・前増殖であっても，運動療法の適応について主治医に確認する．DRを認める場合，特に病期が進行している場合はValsalva型の運動様式は禁忌であり，十分な治療を受けていなければレジスタンス運動は基本的に禁忌と考えてよい．臨床上，糖尿病内科は定期的に受診しているが，しばしば眼科を受診していない糖尿病患者がいる．DRは，成人の中途失明原因の第2位であり，治療の遅れは失明の危険性を高めることになる．最終的には，受診の間隔は医師の判断によるが，糖尿病患者が眼科を受診していない場合，われわれ医療者は眼科への受診を勧めなければならない．

糖尿病腎症（diabetic nephropathy）については，腎症の病期を把握する（詳細は第Ⅰ章4を参照のこと）．大前提として，糖尿病患者は腎症第1期（腎症前期）であり，これを超えると腎臓に構造的障害があるとされる[2]．腎症の病期を把握することで，糖尿病腎症生活指導基準に照らし合わせ，運動，勤務，家事などについて理学療法介入を考慮することができる．運動については，第2期（早期腎症期）までは原則として糖尿病治療のための運動療法を行い，第3期（顕性腎症期）から運動内容を考慮し，第5期（透析療法期）では原則として軽運動とさ

表Ⅱ-5 ▶ 特にリスク管理を行うために必要な代表的な糖尿病合併症に関する情報収集のポイントと対応，注意点

	情報収集のポイントと対応	注意点
網膜症	・網膜症の有無と，ありの場合，病期（正常・単純・増殖前・増殖網膜症）を把握する． ・増殖網膜症による新鮮な眼底出血がある場合は運動療法を禁止あるいは制限する（主治医に確認する）．	・福田分類で記載されていることもあるが，左記4つの分類で把握すればよい（詳細は第Ⅰ章4を参照のこと）．
腎症	・腎症については，病期（第1期〜第5期）を把握する． ・糖尿病と診断された時点で，腎症第1期であり，第2期から腎臓に構造的障害があるとされる． ・腎不全の状態にある場合（血清クレアチニン：男性2.5mg/dL以上，女性2.0mg/dL以上）は，運動療法を禁止あるいは制限を考慮する．	・腎臓リハビリテーションの立場からは成書を参考にされたい[31]．
神経障害	・糖尿病多発神経障害の有無と程度を把握する．特に，リスク管理のために，糖尿病自律神経障害の有無と程度を把握する． ・糖尿病自律神経障害のうち，無自覚性低血糖を認める場合は，運動療法前中後の血糖自己測定を行わせ，低血糖を避ける．	・無自覚性低血糖，無痛性心筋虚血，重症不整脈の惹起や起立時眩暈・失神（起立性低血圧）などを特に注意する．
足病変	・神経障害（感覚，運動，自律神経）と末梢動脈疾患による末梢血流障害，足潰瘍・切断既往歴，腎障害（特に透析患者），視力障害，血糖コントロール不良，足変形，関節可動域制限，高足底圧などについて把握する．	・糖尿病を合併するリハビリテーション対象患者においても，今までよりもさらに足病変に注目する必要がある．

れている[2]．腎臓リハビリテーションの立場からは，適切なリスク管理の下，透析中にも積極的な運動療法は可能であることが報告されている．腎臓リハビリテーションに関する最新のエビデンスと実際については，成書を参考にされたい[33]．勤務については，第3期（顕性腎症期）までは通常勤務であり，第4期（腎不全期）より勤務に制限がかかり，第5期では残業は時に制限する[2]．家事については，第3期まで普通に行ってよいが，第4期から制限がかかり，第5期では疲労の残らない程度にする[2]．腎不全の状態にある場合（血清クレアチニン：男性2.5 mg/dL以上，女性2.0 mg/dL以上）は，運動療法を禁止あるいは制限を考慮しなければならない．

糖尿病神経障害（diabetic neuropathy；DN）については，臨床上，最も多い糖尿病多発神経障害（diabetic polyneuropathy；DP）の情報収集は必須である．DNおよびDPの国際的にコンセンサスの得られた評価方法はないが，日本ではDPの評価方法として，理学療法士が単独で実施可能な検査方法があるので，これは実施方法を含めて詳細を後述する．理学療法を適応するうえで，リスク管理に必要不可欠なのは，DPの中でも糖尿病自律神経障害（diabetic autonomic neuropathy；DAN）の把握である．DANの臨床症状のうち，特に低血糖時の交感神経の反射性機能亢進の欠如による無自覚性低血糖，心迷走・交感神経機能低下により無痛性心筋虚血や重症不整脈の惹起，血管運動神経機能低下による起立時眩暈・失神（起立性低血圧）など，理学療法適応にあたって注意が必要である．自律神経機能検査として，簡便で有用なものに心拍変動検査[MEMO 22][34, 35]があり，確実な診断方法としては神経伝導検査[MEMO 23][36]があり，情報収集の際のポイントである．

MEMO 22 ▶ 糖尿病自律神経障害の発病初期には呼吸時・起立時・努責時などの心拍変動力が減少し始める．その時期には無症状の場合が多いものの，心拍亢進が認められることもある．まず，一部心拍変動テストの軽微異常が把握され，進行につれて複数の心拍変動テストが悪化，その後に起立性低血圧が明らかとなって立ちくらみや失神をきたすようになる[34]．心拍変動検査は，心電図を用いて行う検査法であり，いきみ後，起立負荷後，深呼吸時の心拍変動を評価する方法などがある[35]．深呼吸時心拍変動は，通常，1分間に6回の深呼吸を行わせて測定する．判定方法は，最大心拍数−最低心拍数で算出し，正常は15回/分以上，境界は11〜14回/分，異常は10回/分以下である[34]．

MEMO 23 ▶ 神経伝導検査は末梢神経障害を診断・評価するもので，伝導速度結果の判読は，①誘発電位波形，②活動電位の振幅，③持続時間，④遠位潜時，⑤伝導速度，⑥F波の出現頻度と潜時の各パラメーターを総合的に検討して行う．末梢神経障害は軸索変性型，節性脱髄型に分けられ，脱髄性疾患には治療効果が期待できる疾患が多く，神経伝導検査を行うことによって，これが鑑別できる[36]．糖尿病多発神経障害では，感覚神経障害が軽度な時期でも，感覚神経伝導異常に加えてF波潜時延長や運動神経伝導速度低下が高率に捉えられる．

　糖尿病足病変の成因としては，神経障害（感覚，運動，自律神経）とPADによる末梢血流障害があり，他のリスク因子としては，足潰瘍・切断既往歴，腎障害（特に透析患者），視力障害，血糖コントロール不良，足変形，関節可動域制限，高足底圧などがあげられ[8]，これらを情報収集することがポイントである（足変形，関節可動域，足底圧の評価は後述する）．糖尿病足潰瘍は再発しやすいだけでなく，7〜20％が下肢切断となり，下肢切断の70％は糖尿病患者で行われ，その85％は足潰瘍が先行する[8]．リハビリテーション対象患者においても糖尿病合併者は非常に多く，糖尿病足病変に関して理学療法士はより注目しなければならないと考える（例：糖尿病罹病歴が長く血糖コントロールの不良な糖尿病を合併する脳卒中回復期リハ患者に対して，麻痺側下肢に靴べら式短下肢装具を装着し，歩行練習，階段昇降などの日常生活動作練習を積極的に行ったとする．積極的な理学療法によって麻痺側下肢へ足潰瘍が発生するかもしれないという認識をもち，対応していかなければならない）．糖尿病患者においてはPADのリスクは26％増加し，PADを合併する虚血性潰瘍では神経障害性潰瘍に比し切断率が高いことから，PAD自体は糖尿病特有の合併症ではないがPADの情報収集は重要である（PADの評価は後述する）[37]．

　薬物療法については，経口薬療法ならびに注射薬療法について情報収集することが必要であるが，どのような薬物が使用され，その薬物は理学療法の適応にあたってリスク（特に低血糖）があるか否かを把握することが重要である．経口薬療法について，一般名・商品名，作用時間，特性・特徴および注意点を表Ⅱ-6に一覧にした．理学療法の適応にあたっては，経口薬療法の作用時間，特性・特徴および注意点を把握し，理学療法プログラムの立案に活用することが重要である．注射薬療法については，作用時間からみたインスリン製剤の分類とインスリン製剤の作用時間帯のイメージを図Ⅱ-7に一覧で示す．注射薬療法（インスリン）についても理学療法の適応を考えるうえで，特に各インスリン製剤の作用時間を把握し，理学療法プログラムに生かすことが重要である．インスリンの注射部位は，腹部前面（臍から数cm外周辺），上腕外側部分，殿部，大腿外側部分であるが，運動によりインスリンの吸収速度が速くなること，注射部位の筋肉をより使用する運動ではインスリンの吸収速度がさらに速くなることを理学療法士は認識し，患者に教育することが必要である．運動療法の

表Ⅱ-6 ▶ 理学療法士がおさえておくべき経口薬療法，その特性・特徴，注意点のポイント

一般名	商品名（主なもの）	作用時間（時間）	特性・特徴	注意点
スルホニル尿素（SU）薬				
グリベングラミド	オイグルコン／ダオニール	12〜24	膵β細胞膜上のSU受容体に結合しインスリン分泌を促進し，服用後短時間で血糖降下作用を発揮する．	症例によっては，薬剤量がごく少量でも低血糖を起こすことがある．腎・肝障害のある患者および高齢者は，遷延性低血糖をきたす危険がある．
グリクラジド	グリミクロン／グリミクロンHA			
グリメピド	アマリール／アマリールOD			
速攻型インスリン分泌促進薬				
ナテグリニド	スターシス／ファスティック	3	SU薬に比べ吸収と血中からの消失が早い．	食前30分投与では，食事開始前に低血糖を起こす可能性がある．腎・肝障害のある患者および高齢者は，低血糖をきたす可能性がある．
ミチグリニドカルシウム水和物	グルファスト			
レパグリニド	シュアポスト	4		
α-グルコシダーゼ阻害薬				
アカルボース	グルコバイ／グルコバイOD	2〜3	α-グルコシダーゼの作用を阻害し，糖の吸収を遅らせることにより食後の高血糖を抑制する．	単独投与では低血糖をきたす可能性は低い．SU薬やインスリンとの併用によって起こり得る低血糖に対しては，ブドウ糖を経口投与する．
ボグリボース	ベイスン／ベイスンOD			
ミグリトール	セイブル	1〜3		
ビグアナイド薬				
メトホルミン塩酸塩	グリコラン／メデット／メトグルコ	6〜14	主に，肝臓での糖新生の抑制，その他，末梢組織でのインスリン感受性の改善などの膵外作用をもつ．	単独投与では低血糖をきたす可能性は低い．発熱時，下痢など脱水の恐れがある際は主治医の判断により休薬が必要である．
ブホルミン塩酸塩	ジベトス／ジベトンS			
チアゾリジン薬				
ピオグリタゾン塩酸塩	アクトス／アクトスOD	20	インスリン抵抗性の改善を介して血糖降下作用を発揮する．	女性患者の骨折の発現頻度上昇を認める海外の報告がある．
DPP-4阻害薬				
ジタグリプチンリン酸塩水和物	グラクティブ／ジャヌビア	24	DPP-4の選択的阻害により活性型GLP-1濃度および活性型GIP濃度を高め，血糖降下作用を発揮する．血糖依存的にインスリン分泌を促進しグルカゴンを分泌する．	単独投与では低血糖の可能性は少ない．DPP-4阻害薬とSU薬の併用で重篤な低血糖による意識障害を起こす症例が報告されている．食事摂取の影響を受けないので，食前・食後投与いずれも可能である．
ビルダグリプチン	エクア	12〜24		
アログリプチン安息香酸塩	ネシーナ			
リナグリプチン	トラゼンタ	24		
テネリグリプチン臭化水素酸塩水和物	テネリア			
アナグリプチン	スイニー	12〜24		
サキサグリプチン水和物	オングリザ	24		
SGLT2阻害薬				
イプラグリフロジンL-プロリン	スーグラ	24	尿糖排泄を促進し，血糖降下作用を発揮する．体重低下が期待される．	単独投与では低血糖の可能性は少ない．体液量の減少をきたし軽度の脱水症状を起こすおそれがある．
ダパグリフロジンプロピレングリコール水和物	フォシーガ			
ルセオグリフロジン水和物	ルセフィ			
トホグリフロジン水和物	アプルウェイ／デベルザ			

（日本糖尿病学会編・著：糖尿病治療ガイド2014-2015，46-52，文光堂，東京，2014より改変引用）

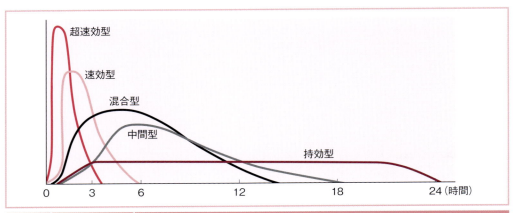

分類	特徴	商品名
超速効型	皮下注射後の作用発現が早く，最大作用時間が短い（約2時間）．食直前の投与で食事による血糖値の上昇を抑える[2]．	• 使い捨てタイプ 　ノボラピッド注フレックスペン，ノボラピッド注フレックスタッチ，ノボラピッド注イノレット，ヒューマログ注ミリオペン，アピドラ注ソロスター • カートリッジ製剤（専用のペン型注入器） 　ノボラピッド注ペンフィル，ヒューマログ注カート，アピドラ注カート • バイアル製剤（100単位製剤用の専用シリンジ） 　ノボラピッド注100単位/mL，ヒューマログ注100単位/mL，アピドラ注100単位/mL
速効型	レギュラーインスリンとも呼ばれ，作用発現まで30分程度，最大効果は約2時間後，作用持続時間は約5〜8時間である[2]．	• 使い捨てタイプ 　ノボリンR注フレックスペン，ヒューマリンR注ミリオペン • カートリッジ製剤（専用のペン型注入器） 　ヒューマリンR注カート • バイアル製剤（100単位製剤用の専用シリンジ） 　ノボリンR注100単位/mL，ヒューマリンR注100単位/mL
中間型	作用発現時間は約1〜3時間，作用持続時間は18〜24時間である[2]．	• 使い捨てタイプ 　ノボリンN注フレックスペン，ヒューマログN注ミリオペン，ヒューマリンN注ミリオペン • カートリッジ製剤（専用のペン型注入器） 　ヒューマログN注カート，ヒューマリンN注カート • バイアル製剤（100単位製剤用の専用シリンジ） 　ヒューマリンN注100単位/mL
混合型	超速効型あるいは速効型と中間型をさまざまな比率で混合したもので，中間型とほぼ同じである[2]．	• 使い捨てタイプ 　ノボラピッド30ミックス注フレックスペン，ノボラピッド50ミックス注フレックスペン，ノボラピッド70ミックス注フレックスペン，ノボリン30R注フレックスペン，イノレット30R注，ヒューマログミックス25注ミリオペン，ヒューマログミックス50注ミリオペン，ヒューマリン3/7注ミリオペン • カートリッジ製剤（専用のペン型注入器） 　ノボラピッド30ミックス注ペンフィル，ヒューマログミックス25注カート，ヒューマログミックス50注カート，ヒューマリン3/7注カート • バイアル製剤（100単位製剤用の専用シリンジ） 　ヒューマリン3/7注100単位/mL
持効型溶解	皮下注射後，緩徐に吸収され，作用発現が遅く（約1〜2時間），ほぼ1日にわたり持続的な作用を示す[2]．	• 使い捨てタイプ 　レベミル注フレックスペン，レベミル注イノレット，ランタス注ソロスター，トレシーバ注フレックスタッチ • カートリッジ製剤（専用のペン型注入器） 　レベミル注ペンフィル，ランタス注カート，トレシーバ注ペンフィル • バイアル製剤（100単位製剤用の専用シリンジ） 　ランタス注100単位/mL

図Ⅱ-7 ▶ 理学療法士がおさえておくべき注射薬療法，作用時間からみたインスリン製剤の分類（下）と異なるインスリン製剤の作用時間帯イメージ（上）

（詳細は文献2を参照のこと）

内容によっては，主治医がインスリン療法の内容を変更（単位数の増減，注射部位の変更など）することもあるので，主治医との連携がより適切な運動療法プログラムを立案するのに必要である．近年，微量の超速効型もしくは速効型インスリンを小型ポンプにより皮下組織に持続的かつ生活パターンに合わせて注入する持続皮下インスリン注入療法（continuous subcutaneous insulin infusion；CSII）の導入が多くなっており，この詳細については成書を参考にされたい[38]．

b 理学療法評価

　臨床において，糖尿病教育入院や外来における運動療法教育を担当した場合，糖尿病専門医からの依頼であれば，前提として運動療法が適応となる病態であろう．この場合，前述した情報収集については簡略化できるかもしれないが，糖尿病専門医以外からの依頼であった場合は，第1に運動療法を安全に適応するための情報収集と評価が優先される．第2に<u>臨床の最も重要な問題として，糖尿病患者において運動療法の自己管理行動の実行度は基本治療の中でも最も低い</u>ということであり，**理学療法評価を行ううえでは運動療法の自己管理行動の支援に結ぶ患者教育にも活用可能であるか!?** という点を考慮に入れて，評価内容を考えたい．第3に**糖尿病医療におけるいわば半永続的な双方向（循環）型の医療連携に活用できるか!?** という3点を考慮に入れて評価内容を考えなければならない．3点目について，例えば30歳で2型糖尿病を診断され，その患者が85歳まで生存した場合，55年間にわたり2型糖尿病であり，糖尿病療養の自己管理を継続しなければならない．切れ目ない医療を提供するうえで，<u>理学療法評価も客観的で再現性がなければならず，また，評価結果は理学療法士以外の糖尿病チーム医療スタッフにもわかりやすく提供する（理学療法士以外のスタッフでも活用可能できる）</u>必要がある．患者の30年前のHbA1c値はすべての医療スタッフにおいて診療にも患者教育にも活用できるが，ある理学療法士がMMTで測定した筋力値や独自の方法による片脚立位時間は，数年後に別の理学療法士が担当した際，さらに理学療法士以外のスタッフにどの程度役に立つだろうか．

　糖尿病治療のための運動療法が適応となる2型糖尿病患者に対する理学療法評価内容を考えるポイント

1. 運動療法の安全限界を判断し，リスク管理する
2. 運動療法を継続させる（その患者の生活を考慮する）
3. 〈半永続的な〉双方向（循環）型の医療連携に活用できる

1）運動療法の安全限界を判断し，リスク管理する

　他部門からの情報収集に関しては，前述した．糖尿病患者に理学療法を適応するうえでの理学療法士が行うメディカルチェックについては，多くの成書があるのでそれらを参考にされたい[20, 39, 40]．

　安全限界を考慮しリスク管理を行ううえで，理学療法士が単独で実施可能な糖尿病多発神経障害（以下，DP）の評価（1. 両側のアキレス腱反射の異常，2. 両側の内果振動覚の異常，3. 自覚症状（足趾先および足裏の「しびれ」「疼痛」「異常感覚」のうちいずれかの症状を訴え

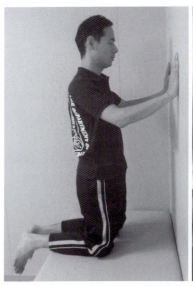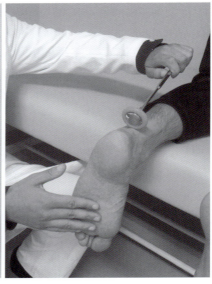

図Ⅱ-8 ▶ DPの診断を行うためのアキレス腱反射
左図：股関節を肩幅程度に外転，眼を閉じさせ，前方を両上肢で軽く支持（安全性の確保，転倒予防の意義も含む），図のような体位をとらせる．深呼吸させ，足部の被動性を確認する．検査を行う前に十分にリラックスさせ，筋の緊張をとることが正確な評価を行ううえでのポイントである．
右図：足関節は0°肢位とし，一方の手指は図のように足底部に当て（検者の手指を当てなくともよいが，当てた方が反応を確認しやすい），打診器（バビンスキー型を推奨する．ハンマーヘッドの重量をもって重力で定量的な負荷が与えやすい）を腱部（筋部にならないように腱部に照準を合わせる）に打診する．図では検者が打診器を患者の中枢側から末梢側方向に向けて打診しているが，実際には患者の末梢側から中枢方向へ打診器をもって打診すればよい．筆者の経験から，左図の肢位と，この手順を守れば高齢患者（60〜70歳代を想定）でも，90％以上の患者が（健常の若中齢者ではさらに上昇），いわゆる"百発百中"でアキレス腱反射の反応を検出することが可能である．

る），この3つのうち2つ以上を認めればDPありと判定）については，診断されていなかった場合は優先度の高い評価として位置づけるべきである（必要とすべき理由はこれまでに述べている）．糖尿病性神経障害を考える会の診断基準（1998年作成，2000，2002年改訂）の評価を行ううえでのポイントを述べる[8]．

　アキレス腱反射について，反射が出れば正常，反射が出なければ異常である（脊髄損傷患者のように，痙性が出現，反射が亢進していれば異常）．測定方法については，股関節を肩幅程度に外転，眼を閉じさせ，前方を両上肢で軽く支持（安全性の確保，転倒予防の意義も含む），**図Ⅱ-8**のような体位をとらせる．深呼吸させ，足部の被動性を確認する．検査を行う前に十分にリラックスさせ，筋の緊張をとることが正確な評価を行ううえでのポイントである．足関節は0°肢位とし，一方の手指は図のように足底部に当て（検者の手指を当てなくともよいが当てた方が反応を確認しやすい），打診器（バビンスキー型を推奨する．ハンマーヘッドの重量をもって重力で定量的な負荷が与えやすい）を腱部（筋部にならないように腱部に照準を合わせる）に打診する．理学療法士が頻用する吉村式やテイラー式を用いることはもちろんよいが，その場合はスナップを利かせて，適切な負荷で腱を打診する．筆者の経験から，左図の肢位と，この手順を守れば高齢患者（60〜70歳代を想定）でも，90％以上の患

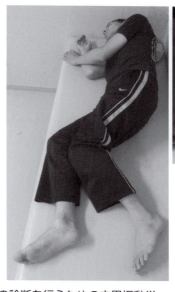
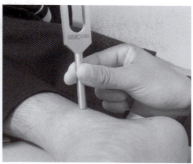

図Ⅱ-9 ▶ DPの診断を行うための内果振動覚

左図：図のような側臥位をとらせば内果は床上と平行となり，振動覚計を垂直に当てやすく，検査部位が患者から見えないので振動覚検査を行うには最適である（椅子を2つ用意すれば椅子座位でも同じような姿勢で検査することは可能である）．深呼吸させ，検査を行う前に十分にリラックスさせる．上肢に振動覚計を当てて，振動が感じるか否かを確認する．次いで測定方法の詳細を説明する．振動を感じているかどうかの確認方法は「振動を感じ始めれば手を挙げてください」，「振動を感じなくなれば手を下げてください」とすれば検査が行いやすい．検者は，片手で振動覚計を患者の内果に当て，もう一方の手でストップウォッチを操作し，患者の手とストップウォッチを見ながら一人で検査を行える．

右図：検者が振動覚計を強く把持しすぎると振動を吸収してしまうので，この点には十分に注意する（振動覚計は若干"ゆらゆらする"程度でよく，検者の手指で振動覚計をそっと支える程度の力で把持する）．振動覚計を振動させてから時間を計測するのではなく，内果に当ててからの時間を計測して，10秒以上が正常である．筆者の経験から，この手順を守れば20歳代の健常者であれば15秒以上，被検者に振動を感じさせることができるので，まず健常成人を対象にして検査技術を一定に高めてから患者に実施すると確実である．

者が（健常の若中齢者ではさらに上昇），いわゆる"百発百中"でアキレス腱反射の反応を検出することが可能である．この方法に準じて行った際，若中年の健常者を対象とした場合，アキレス腱反射の反応が検出できなければ，それは検者の問題と考えてよい．繰り返しとなるが，両側を測定することを忘れてはならない（両側で反応が異なる場合は，DP以外の影響を考慮して，その後の評価をすすめればよい）．

振動覚については，128 Hz音叉を用いて10秒以下であれば（高齢を考慮することが前提だが）異常である．測定方法については，図Ⅱ-9のように側臥位で行うと，検査部位が患者から見えず内果を水平位に保てるのでよい．まず，上肢の骨頭部に振動の感じ方を説明する．次いで，内果に当て振動を感じれば，患者に上肢を挙上させ，振動を感じなくなれば上肢を下げさせればよい．検者は振動覚計（128 Hz音叉）の持ち方に留意しなければならない．音叉を垂直に保ち，音叉を軽く把持し（グラグラする程度でよい），強く把持しすぎて音叉の振動を手指で吸収しないように留意する．音叉の使い方で重要なのは音叉をいかに正しく発音させるかであり，治療台の角で力強く叩くなどはしてはいけない．筆者が推奨する方法としては，検者の膝蓋骨に「コン」という程度でぶつけて発音させるとよい（音叉を叩く力「ガン」

ではない).これらの手順を守れば,筆者の経験上,健常中高齢者であれば,おおよそ90％以上が15秒以上は感じさせることができるので,15秒以上感じさせる(内果に当ててからの時間である)ことができなければ検者の問題と考えてもよい.繰り返しとなるが,両側を測定することを忘れてはならない(両側で反応が異なる場合は,DP以外の影響を考慮して,その後の評価をすすめればよい).

　上記に基づき,糖尿病性神経障害を考える会の診断基準に準拠してDPを評価した場合,糖尿病チーム医療において,「DPの合併あり」もしくは「DPの合併なし」の情報は他職種にも共通の理解が得られ有用である.DPの合併は運動器へ影響することから転倒予防にも留意,DANによってリスク管理も必要など,運動療法を主体とする理学療法上のリスク因子として情報共有可能である.糖尿病足病変(PADを含む)に対するリスク管理のための評価については,第Ⅳ章で述べる.

2) 運動療法を継続させる

　運動療法の継続支援のための行動科学的理論・アプローチ法の具体については,第Ⅲ章で述べる.運動療法の継続性を考えるうえでも,1日の中に特別な時間を要す運動だけではなく,日常における生活活動を含めた身体活動(身体活動＝運動＋生活活動)を把握することが,運動療法の継続性を考慮した指導を行うのに有用である.<u>患者の1日の「運動」だけを把握するのではなく,1日の「活動全体」を把握することが重要である.</u>

　運動習慣を定義づける場合,国民健康栄養調査の定義がよく使用される.この定義では,「週2回以上,1回に30分以上で1年以上にわたって運動をしている者」を運動習慣者とする.すでに糖尿病治療のための具体的な運動療法プログラムが処方されている場合は,それを「運動」と定義づけて運動習慣あり・なしを判断してもよい.1日の身体活動を評価する場合,最も代表的な手段としては歩数の測定がある.歩数計(「万歩計」は山佐時計計器株式会社の登録商標である)については,最近では量販店などで安価に購入可能となっている.スマートフォンでは歩数を測定しその歩数を一定期間保存し,時間・日・月・年表示などが可能な無料のアプリが提供されており,歩数を測定し,身体活動量を管理する[MEMO 24]ということがこれまでより手軽に可能となった.歩数を指標とする場合,約1万歩が糖尿病治療のための運動療法としての負荷量の目安である(消費エネルギーとしては160〜240 kcal)[2].最近では,加速度計が内蔵された身体活動量計が数社より発売されており,運動強度別に身体活動量の記録ができるというのが大きな特徴であろう.加速度計が内蔵された身体活動量計の一つとしてLifecorder(株式会社スズケン)を例に挙げると,機能の高い製品では低強度・中等強度・高強度別(独自の値だがMETsとの相関も発表されている.例:中等度強度は3 METs以上)[41]に身体活動の継続時間や頻度が高い正確性をもって記録可能であり,専用のソフトを用いると1分ごとのデータなどまで詳細な解析が可能となっている.最近では,加速度計が内蔵された身体活動量計も安価になってきており,METs[MEMO 25]の算出が可能なことから運動時の消費カロリー(基礎代謝量は自動算出)を求めることができ,食事摂取エネルギーをふまえて減量を目的とするプログラムの作成も容易となり,理学療法の臨床現場では有用性が高い.運動療法の継続を支援するにあたって身体活動量を自己観測・記録する(セルフモニタリング)ことが有用である(詳細は第Ⅲ章で述べる).加速度計が内蔵された

身体活動量計の価格は数千円〜数万円であり，量販店で販売されている数百円の歩数計と比較すると高価であり，加速度計が内蔵された身体活動量計をすべての患者に等しく推奨することはできない．繰り返すが，運動療法の自己管理の実行度は40〜60％であり，<u>運動療法の継続性を高めるために上記をふまえて身体活動量の自己観測・記録は優先度を高めるべきである</u>（患者により機器の選択を考慮する）．

MEMO 24 ▶ 筆者が推奨する身体活動量を測定するためのスマートフォンアプリはあるが，どのアプリを用いるにせよ，インストール作業から使い方まで患者に教えるとよいと思う．筆者は，患者がスマートフォンをもっているならば，歩数計よりもスマートフォンでの身体活動量管理を推奨している（歩数計を装着することを忘れることは多いと思うが，携帯電話を携帯し忘れることは滅多にない）．筆者の経験上，スマートフォンで歩数を測定する場合，歩数計で測定した歩数よりも少なくなることが多く（スマートフォンを机の上に置いてトイレに行くなどで），歩数の目標値は歩数計で測定する場合よりも1,000〜2,000歩低く設定することを考慮する．ベルトなどへ装着する歩数計や身体活動量計の場合，背側に装着するとトイレで用を足す際に落としたり，車の乗り降りの際に外れる場合が多い．ベルトなどへ装着する歩数計や身体活動量計の場合は，腹側に装着するとよい．

MEMO 25 ▶ MET（metabolic equivalent）は，安静時の酸素摂取量つまり運動強度であるエネルギー消費量を1として，その運動の酸素摂取量がどのくらいかを表すものである．通常複数形のMETsで表記する．1METあたり1分あたり体重1kgあたり3.5mLの酸素を消費するという仮定と，またすでに求められているその運動のMETsとから，その運動で消費したエネルギー量を容易に計算できる[6]．

身体活動量は質問紙法でも測定することが可能であり，代表的なものに国際標準化身体活動質問票（International Physical Activity Questionnaire；IPAQ，アイパック）がある．大規模な集団の活動量を把握する際や歩数計や身体活動量計では測定しにくい（測定できない）自転車運動や水中運動の活動量を把握するのに有用である．IPAQで得られた結果からエネルギー消費量を求めることも可能である．

$$エネルギー消費量(kcal) = 1.05 \times エクササイズ^{42,43)} [\text{MEMO 26}] \times 体重(kg)$$

児童では活動内容に関する必要な情報を正確に記述することは困難なことや活動内容によっては記述が困難なこともある．IPAQ日本語版についてはインターネット上で入手して使用することができる（無料）．また，身体活動には環境が関与することからIPAQ環境尺度なども発表されており，これもインターネット上で入手することが可能である．

MEMO 26 ▶ エクササイズ（Ex）とは，身体活動の量を表す単位で，身体活動の強度（METs）に身体活動の実施時間（時）をかけたものである．より強い身体活動ほど短い時間で1Exとなる．3METsの身体活動を1時間行った場合は，3 METs×1時間＝3 Exとなる．6 METsの身体活動を30分行った場合は，6 METs×1/2時間＝3 Exとなる（厚生労働省：健康づくりのための運動指針2006＜エクササイズガイド2006＞，国立健康・栄養研究所：改訂版「身体活動のメッツ（METs）表」）[42,43]．

厚生労働省によるエクササイズガイド[42]の活用によって簡便に身体活動量を把握でき，かつ身体活動指導にも活用することが可能である[44]．図Ⅱ-10は，エクササイズガイド2006を利用して身体活動量を把握するための評価票である（この評価票を使用した具体的な

	身体活動の内容とEx			運動		生活活動		Ex合計	
				現状	目標	現状	目標	現状	目標
月曜				⇒		⇒		⇒	
火曜				⇒		⇒		⇒	
水曜				⇒		⇒		⇒	
木曜				⇒		⇒		⇒	
金曜				⇒		⇒		⇒	
土曜				⇒		⇒		⇒	
日曜				⇒		⇒		⇒	
Ex				⇒		⇒		⇒	

＊Exは，METs×時間で算出される[42]．
＊エクササイズ量×1.05×体重（kg）で身体活動の消費カロリーを求めることができる．

図Ⅱ-10 ▶ エクササイズガイド2006を活用した身体活動量の把握と身体活動指導票

指導については後述する）．

3）双方向（循環）型の医療連携に活用できる

　リハビリテーション医療では，施設が有する機能の中で理学療法士の役割が決まってくる（急性期病院にいる理学療法士には急性期への対応が主に求められ，維持期の施設にいる理学療法士には維持期への対応が求められる）．急性期から回復期へ，回復期から維持期の施設へと患者が転院（一方向型の医療連携）し担当の理学療法士が変わったとする．この場合多くのケースにおいて，担当の理学療法士により紹介状が作成され，一方向型の医療連携の中，理学療法士間で活用される．理学療法士間でのみ情報を共有する場合，共通言語である運動学の用語を多用した動作分析の結果は有用であろうし，劇的な機能回復が認められる過程においてはMMTやADLの情報も有用であろう．一方，糖尿病患者の場合，30歳で糖尿病と診断され，その患者が平均寿命を全うするとすれば，約50年間にわたり糖尿病である．普段の投薬や診察はいわゆる"かかりつけの医療機関（内科診療所など）"で行われ，薬物療法の新規導入・調整や精密検査などは特定機能をもつ大学病院などで行われる．糖尿病患者にかかわる医療職は，この半永続的ともいえる双方向（循環）型の医療連携の中で糖尿病のコントロールや合併症の状況，食事療法・運動療法・薬物療法に関する糖尿病基本治療などの情報を共有していかなければならない．第Ⅰ章では，糖尿病患者においては糖尿病多発神経障害（diabetic polyneuropathy；DP）の合併の多さから「糖尿病は運動器疾患と捉えることができる」という概念についてエビデンスをふまえて述べた．糖尿病患者の筋力はDPの合併と重症化により末梢優位（大腿よりも下腿，下腿よりも足部）に低下するが，この低下の程度は軽度から中等度（数％～数十％）である．経験が豊富な熟練の理学療法士であれば，軽度から中等度の筋力低下をMMTで判断し，情報化することも可能と思われるが，経験の浅い理学療法士には難しい．よって，筋力を客観化（数値化）する際は再現性のある方法（A理学療法

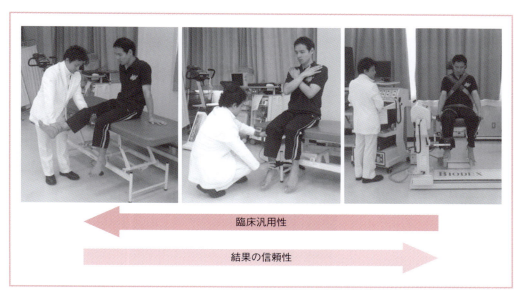

図Ⅱ-11 ▶ 膝伸展筋力測定方法
軽度から中等度の筋力低下をMMTで判断するのは経験の浅い理学療法士には難しい．よって，筋力を客観化（数値化）する際は再現性のある方法を用いる必要があり，さらに妥当性を担保しなければ信頼性の高い情報とはいえない．臨床汎用性を考慮すると，携帯性，簡易性，経済性に優れていなければならない．膝伸展筋力の測定方法を考える場合，臨床汎用性を最優先すればMMTが有用であり（左図），結果の信頼性を重視すれば大型の等速運動機器が有用である（右図）．糖尿病患者の筋力低下の程度（軽度から中等度）を考慮すれば，「臨床汎用性」と「結果の信頼性」双方を兼ね備える必要があり，膝伸展筋力を評価する場合，必要条件をクリアするのが固定用ベルトを併用した小型の徒手筋力測定器となる（中図）．

士が行ってもB理学療法士が行っても同様の結果）を用いて行わなければならず，さらに妥当性を担保（大型の等速運動機器で得られる結果と同等）しなければ，信頼性の高い情報とはいえない．臨床汎用性を考慮すると，携帯性（小型で持ち運び可能），簡易性（操作方法が簡便で時間がかからない），経済性（できるだけ低価格）に優れていなければならない．大腿四頭筋筋力の測定方法を考える場合，臨床汎用性を最優先すればMMTであり，結果の信頼性を重視すれば大型の等速運動機器であろう（図Ⅱ-11）．糖尿病患者の筋力低下の程度を考慮すれば，「臨床汎用性」と「結果の信頼性」双方を兼ね備える必要があり，例えば膝進展筋力を評価する場合，必要条件をクリアするのが固定用ベルトを併用した小型の徒手筋力測定器（hand held dynamometer；HHD）による測定である（図Ⅱ-12）[13, 45]．

　理学療法評価で得られた結果とともに測定条件についても可能な範囲で診療録に記録しておくとよい．これにより，＜半永続的な＞双方向型（循環型）の医療連携で活用できる情報となるだろう．理学療法評価では，理学療法士が自ら考案した評価（例えば座位でのバランス検査など）を実施することも多いと思われ，標準化されていない評価であっても，一方向型の医療連携のリハビリテーション医療では有用であった．標準化されていない評価を診療録に記載することは臨床の限られた時間の中では難しい．しかしながら，例えば膝伸展筋力を例にとると，多くの先行研究で活用されている方法[13, 45]で測定した膝伸展筋力の数値について，「膝伸展筋力（平澤の方法）　右●kgf，左●kgf，レバーアーム●cm，体重●kg」の記

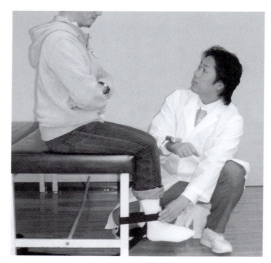

図Ⅱ-12 ▶ 固定用ベルトを併用した小型の徒手筋力測定器による等尺性膝伸展筋力測定の実際[13,45]

測定のポイント

- 徒手筋力測定器の固定用ベルトは図のように固定された支持性の高い部分に固定する.
- 測定時には代償動作の出現を抑制する(特に骨盤や体幹の動きをチェックする).
- 特に問題のないかぎり, 両上肢は胸の前, 測定する下肢の反対下肢は床面と接触しないようにさせる(固定により筋力値が増加するため).
- 筋力の測定センサー部分は図のように検者がセンサーの位置が動かないように支えるのが重要である(ベクトルを適切に誘導する).
- 測定センサー部分に疼痛を訴える場合がよくあるので, その際はハンドタオルを介在させるとよい.
- 股関節・膝関節屈曲90°肢位を保持するためにも患者の膝の下にタオルを介在させることもある.
- 測定時にはValsalva様式(息をこらえてグッとためる)にならないように注意し, 力を発揮する時間も3〜4秒以内にとどめておくと安全である.
- 急速に力を入れると疼痛が発生する場合がある. また, 代償動作の抑制なども含めて, 測定時のポイントについて説明を加えて, 2〜3回程度, 練習を行ってから実際の測定を行う.
- 測定後に, N/m(トルク)に換算するためには, 患者の膝関節裂隙から測定センサー中央までの距離(レバーアーム)を測定しておく(1N = 1kgf×9.8. 1N/m = 1N÷レバーアーム(m)). これは次回の測定方法の再現性を確保するうえでも重要である.
- 臨床的には, 得られた膝伸展筋力(kgf)を体重(kg)で除して100を乗じて体重比で捉えるとよい(体重比(%) = 筋力(kgf)÷体重(kg)×100). 体重の何%の筋力を有しているかということを考えていくと, その患者の年齢・性別に見合った筋力を有しているかという考え方になる. これは, MMTでは捉えきれない考え方である.
- さらに, 得られた筋力値について, 筋量を組み合わせて考えると, より正確に糖尿病患者における運動器への影響を評価することが可能である(筋力筋量比, 「muscle quality」という)[31,32].

載をしていれば, 担当が変わったとしても, 10年後でも同じ測定方法を再現することが可能であり, 膝伸展筋力値を体重比にも, トルクにも換算することが可能である(レバーアームは膝関節裂隙から測定センサー中央までの距離). さらに, リハビリテーション医療連携の中では, 身体機能の低下している患者においては多くの場合, 「回復」という過程が前提としてあるので, 測定した値そのものを横断的に判断する必要性が低い. 一方, 糖尿病教育入院や外来において糖尿病患者の運動療法教育を担当した際, 複数回, 時間をかけて患者に関わることは容易でなく, 理学療法評価結果も横断的にも判断できる内容が望ましい. 上記の方法で測定した膝伸展筋力値ならば, 測定した値そのものをもって参考基準値[13]と比較することが可能であり, 患者教育にも活用しやすい. 他にも, 文部科学省の新体力テストの方

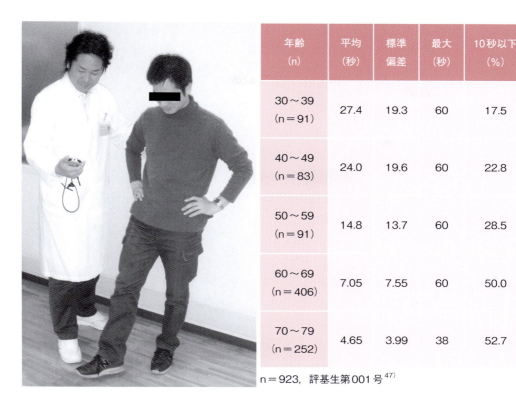

図Ⅱ-13 ▶ 新体力検査（文部科学省）の測定方法を参考に実施した閉眼片脚立位時間の測定（左）と年代別参考基準値（右）

年齢(n)	平均(秒)	標準偏差	最大(秒)	10秒以下(%)
30〜39 (n=91)	27.4	19.3	60	17.5
40〜49 (n=83)	24.0	19.6	60	22.8
50〜59 (n=91)	14.8	13.7	60	28.5
60〜69 (n=406)	7.05	7.55	60	50.0
70〜79 (n=252)	4.65	3.99	38	52.7

n=923，評基生第001号[47]

片脚立位時間の測定方法の詳細[46]：ストップウォッチを準備する．新体力テスト（以下，テスト）では素足で行うことが原則であり，これは履物の形状によるバイアスを防ぐためにも有用である．筆者らの経験上，スニーカーであれば片脚立位時間に与える影響は素足と大きな違いはないと考えているが，革靴やスリッパでは影響があると考えており，影響を与える履物と考えられれば素足がよいが，施設内の床面は汚い（屋外と同様の履物で往来するため）ので，各施設で工夫が必要だろう．テストでは両手を腰に当て，どちらの足が立ちやすいかを確かめるため，片足立ちを左右について行うとするが，筆者らは「ボールを蹴る足はどちらですか？」と聞き，その反対側（支持側，ボールを蹴らない足（軸足））の下肢で支持させるようにしている．利き足（非支持側）を前方に挙上させるが，ここでのポイントは左図のように"床上から5cm程度"前方へ挙上させるようにする（挙上させた下肢が支持側に接触させないようにさせる）．練習方法については，10秒を上限として2回実施すればよい．測定終了の条件は，1）挙上した下肢が支持側下肢に触れた場合，2）支持側の足底面が動いた場合（足部の基底面がずれた場合），3）腰部に当てた両上肢もしくは片側上肢が腰部から離れた場合とする．テストには示されていないが，体幹の大きな動揺が認められた場合も終了とすればよい．測定開始の合図は「はじめ」とするとそれだけでバランスを崩すことが多いので「片足を上げてください」と合図をして，足が上がってから計測する．検者は図のように転倒に留意する．測定時間については，テストでは開眼の場合は最長時間120秒であるが，閉眼の場合，最長時間60秒で設定すればよい（健常者では最長60秒を超える者も60歳代にはいるが，平均では30秒以下なので60秒で天井効果はみられにくい．60秒が最長であっても異常が検出しやすいということである）．

法に準じて，握力，閉眼片脚立位時間を測定すれば測定方法の標準化は図れるだろう[46]．筆者らは，文部科学省の新体力テストに準拠して，2型糖尿病患者の閉眼片脚立位時間を測定し，糖尿病患者では参考基準値と比較すると片脚立位時間が短いことを確認している（図Ⅱ-13）[47]．この閉眼片脚立位時間の参考基準値は，新体力テストに準じて測定された独立行政法人製品評価技術基盤機構のデータを用いて筆者が作成したものである[47]．

糖尿病患者において，低血糖は転倒リスクとなり[38]，高齢患者ではインスリン使用者で転倒リスクが上昇する[48]．DPの合併によって足部の感覚障害，下肢の筋力低下やDRの合併による視力の低下など，薬物療法実施の有無に加えて，特に糖尿病合併症の併発によって身体機能が低下した高齢の糖尿病患者ならば，転倒リスクが上昇することは理学療法士として容易に想定できるだろう[49]．さらに糖尿病患者では病型を問わず，骨折のリスクが上昇することもメタ解析で明らかにされており[50]，糖尿病患者，特に高齢患者，合併症を有する患者の療養指導においては，介護状態（転倒⇒骨折⇒寝たきり）を予防するためにも，転倒予防指導はきわめて重要な位置づけとなる．少数例の後ろ向き研究であり，エビデンスでないが，筆者らはDPの有無，膝伸展筋力および閉片脚立位時間の評価で高率に転倒リスクをスクリーニングできる可能性を示した[51]．

　糖尿病医療に限ったことではないが，チーム医療を推進するうえでは，各医療専門職のもつ情報の共有化は重要である．リハビリテーション医療においては，リハビリテーション専門医や整形外科専門医と療法士との共通言語が多いが，糖尿病チーム医療では，糖尿病専門医や内分泌代謝科専門医，リハビリテーションを専門としない職種との協同であり，理学療法士はこれらを認識して理学療法評価で得られた結果をチーム医療で活用できるようにすることが必要である（理学療法の専門的評価をリハビリテーションが専門でない他職種でも理解できるようにするということである）．下肢筋力の実測値で説明するよりも「●●の動作が行える限界の筋力値です」というような情報まで落とし込むことがポイントである．<u>糖尿病医療においては，＜半永続的な＞医療連携において理学療法士間で情報共有するということ，リハビリテーションを専門としない医療職との情報共有化も図るという二面から考えることが必要である</u>．

4 血糖自己測定と理学療法

　ここでは，血糖自己測定（self-monitoring of blood glucose：SMBG）の概要を説明し，SMBG測定結果の活用について述べる．SMBGの方法のポイントは，より正確に血糖を測定することであり，各社から発売されている血糖測定器の取り扱いに従って操作を行うことが基本である（図Ⅱ-14）．

a 採血を行える医療職

　糖尿病患者に理学療法を適応するうえで最も緊急対応を有するのが低血糖であり，低血糖

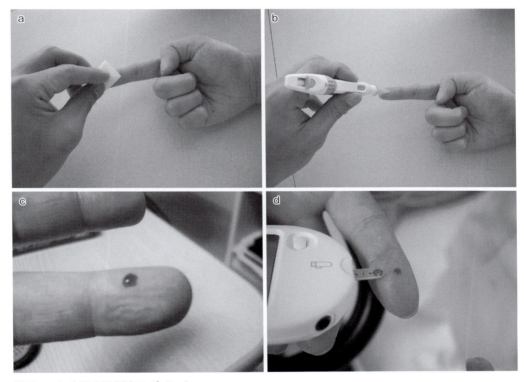

図Ⅱ-14 ▶ 血糖自己測定のポイント
血糖自己測定の方法については，正確な値を得るためにも，各社から発売される機器に付属された説明書に従うことが必要である．ここでは，血糖自己測定に共通するポイントを述べる．
a：まず，採決部の清潔性を確保する．測定部分に消毒液や水分が付着していると正しい測定結果が得られないので，十分に乾燥させてから測定を行うことがポイントである．
b，c：穿刺器具（ランセット）と穿刺針については，取扱い説明書に従って操作して血液を採取する．穿刺針はディスポーザブル（使い捨て）である．無理に血液を押し出すと細胞液（間質液）が混じり正しい値が得られない．手指の近位から遠位に向かって揉むように血液を絞り出すとよい．穿刺部の疼痛を軽減するには，事前に痛みの閾値を上げるのがポイントである（穿刺する部位にいわゆる"デコピン"すればよい）．
d：機器によって必要な血液量は異なるが，血液を二度づけしたりせず，一度で十分な血液量を採取するのがポイントである．測定用のセンサー（チップ）もディスポーザブルである．血液の付着した穿刺針やセンサーは感染性廃棄物として各施設で決められている方法で廃棄する．

のリスク管理を行ううえでSMBGは有効であり，運動療法に関する患者教育を行ううえでもSMBGは有効である．理学療法士が患者に直接穿刺はできないが，リスク管理および患者教育に有効なことから，理学療法士もSMBGの概要を把握しておく必要がある．採血を行ってよい職種は医師であるが，診療補助行為として医師の指示があれば，看護師と臨床検査技師は採血が可能であり，認識しておくとよい．

b 保険適用，測定器およびセンサーの入手，廃棄の方法

日本ではインスリン自己注射患者を対象に，インスリン自己注射に伴うSMBGの指導管理は健康保険の適用である．測定器やセンサー（チップ）の入手は，健康保険の適用である患者は医療機関から供給される（18歳未満の1型糖尿病患児についてはすべて公費負担）．近年，インスリンを使用していない患者についても，特に2型糖尿病患者においては多くの施設でSMBGが導入されるようになっている．この場合，SMBGに必要な測定器やセンサーは患者の自己負担で行われている（もしくは施設の無償提供）．糖尿病患者，糖尿病を合併する患者へ積極的な理学療法を展開するうえでは，糖尿病治療中にみられる頻度の多い緊急事態である低血糖のリスク管理のためにSMBGが行える環境を理学療法室（リハビリテーション室）においても整備しておくことが理想である．センサーの取り扱いや廃棄の方法には注意が必要であり，それらを下記に述べる．

SMBGの測定器やセンサーは試薬（薬）に分類され，薬事法により薬局などの医薬品販売を許可されている業者が取り扱える商品であり，販売を許可された業者から購入しなければならない．穿刺器具（ランセット）とディスポーザブルの穿刺針については，薬局やオンライン通販サイトで購入可能である（インスリンは医師の処方によるが，インスリン注射器の注射針は薬局で購入可能である）．センサーには使用期限があり，また保管方法にも留意する点があるので，各社の取り扱い説明に従えばよい．各社によってもちろん価格は異なるが，測定機器は1台・1万円程度，穿刺器具は1台・1,000～2,000円程度である．ディスポーザブルのセンサーと穿刺針は，それぞれ1枚・100円程度，1針・10～15円程度である．センサー，穿刺針はディスポーザブルであり，血液の付着しているセンサーや穿刺針などは感染性廃棄物として原則として取り扱うが，各施設で決められている方法で廃棄する．家庭で行っている際は，かかりつけの医療機関で回収されることが一般的である．

c SMBG　結果の活用

SMBGの結果は，リスク管理に活用できる．理学療法（運動療法）実施前，空腹時血糖値が250 mg/dL以上であれば，運動療法を控えなければならない[2]．血糖値が低ければ運動により，さらに血糖値が低下する可能性があるので，補食が必要になる場合もある（補食については，主治医との調整が必要不可欠である）．運動療法中，低血糖の症状（低血糖の症状については，第Ⅰ章参照．図Ⅰ-5）を認め，低血糖と判断されれば補食するなどの対応が可能であるが，DANの影響により低血糖の自覚症状・他覚症状を認めない患者がおり，このような患者では，特に血糖測定が必要である．運動療法後には低血糖のリスク管理はもちろんのこと，運動による（薬物療法の効果もふまえた）血糖値への影響（血糖値の低下）を確認さ

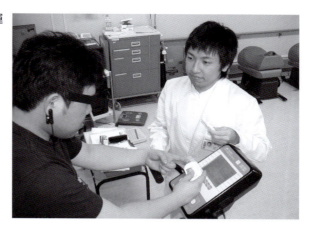

図Ⅱ-15 ▶ 血糖自己測定結果を用いた運動療法の患者教育風景

せることは，運動療法の患者教育を行ううえで非常に有効な手段（運動療法の動機づけ）の一つとなる（図Ⅱ-15）．

まれに，運動直後ではなく運動数時間後に低血糖を認めることがあり，これは運動のキャリーオーバー（carry over）効果という．これは，糖輸送担体（glucose transporter；GLUT）が運動数時間後も活性化していることが関与している（キャリーオーバー効果，GLUTについての詳細は成書を参考にされたい[1, 6])．キャリーオーバー効果のメカニズムの詳細については成書に譲るが，理学療法士は薬物療法，特にインスリン療法中の患者では運動中・直後だけではなく，遅発性に低血糖が起こることも考慮に入れて，リスク管理を考えるとよい（運動療法の負荷量が多い場合に考慮すればよい）．

■ 症例提示[52]

以下は，筆者が病院勤務時代に担当した症例である．血糖変動の著しい1型糖尿病の本症例（不安定糖尿病の症例）に対して，SMBGを基本としたリスク管理体制の構築により積極的な理学療法を実施することができ，臥床状態から独歩自立まで可能となった症例である．

症例：36歳，女性．
　診断名：1型糖尿病，摂食障害．
　主訴：歩けない，移動動作が困難．
　嗜好歴：喫煙歴なし，飲酒歴なし．
　合併症：摂食障害，糖尿病神経障害．
　既往歴：精神神経科的既往なし．
現病歴：5年前に1型糖尿病を指摘される（随時血糖500 mg/dL）．以後，数年間で徐々に体重減少．インスリン注射を受け入れず，慢性的なケトーシスとなり，食事療法の受け入れ困難などの理由から抑うつ状態となる．精神面と身体面の両方でフォローが必要と判断され精神神経科に入院．終日臥床状態にあり，ベッド周囲の移動も困難であった．身体機能・能力の改善目的に理学療法が依頼された．
入院時現症：身長157 cm，体重28.6 kg，安静時心拍数96回/分，安静時血圧105/75 mmHgであった．血糖状態は毎食前40〜500 mg/dL，HbA1c 6.9％，尿ケトン体は陰性であっ

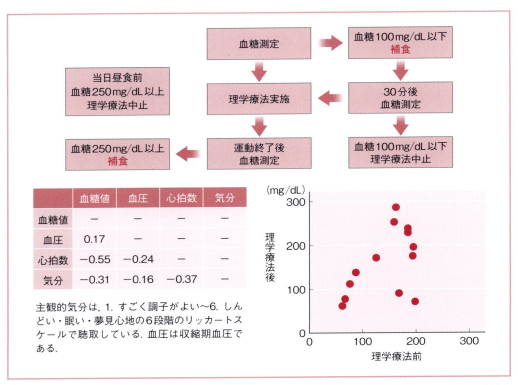

図Ⅱ-16 ▶ 症例の理学療法プロトコル（上），理学療法前血糖値と血圧・心拍数・気分の相関関係（左下），理学療法前後での血糖値の変化（右下）

た．栄養状態は TP 5.9 g/dL，Alb 3.2 g/dL，T-Cho 120 g/dL，Hb 11.2 g/dL，肝機能は AST 68 IU/L，ALT 102 IU/L，γ-GTP 49 IU/L であった．食後の血糖値上昇のタイミングが安定せず，これは胃腸の蠕動運動低下による食物残渣が考えられ，また食後の腹痛や未消化便を認め，さらに低血糖の自覚症状も乏しく，DAN に基づくと思われる症状を認めた．両側アキレス腱反射の低下，両側内果振動覚の低下，DP に基づく自覚症状を認めた．インスリン療法は速効型インスリンの毎食前投与，中間型インスリンの眠前投与，注射部位は腹壁であった．低血糖の既往は入院後インスリン療法開始後より数回認められ，自覚症状は頭がボーッとする，目が見えにくくなる，体の力がぬける，ふるえるなどであった．食事療法は，それ自体が摂食障害の発症に関与していたと考えられていたため，本人の希望と体重増加を目的として，常食（1,800 kcal）が処方されていた．知覚障害は上下肢（特に末梢部）のしびれと同部の知覚鈍麻を訴えており，位置覚，振動覚低下を認め片脚立位は不可能であった．終日臥床状態にあり，座位になるのは食事のときのみ（1日／1時間程度）で，ベッド周囲の移乗動作は介助を要した．上下肢粗大筋力は4レベル，Barthel index は44点であった．

理学療法プログラム：血糖変動の著しい本症例に対してリスク管理のためのプロトコルを設定した．開始前に血糖値を測定し，100 mg/dL 以下ならば補食させ，30分後再度血糖値を測定し，血糖上昇を確認したのちプログラムを実施した（図Ⅱ-16 の上図）．プログラム

の内容は，週4回，昼食から1～2時間後にバランス練習や歩行を中心として実施した．当初，1回の運動負荷量は1単位（80 kcal）前後に設定した．また終了後に血糖値を測定し，100 mg/dL以下ならば補食を指導した．

経過：理学療法開始当初，全身の倦怠感が強く，介助下での歩行練習においても5～10分が限度であった．食前血糖値の変動は大きく，食前の血糖値が500 mg/dL台を示す日もあった．図Ⅱ-16の下図左には理学療法前の血糖値と安静時収縮期血圧・安静時心拍数・主観的気分の相関を，下図右には理学療法の実施が可能であった日の約3週間分の前後の血糖値を示している．理学療法前の血糖値との間には心拍数が相関する傾向にはあったが確実性は低く，SMBGの重要性が確認された．また，本症例では理学療法前後の血糖値の変化に一定の傾向は見いだせず，SMBGがリスク管理に必要不可欠であった．

　4週後には歩行器にて150 m連続歩行可能となり，ベッド周囲の移乗動作は自立した．6週後には歩行器にて500 m連続歩行が可能となった．精神科治療に加え，移乗動作や歩行が自立したことで本人の意欲も向上した．10週後にはロフストランド杖を使用して連続100 mの歩行が可能となった．血糖コントロールは理学療法の期間中，終始不良であったが，理学療法前後の適切な補食により低血糖発作の出現は回避できた．退院1ヵ月前には理学療法プログラムを安定して実施できるようになり，最終的（半年後）には500 mの連続歩行が可能となった．

5 糖尿病治療を目的とする標準的理学療法プログラム

　日本人2型糖尿病患者においては，欧米人2型糖尿病患者と比較して，平均BMIが低いことが特徴であり，日本人2型糖尿病患者のBMIの平均値は肥満状態ではない（平均BMIは25 kg/m² 未満）ことが明らかにされている[53]．この事実はあるが，ここでは減量も目的とした成人2型糖尿病患者の運動療法プログラムについても触れることとして，筆者が病院勤務時代に担当した症例を供覧してプログラム立案までの具体例を述べる．また，小児2型糖尿病患児への理学療法プログラムについても述べるが，成人患者の場合と異なり，小児糖尿病患児への関わりは非常に難しい．標準的理学療法プログラムを記述する項であるが，標準的理学療法プログラムを説明するまでには至っていない．成人糖尿病との違いについて，その概要を理解していただくのにとどまるが，筆者の経験をふまえて記述する．

a 成人2型糖尿病患者に対する理学療法プログラム

症例：47歳，男性．

　診断名：2型糖尿病．

　嗜好歴：喫煙歴なし，飲酒歴あり．

　運動習慣：定期的な運動習慣はなく，移動も車が中心であった．

　生活歴：職業は事務中心の会社員である．

　家族構成：妻（某病院に勤務する栄養士）と子ども2人（高校生と中学生）との4人暮らしである．

　既往歴：特記すべき事項なし．

　現病歴：30歳時より，健診において時折高血糖を指摘されていた．3年前，経口ブドウ糖負荷試験（oral glucose tolerance test；OGTT）[MEMO 27]では空腹時血糖値117 mg/dL，1時間値 233 mg/dL，2時間値 185 mg/dLと境界型を指摘される．1ヵ月前，空腹時血糖値269 mg/dLと高値で紹介となり，糖尿病教育入院となり，教育入院パス（教育入院プログラムについて第Ⅲ章，表Ⅲ-2に示す）に沿って運動療法の教育が理学療法士に依頼された．

> **MEMO 27** 検査手順は，朝まで10時間以上絶食の後として，この検査は午前9時頃に開始することが望ましいとされる．ブドウ糖は，無水ブドウ糖75 gを水に溶かしたものなどを飲用させる．空腹のまま採血し，血糖値を測定，ブドウ糖を服用させ，その後30分，1時間と2時間に採血し血糖値を測定する．空腹時血糖値とOGTTによる判定基準に従い，糖尿病型・正常型・境界型のいずれかに分類する．空腹時血糖値126 mg/dL以上または75 g OGTT 200 mg/dL以上であれば，糖尿病型である．空腹時血糖値が110 mg/dL未満および75 g OGTT 140 mg/dL未満は正常型であり，糖尿病型にも正常型にも属さないものが境界型である[2]．

　入院時現症：身長172 cm，体重63 kg，BMI 21.3 kg/m²，安静時血圧110/65 mmHg，血糖コントロール状況はHbA1c 14.0%，尿糖陽性，尿ケトン体は陰性であった．TG 50 mg/

dL, HDL-cho 69 mg/dL, LDL-cho 82 mg/dL であり, 脂質異常症[54][MEMO 28]は認めず, AST 22 IU/L, ALT 40 IU/L, γ-GTP 27 IU/L であり, 肝機能にも異常は認めなかった. 神経伝導検査, 心拍変動検査, 腎機能, 眼底検査で異常は認めず, 糖尿病三大合併症は認めなかった.

> **MEMO 28** 2007年, 日本動脈硬化学会は「高脂血症の診断基準」から「脂質異常症の診断基準」と名称変更して診断基準が発表された. 従来の診断基準では, 例えばHDL-cho(いわゆる善玉コレステロール)が少ない場合も問題, HDL-choが多いことでTC(総コレステロール)が高くなるため, これらを解決するためにLDL-cho(いわゆる悪玉コレステロール)が多い場合, HDL-choが少ない場合, TG(中性脂肪)が多い場合という3つの型を明確にし, いずれも脂質異常であることを明確にした[54]. 診断に必要な数値は, 高LDLコレステロール血症(LDL-choが140 mg/dL以上), 低HDLコレステロール血症(HDL-choが40 mg/dL未満), 高中性脂肪血症(TGが150 mg/dL以上)である. 近年, 国内でLDL-choを短時間で直接的に測定できる方法が開発され, これとほぼ同時に開始された特定健康診査・特定保健指導において, それまで行われていた老人保健法による基本健康診査の検査項目であったTCに代わり, LDL-choが盛り込まれたことから, LDL-choの直接法が国内で一気に普及した. しかしながら, LDL-choの絶対的な標準物質は存在しないこと, どのような病態でもLDL-choを正確に測定できる絶対的な基準測定法はなく, 日本動脈硬化学会ではLDL-cho直接法は積極的に推奨はしていない[54]. 現状では, 一般臨床の場では, Friedewaldの計算式(F式という)でLDL-choを間接的に求めることが基本とされる(Clinical Chemistry 18:499-502, 1972).
> F式 LDL-cho＝TC-HDL-cho- TG/5

治療方針:食事療法は20単位(1,600 kcal)で食塩制限はなかった(アルコール制限の生活指導を含めて). 薬物療法は, ベイスンを毎食前に3錠処方された(薬物療法については**表Ⅱ-6**参照). 運動療法については, 合併症の併発もなかったので, 低血糖のリスク管理に留意するのみ以外の注意点はなく, 積極的な運動療法が処方された.

理学療法プログラム:本症例については糖尿病治療に関する受け入れがよく, 運動療法に対しても積極的に行いたい気持ちが強かった(運動療法に対する考え方や運動療法を行っていこうという自信の評価などに関しては第Ⅲ章を参照のこと). 2週間の教育入院中, 理学療法室においては自転車エルゴメーターとトレッドミルを用い, 適切な運動の負荷量を心拍数とBorg scaleを用いた自覚的運動強度との関連をふまえて指導した. 本症例においては, 合併症もなかったので, カルボーネン法を用いて上限(安全限界)の心拍数をk＝0.6として設定し, 上限の自覚的運動強度をBorg scaleは13「ややきつい」に設定した. 運動時間について, まず実施時間帯は食後1～2時間後, 持続時間は30分～1時間(歩数としては5千歩～1万歩/日), 頻度は週5回程度(望ましくは毎日)を目標として指導した. 運動療法のリスクについて, 糖尿病合併症を併発しておらず薬物療法もベイスン単剤であったので運動療法に伴うリスクは低いと考えられたが, 運動療法に伴う低血糖や足病変の発生に関しても可能性を紹介し, その対処方法を説明した.

　本症例においては, 減量を考慮する必要はなかったが, 減量を必要とする場合は以下のようにプログラムを立案すればよい. まず, 除脂肪1 kgには, 約7,200 kcal必要とされている(脂肪の熱量は1 gあたり9 kcalであるが[6], 脂肪は疎水性であり水分(約2割)を除いて, 9 kcal×1,000 g×0.8＝7,200 kcalの計算となる). 日本人の基礎代謝基準値[55]に従って基礎代謝量[MEMO 29]を算出する. 例えば本症例の場合, 22.3(男性・30－基礎代謝基準

	身体活動の内容とEx				運動			生活活動			Ex合計		
	通勤時の歩行	スーパーでの買い物	職場での階段利用	ゴルフの練習	現状		目標	現状		目標	現状		目標
月曜	1		1			⇒		1	⇒	2	1	⇒	2
火曜	1		1			⇒		1	⇒	2	1	⇒	2
水曜	1		1			⇒		1	⇒	2	1	⇒	2
木曜	1		1			⇒		1	⇒	2	1	⇒	2
金曜	1		1			⇒		1	⇒	2	1	⇒	2
土曜		2				⇒		2	⇒	2	2	⇒	2
日曜				2	0	⇒	2		⇒		0	⇒	2
Ex	5	2	5	2	0	⇒	2	7	⇒	12	7	⇒	14

図Ⅱ-17 ▶ 身体活動量の把握と消費カロリーの計算

- 黒字は現状の身体活動量，赤字は患者とともに計画した増加させる身体活動の目標である．
- 現状の身体活動は，生活活動として，最寄駅から自宅までの歩行（3 Mets）時間が10分であり往復で20分なので，通勤時の歩行で1日・1 Ex（月曜日〜金曜日までの5日間），休日のスーパーの買い物（3 Mets・40分程度）で1日・2 Exであり，合計7 Exである．
- 増加させる身体活動の目標は，職場で階段を使用する（5 Mets・10分）で1日・1 Ex（月曜日〜金曜日までの5日間）の増加，休日にゴルフの練習（4 Mets）を30分行うで2 Exの増加として，7 Exの増加を目標とする（合計14 Ex/日）．
- エクササイズ量×1.05×体重(kg)で身体活動の消費カロリーを求めることができるので，7 Ex×1.05×63 kgで，463 kcalとなり，現状から2倍の消費カロリーを目指すこととする．
- 生活習慣病予防には23 Ex以上必要とされる．身体活動を増加させる目標は，スモールステップが基本で，患者とともに目標設定することがポイントであり，この票を使用すると身体活動量の増加が"見える化"できる．

値）×63（本症例の体重）＝ 1,404.9 kcalと算出される．食事療法は1,600 kcalが処方されているので，摂取カロリーと基礎代謝での消費カロリーの関係は1,600 kcal−1,405 kcal＝195 kcalとなる．摂取カロリー≒基礎代謝量と考えることができ，生活活動を考慮する必要性が低い場合，表Ⅱ-3を用いて運動の消費カロリーを求めて計算すればよい．例えば，本症例において，摂取カロリー≒基礎代謝量として，軽いジョギングを週5回行うとして，運動の消費カロリーで減量を考える場合，

0.1384（軽いジョギングの係数）×63 kg（体重）×30分（運動の持続時間）×5回（週の実施頻度）

週あたりの運動による消費カロリーは1,307.8 kcal/週　となる

除脂肪1 kgには7,200 kcalが必要として，7,200 kcal÷1,307.8 kcal＝5.5週と算出される．すなわち，軽いジョギングを30分間，週に5日行えば，約1ヵ月半で1 kgの減量が計算上可能ということになり，これは患者教育へ具体的に活用できる知識となる．

また，生活活動を含めた患者の身体活動全体を考える場合には，図Ⅱ-10の身体活動指導票を用いて身体活動量を把握し，実際の指導に活かすとよい．仮想の指導内容を図Ⅱ-17に示す．

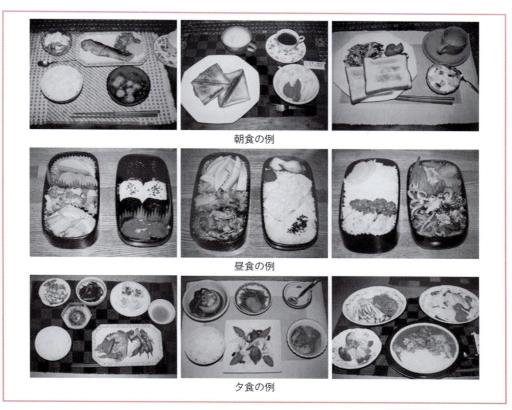

図Ⅱ-18▶症例の食事写真

MEMO 29　基礎代謝（basal metabolic rate；BMR）とは，生命を維持していくための最小限の活動を営むのに必要な代謝量である[6]．基礎代謝の測定は，前日の夕食後から12時間以上絶食とし，安静，室温20℃前後，側臥位の状態で一定時間内の酸素摂取量と炭酸ガスの排泄量とを測定して求める．基礎代謝は，日本人の基礎代謝基準値[55]を用いて算出することができる．同じ体重であれば筋肉量が多い方が基礎代謝が高いことから，男性と女性を比較すると，基礎代謝は女性で男性の約10％低値である．基礎代謝に加えて，身体活動（運動と生活活動）による代謝，ごくわずかであるが食物摂取に伴う熱代謝とその他の熱代謝を総合して，人の1日の代謝（1日に消費されるエネルギー）である．

経過：運動療法は継続するのが難しく，また，勤労世代の運動療法が自宅で継続できない主要な理由の一つとして，時間がない（仕事が忙しい）が挙げられるが，本症例は性格が真面目で運動療法に対して非常に積極的であったことから，入院中とほぼ同様のプログラムを自宅で継続してもらうようにした．図Ⅱ-18は，症例の食事写真である．症例の妻は栄養士であり，また症例の糖尿病治療に協力的であり，決められた摂取カロリーの中で栄養バランスを考慮した食事が提供されていた．図Ⅱ-19は，症例の運動環境およびLifecorder（株式会社スズケン）で計測した退院後約1ヵ月間の身体活動量である．入院前は，運動習慣は全くなかったが，退院後は速歩で歩くことが習慣化され，1日1万歩を達成する日もあった．薬物療法については，入院時と同様のベイスン3錠×3回（毎食前）が継続された．食事療法，運動療法および薬物療法の継続により，入院時に14.0％であったHbA1cは半年後に6.4％まで改善し，食後2時間の血糖値も110 mg/dLまでに改善した．

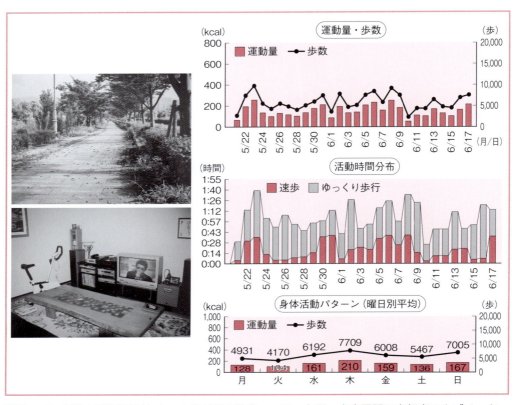

図Ⅱ-19▶ 症例の運動環境（左上：自宅付近の散歩コース，左下：自宅居間に自転車エルゴメーターを設置）および退院後の身体活動量（右）

考察：運動療法の自己管理行動の実行度は，糖尿病基本治療の中で最も低く，実行度は40～60％というのが事実である．また，国民健康・栄養調査の結果からも勤労世代においては運動を習慣化するのが難しい．本症例では，理学療法室で行ったプログラムがそのまま自宅でも継続され，糖尿病治療への効果も得ることができた．これを標準的な例として示したが，特に勤労世代においては1日の中に運動療法だけの特別な時間を確保することは難しく，<u>理学療法士は運動指導だけに固執するのではなく，継続性を考慮して生活活動を含めた身体活動指導を行う必要がある</u>ということを認識しなければならない．患者教育の方法についても工夫が必要であり，これは第Ⅲ章を参照していただきたい．

b 小児2型糖尿病患児に対する理学療法プログラム

小児2型糖尿病においても成人2型糖尿病と同様，食事療法とともに運動療法は糖尿病治療の基本である[56]．運動はできれば毎日30分以上，あるいは週150分以上で少なくとも2日に1回は行い，最低でも1日摂取エネルギーの10％以上を運動で消費することが推奨される．糖尿病合併症に留意し，血糖コントロールが悪いときには運動を行わせず，インスリンや経口血糖降下薬で治療を行っている際には低血糖に注意する点は成人糖尿病の場合と同様である．年齢が若ければ運動療法は狭義の「運動」の形態をとらず，「遊び」の中に含まれる．

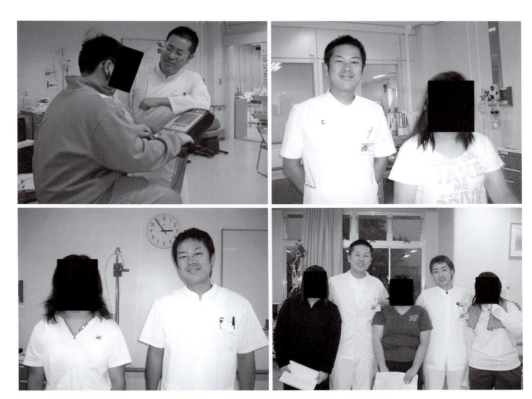

図Ⅱ-20 ▶ 筆者が担当した小児糖尿病・肥満の教育目的で入院された患児

　小児糖尿病の運動療法は，発達の視点から考えなければならないことが成人と異なる大きな特徴である．

　学童期（小学校入学から小学校卒業頃）では，ウォーキングやジョギングなどの単調な運動は続きにくい．集団での（友達との）「遊び」を通した運動，家族と一緒に行う運動でなければ患児の運動継続は困難である．2型糖尿病患児には，運動嫌いの児も多く，成人糖尿病患者のように"糖尿病治療のための運動"という点を前面に出すと運動の実施が難しく患児との信頼関係も築けない．筆者も小児糖尿病教育入院した患児を担当する際，エルゴメーターやトレッドミルを一度は実施させるが2回目以降は患児の興味がなくなることを認識している．「遊び」感覚をふまえて運動プログラムを計画し実施すると，患児は入院中も休むことなく理学療法室に来室し入院中の運動が継続されることを経験しており，患児には理学療法室へ「遊びに行く感覚」をもってもらえるように関わることが重要であると考えている．理学療法士が行うのはもちろん医療行為であるから，「遊び」の感覚を取り入れるといっても一定の限界があるが，患児がこのように思えるということは，理学療法士との信頼関係が築かれている証拠である（図Ⅱ-20）．運動習慣を身につけることは，ポジティブな感情と気分を生み，長期的には不安感が低下し，活気やストレス対処能の向上を認める[56]．運動を行わせ，それを継続すると代謝への効果とともにメンタルヘルスへの効果も認められる．運動は児の心身の健やかな発達にも必要不可欠なものであるが，運動療法導入，継続を考えていくには，成人糖尿病患者への指導よりも工夫が必要であり，経験がない場合には内分泌代謝科（小児

科)専門医などの専門家に相談すべきである．自宅での運動の継続率を高めるためには，家族の支援を得ることが重要であり，身体活動量を高めるための環境づくり(テレビを観る時間を決める，ゲームをする時間を決める，祭日には家族で行えるアクティブレジャーを楽しむなど)も重要である．

思春期(小学校高学年頃から高校卒業頃)では，治療や健康という目的よりも，異性関係を意識しだして美容の目的で運動を行う児も増え，単調な運動でも一人で継続できる場合がある．美容を意識しすぎるなど極端なこだわりは，摂食障害や食行動の異常を誘引することがある(特に女児)ので注意が必要である[57]．成長ホルモンや性ホルモンの影響で血糖コントロールは不安定であり，心理・社会的にも，特に友人関係など多くの課題を抱えていく時期である．周囲の関わり方は，児の人間形成に多大に影響する時期であり，関わり方次第では負の影響も与えかねない．人としての自立のための準備期であり，児童ではあるが「個人」を尊重して関わることが重要である．患児の考え方や感情に耳を傾け，自分自身の方向性や行動を示すことができるように関わることが成人糖尿病患者よりも重要であることから，筆者は当時，児の流行など児を取り巻く状況や考え方を理解できるように情報収集の努力を行っていた．これも小児糖尿病患者に関わるための治療戦略の一つと考える．関わろうという姿勢は必要不可欠であるが，過干渉せず，ときには「見守る，待つ」という姿勢も必要である．糖尿病キャンプやヤングの会への参加など，同年代患児との交流の場を提供することもよい(糖尿病キャンプやヤングの会の詳細については，日本糖尿病協会ホームページを確認のこと)．

筆者の経験上，小児糖尿病患児，特に思春期の患児とは信頼関係の築き方も難しく，またいったん信頼関係が築けたとしても，ささいな出来事で信頼関係が崩れることがある．運動療法が糖尿病治療の基本であることは間違いないが，学童期よりも関わり方が難しく，運動療法の指導が最も難しい時期といっても過言ではない．これらを認識のうえ，個々の児に合わせて関わっていただきたい．

● 文献

1) Michael E. Houston：運動生化学ハンドブック，山田 茂監訳，NAP，東京，2004
2) 日本糖尿病学会編：糖尿病治療ガイド2014-2015，文光堂，東京，2014
3) 日本糖尿病学会編：糖尿病学用語集第3版，文光堂，東京，2011
4) 樋口 満：スポーツ現場に生かす運動生理・生化学，市村出版，東京，2011
5) 八田秀雄：乳酸と運動生理・生化学 エネルギー代謝の仕組み，市村出版，東京，2010
6) 大野秀樹ほか：運動生理・生化学辞典，大修館書店，東京，2001
7) 谷口興一ほか：心肺運動負荷テストと運動療法，南江堂，東京，2004
8) 日本糖尿病学会編：科学的根拠に基づく糖尿病診療ガイドライン2013，南江堂，東京，2013
9) 総務省．少子高齢化・人口減少社会 http://www.soumu.go.jp/johotsusintokei/whitepaper/ja/h24/html/nc112120.html(閲覧2014年10月17日)
10) 厚生労働省：要介護認定者数の推移
11) Yamada M, et al：Prevalence of sarcopenia in community-dwelling Japanese older adults. J Am Med Dir Assoc 14：911-915, 2013
12) 山田 実：サルコペニアに対する運動・栄養による介入効果．Geriatr Med 52：381-386, 2014
13) 平澤有里ほか：健常者の等尺性膝伸展筋力．PTジャーナル38：330-333, 2004
14) 山崎裕司：日常生活活動に必要な筋力の基準値．Geriatr Med 48：235-237, 2010

15) 高齢者における加齢性筋肉減弱現象(サルコペニア)に関する予防対策確立のための包括的研究班．サルコペニア：定義と診断に関する欧州関連学会のコンセンサス，高齢者のサルコペニアに関する欧州ワーキンググループの報告の監訳．日老医誌 49：788-805, 2012
16) TANITA：体組成計の原理．http://www.tanita.co.jp/health/detail/37（閲覧2014年10月17日）
17) 荒木 厚：糖尿病におけるサルコペニアの意義．医学のあゆみ 248：733-737, 2014
18) 堀内裕紀ほか：運動と骨格筋由来のサイトカイン．臨スポーツ医 26：1119-1126, 2009
19) 島田裕之編：サルコペニアと運動 エビデンスと実践，医歯薬出版，東京，2014
20) 山﨑裕司ほか：内部障害理学療法学テキスト改訂第2版，南江堂，東京，2012
21) 糖尿病治療研究会編：糖尿病運動療法のてびき，医歯薬出版，東京，2001
22) 日本肥満学会肥満症診断基準検討委員会：肥満症診断基準2011．肥満研究 17(臨増)，2011
23) Oshida Y, et al：Effects of training and training cessation on insulin action. Int J Sports Med 12：484-486, 1991
24) American Diabetes Association：What We Recommend.(Last Reviewed：August 1, 2013. Last Edited：October 22, 2014) http://www.diabetes.org/food-and-fitness/fitness/types-of-activity/what-we-recommend.html（2014年11月8日閲覧）
25) International Diabetes Federation：Physical Activity. http://www.idf.org/worlddiabetesday/toolkit/pwd/physical-activity（2014年11月8日閲覧）
26) American College of Sports Medicine：運動処方の指針 運動負荷試験と運動プログラム 原著第8版．日本体力医学会体力科学編集委員会監訳，南江堂，東京，2011
27) 日本糖尿病学会編：糖尿病治療の手びき 改訂第56版．南江堂，東京，2014
28) 日本糖尿病学会編：糖尿病食事療法のための食品交換表 第7版，文光堂，東京，2013
29) 日本糖尿病学会編：糖尿病食事療法のための食品交換表活用編 献立例とその応用，文光堂，東京，2007
30) 上月正博：脳卒中リハビリテーションと糖尿病．臨床リハ 18：970-979, 2009
31) Park SW, et al：Decreased muscle strength and quality in older adults with type 2 diabetes：the health, aging, and body composition study. Diabetes 55：1813-1818, 2006
32) Park SW, et al：Accelerated loss of skeletal muscle strength in older adults with type 2 diabetes：the health, aging, and body composition study. Diabetes Care 30：1507-1512, 2007
33) 上月正博編著：腎臓リハビリテーション．医歯薬出版，東京，2012
34) 馬場正之：糖尿病性自律神経障害．糖尿診療マスター 12：264-267, 2014
35) 高橋良当：自律神経機能検査．JIM13：620-622, 2003
36) 鈴木千恵子ほか：神経伝導検査の実際内科的疾患．総合リハ 31：361-366, 2003
37) 野村卓生ほか：末梢動脈疾患に対する保存的治療と理学療法．理学療法 31：990-997, 2014
38) 日本糖尿病学会編：糖尿病療養指導の手引き 改訂第4版．南江堂，東京，2012
39) 丸山仁司ほか：考える理学療法 内部障害編 評価から治療手技の選択，文光堂，東京，2008
40) 吉尾雅春ほか：標準理学療法学 内部障害理学療法学，医学書院，東京，2013
41) Kumahara H, et al：The use of uniaxial accelerometry for the assessment of physical-activity-related energy expenditure：a validation study against whole-body indirect calorimetry. Br J Nutr 91：235-243, 2004
42) 厚生労働省：健康づくりのための運動指針〈エクササイズガイド〉．http://www.mhlw.go.jp/bunya/kenkou/undou01/pdf/data.pdf（2014年11月8日閲覧）
43) 国立健康・栄養研究所．http://www0.nih.go.jp/eiken/programs/2011mets.pdf（2014年11月8日閲覧）
44) 浅田史成ほか：ケアの？に理学療法士が答える！ 糖尿病療養援助誌上相談室 どのような患者さんにどれくらいの運動を指導したらよいのか，目安がわかりません．最近よく聞く「メッツ」を用いると，どのような指導ができるのでしょうか？実際の指導法を教えてください．糖尿病ケア 5：600-604, 2008
45) 平澤有里ほか：ハンドヘルドダイナモメーターを用いた等尺性膝伸展筋力測定の妥当性．総合リハ 33：375-377, 2005
46) 文部科学省：新体力テスト http://www.mext.go.jp/a_menu/sports/stamina/03040901.htm（2014年11月8日閲覧）
47) 野村卓生ほか：2型糖尿病患者における片脚立位バランスと膝伸展筋力の関係．糖尿病 49：227-231, 2006
48) Yau RK1, et al：Diabetes and risk of hospitalized fall injury among older adults. Diabetes Care 36：3985-3991, 2013

49) 野村卓生ほか：糖尿病のリスク・合併症の患者説明シート20　骨減少症を知っていますか？糖尿病ケア　2011秋季増刊：214-217，2011
50) Vestergaard P：Discrepancies in bone mineral density and fracture risk in patients with type 1 and type 2 diabetes, a meta-analysis. Osteoporos Int 18：427-444, 2007
51) 野村卓生ほか：閉眼片脚立位検査を用いた糖尿病患者の転倒リスクアセスメント．糖尿病49：S174，2006
52) 野村卓生ほか：糖尿病自律神経障害を有する糖尿病患者へのリハビリテーション．保健医療学雑誌5：52-57，2014
53) Sone H, et al：Obesity and type 2 diabetes in Japanese patients. Lancet 361：85, 2003
54) 日本動脈硬化学会編：動脈硬化性疾患予防ガイドライン2012年版．日本動脈硬化学会，2012
55) 厚生労働省：e-ヘルスネット　加齢とエネルギー代謝．http://www.e-healthnet.mhlw.go.jp/information/exercise/s-02-004.html（2014年11月8日閲覧）
56) 日本糖尿病学会，日本小児内分泌学会編：小児・思春期糖尿病管理の手びき　改訂第3版．南江堂，東京，2011
57) 日本糖尿病療養指導士認定機構編：糖尿病療養指導ガイドブック2014．メディカルレビュー社，大阪，2014

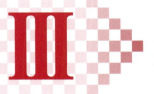

糖尿病理学療法における糖尿病患者教育の重要性

　糖尿病患者における基本治療は患者の日常生活そのものであり，患者が主体的に取り組む（自己管理）することが到達目標となることから，患者の自己管理行動を向上させるための患者教育が重要である．第Ⅲ章においては，まず，チーム医療を前提に関連学協会で示される患者教育に必要な行動科学的理論・アプローチ法を概説する．次いで，それに基づいて理学療法士がどのように患者に関わるか，教育・指導を行っていくかについて述べる．また，個別教育と集団教育の実際から介入ポイントを述べ，筆者らの研究成果をふまえて，教育教材の工夫や患者教育に活用できる知見を述べる．最後に，理学療法における患者教育の体系化について言及する．

1 なぜ患者教育が重要か？

　糖尿病の基本治療は食事療法と運動療法，そして必要に応じた薬物療法である．糖尿病患者における基本治療は患者の日常生活そのものであり，患者が主体的に取り組む（自己管理する）ことが到達目標となる．よって，患者の糖尿病治療に関する自己管理行動の実行度を向上させるために医療スタッフによる関わり（患者教育）が重要となる．日本糖尿病学会〈補足資料Ⅲ-1〉が発行する「科学的根拠に基づく糖尿病診療ガイドライン2013」（以下，診療ガイドラインという）においても，糖尿病の発症を抑制，良好な代謝コントロールを達成・維持，合併症の発症を予防し，それらの伸展を抑制するために，患者教育の有用性はグレードA（行うように強く勧める）として示されている[1]．

　基本治療の中でも，インスリンの自己注射や服薬などの薬物療法に関する自己管理行動の実行度は90％以上と比較的高いが，食事療法の実行度は60％，特に運動療法の実行度は40～60％と基本治療の中で実行度が最も低い[2]．また，食事療法と運動療法の実行度の関連（相関）は低く，これは食事療法を実行していれば同じように運動療法を実行するとは限らないということであり，運動療法の実行度を向上させるためには運動療法の教育を行うことが必要不可欠である．より効率的・効果的な運動療法プログラムの開発や運動療法効果の分子生物学的解明など，「科学」の見地からの運動療法の発展はさらに望まれるが，臨床で患者に関わる理学療法士は糖尿病患者における運動療法の実行度が低い事実（多くの患者が治療を中断している現状）に今よりもさらに注目する必要がある．もはや国民病といっても過言ではない患者数となった糖尿病患者の治療継続を支援するためには，各職種の専門性を生かしたチームアプローチが必要であり，運動療法の継続支援に関しては理学療法士に大きな期待が寄せられている．

　今日に至るまで，理学療法士は診療点数上の制限などから糖尿病療養指導へ十分に関わることができていない．運動療法を専門とする医療職者が糖尿病療養指導へ十分に関わることができていない状況において，多くの施設では運動療法の教育は糖尿病専門医や各種学協会が認定する糖尿病や糖尿病関連の資格を有する医療職者などが行っているのが現状と思われる．しかしながら，運動療法を専門とする医療専門職者でなければ，患者個々，特に高齢患者，糖尿病合併症や糖尿病以外の合併症を有する患者に合わせたオーダーメイドの運動療法プログラムを提供することは難しいと思われ，多くの施設では「1日1万歩のウォーキング」，「食後1～2時間後に30分のウォーキング」などの画一的な内容に近いプログラムしか提供できていない（場合によっては運動療法が積極的に処方されない）懸念がある．一方，画一的なプログラムしか提供されていないと仮定しても，裏を返せば60～40％の患者は運動療法を実行できていると考えられ，画一的なプログラムでも継続できる患者もいることは間違いなく，患者個々で運動療法プログラムの適応を考えることが重要であることを改めて強調したい．

　それでは，診療点数などの問題が解決され，理学療法士が糖尿病療養指導へ関わることが

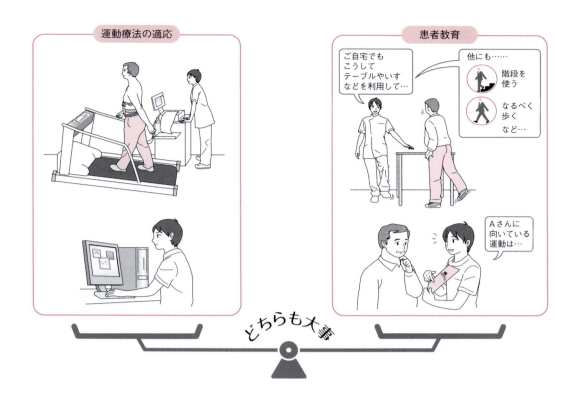

できた場合，残る40〜60％の運動療法が実行できない患者において運動療法の実行度を飛躍的に向上させることができるのだろうか．糖尿病患者に限ることではないだろうが自己管理行動へは，外的要因（環境要因），内的要因（心理的要因），強化要因（結果・報酬）に分類される心理・社会的要因が大きく影響する[2]．よって，患者個々においてこれらの要因を考慮して患者教育を行う必要があり，科学的理論・アプローチ法を取り入れることが必要不可欠となる．糖尿病治療としての運動療法の有効性やリスク管理方法を教育すること，および変形性関節症を合併する患者やバランスの低下した患者などに対して合併症や身体機能の低下を考慮した運動療法プログラムを提供することは重要である．しかしながら，これらと同様に運動療法の実行度を高めることに比重を置いて運動療法の教育を考えなければ片手落ちになることを強調したい．糖尿病基本治療の中でも，特に運動療法については「実行度をいかに高めるか」を考慮することがきわめて重要であり，患者教育は糖尿病理学療法の根幹となる．

2 患者教育に必要な科学的理論・アプローチ法

　患者教育に活用する理論やアプローチ法は数多くあるが，本書では日本糖尿病療養指導士（Certified Diabetes Educator of Japan；CDEJ）認定機構〈補足資料Ⅲ-2〉で解説される内容を主体にし，加えて日本糖尿病学会，日本肥満学会〈補足資料Ⅲ-3〉で用いられる科学的理論・アプローチ法を中心とし，これら学協会が発行する書籍に記載される用語を用いて紹介する[1〜3]．糖尿病療養指導においては，看護師，管理栄養士，薬剤師および臨床検査技師などの医療スタッフの多くがこれら学協会の理論・アプローチ法を用いており，理学療法士もこれらを理解しておくことはチーム医療において重要である．数多くある理論・アプローチ法は，それぞれに類似する部分があり，どのような理論・アプローチ法を用いるかは各理学療法士の判断でよいと筆者は考えるが，臨床的には糖尿病療養指導における基本的な理論・アプローチ法以外を用いる場合は，チームの理解が得られるように努めるべきである．

　まず，理学療法士の基本姿勢として，理学療法士自身が糖尿病治療における患者教育の重要性を認識しなければならない．糖尿病の初期では無症状の場合が多く，この軽度な状態を持続させて合併症を発症させないことが理想であるが，自覚症状がないので患者は「病気ではない」という考えに至りがちである．合併症を発症・合併症が悪化した際には心理的に困難な状況に陥ることもあり，また，ライフステージ別（学齢期，思春期など）の課題にも対応できるように，科学的な理論・アプローチ法をもって患者教育にあたる必要がある．

　次いで，患者教育の本質を理解することが必要であるが，これは臨床実習における学生教育と対比させるとよい．臨床では理学療法士養成校の学生を受け入れ，多くの理学療法士が理学療法士を目指す学生に対する教育を経験する．ここでは各養成校によって，また，臨床実習の内容（いわゆる見学実習，評価実習，治療実習など）で到達目標は異なるが，スーパーバイザーは定められた到達目標に達するように理学療法の知識・技術を教授し，一定期間内に到達目標に達したかを判定する．臨床実習における学生の到達目標は養成校を卒業する，そして理学療法士として臨床で活躍するために必要ないわば絶対要件であり，各養成校によって事情が異なるが基準を満たさなければ「不合格」と判定する．一方，患者教育は，患者が生涯にわたって糖尿病療養に関する主体的な学習と実践を支援することであり，一定の期間内にある水準に達しなければ不合格と判定することはありえない．臨床実習において，学生を不合格と判定する前提として，到達目標に達しないという問題の根本原因は学生に帰結させ，スーパーバイザーの指導力不足という判断になることはまれかもしれない．患者教育では，患者から学ぶという姿勢を忘れず，患者が治療行動を中断するという問題を医療スタッフ側の問題として捉えることができれば，教育方法を建設的に考えていくことができる．

a 患者の行動変容段階を確認する

　運動療法の教育に限ったことではないが，患者教育を行うにあたっては患者の行動変容段階（以下，変容ステージ）を確認し，変容ステージに応じた教育を行うことで，行動変容の促

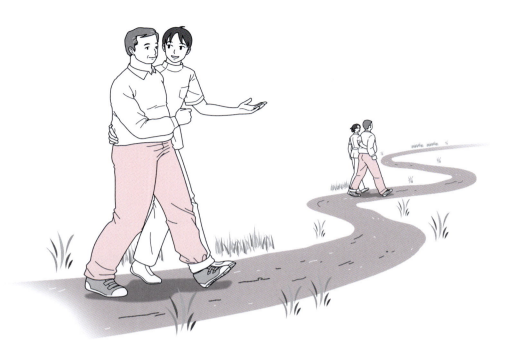

進率が向上し，変容ステージの後退も少ないことが証明されている[2]．変容ステージの時期に応じて，科学的な理論・アプローチ法に沿った支援や心理的配慮を行うことは診療ガイドラインにおいてグレードAである．患者の行動だけに注目するのではなく，心理的にも配慮しなければならないということが重要である．変容ステージは図Ⅲ-1に示す質問で簡便に評価することができ，回答内容から前熟考期，熟考期，準備期，行動期（実行期ともいう），維持期およびターミナル期の6つのステージに分類することができる図Ⅲ-2[MEMO 30]．

> **MEMO 30** 変容ステージとは，Prochaska & DiClemente（1983）が提唱した変化に対する個人の「レディネス（準備性）」を評価し，その後，その人に特有な介入プログラムをテーラー化して使用するというTranstheoretical model（TTM，トランスセオレティカル・モデル）の核となる構成概念である[5]．変容ステージは，糖尿病の領域では5つのステージで紹介されるが，本書ではターミナル期（その行動を変化させて5年間継続している状態（Prochaska & Veicer））を付加して質問票（図Ⅲ-1）を作成している．臨床実践的に，運動行動の変容段階がターミナル期の糖尿病患者から学ぶ「運動療法を継続できる要因」は非常に貴重である．臨床研究的には，ターミナル期（運動療法を5年以上継続している）が身体機能へ及ぼす影響など，今後の超高齢社会におけるサルコペニア対策などを考慮するうえで重要である．

変容ステージの質問票に記載している文章は東京方言であるが，患者の理解を容易にするために各地の方言に修正して使用してもよい．注意する点としては，運動療法（や食事療法）の変容ステージを評価する際には，特に臨床研究的には運動療法の定義を明確にしておく必要がある．運動療法の基本は，最大酸素摂取量の50％程度，歩行運動では1回15〜30分間で1日2回，1日の運動療法としては約1万歩となる[4]．臨床実践的には合併症の有無や程度，年齢や身体機能に応じて，また，レジスタンス運動も取り入れながらオーダーメイドで運動療法プログラムを設定するため，特に糖尿病歴の長い患者では，状況に応じて運動療法の定

> 糖尿病治療のために医師や理学療法士からすすめられた運動療法を行おうと考えていますか？　もしくは，すでに運動療法を行っていますか？
> 今のあなたの状態に最も近いものを以下の1～7から1つだけ選んでください．
>
> 1. いいえ，するつもりはありません．できません．
> 2. いいえ，始めようとは思っていますが，まだ迷っています．
> 3. すぐに始めようと思っています．
> 4. 数回試しました．
> 5. はい，行っています．ただし，始めて6ヵ月以内です．
> 6. はい，6ヵ月以上続けています．
> 7. はい，5年間以上続けています．
>
> 1：前熟考期，2：熟考期，3・4：準備期，5：実行期，6：維持期，7：ターミナル期に分類する．

図Ⅲ-1 ▶ 運動療法の行動変容段階（変容ステージ）を評価するための質問票の例

変容ステージを評価するうえでは，運動療法の定義を明確にしておく必要がある．実際に質問票を使用する際には，「糖尿病治療のための運動療法とは，少なくとも週に●～●回，中等度強度の有酸素運動を●～●分間行っていることを意味します」などの説明を付け加えると，よりわかりやすい．

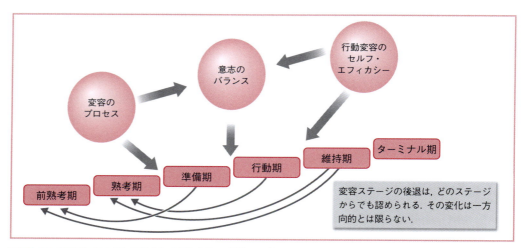

図Ⅲ-2 ▶ 行動変容の構成概念に関係する一般的モデル
行動変容のトランスセオレティカル・モデル（transtheoretical-model）の核となる構成概念の一般的なモデルである．本書では，「変容ステージ（前熟考期～ターミナル期）」，「行動変容のセルフ・エフィカシー」の詳細とそれぞれを把握するための尺度について解説している．「変容のプロセス」，「意志のバランス」の詳細や尺度については成書[5]を参考にされたい．

義づけを行うことが必要である．

　以降，各ステージの説明と各ステージに応じて，変容ステージを向上させるアプローチの具体を解説する．

b 行動変容段階に応じたアプローチ

1）前熟考期

　運動療法をするつもりはない，できないという考えの状態（問題を認識していない．否認あるいは逃避．燃え尽き）である．前熟考期では，患者の感情や考えを聞く，合併症の感情

的体験(知人や患者に話を聞く),一般的情報(糖尿病治療の意義など)を教育することが変容ステージを進行させるのに有効である.患者自身への教育はもちろんであるが,家族の肯定的な協力のあり方も変容ステージを促進させるのに有効であるので,家族に協力を得られるかどうか確認し家族にも教育していくことが有効である(例えば,男性・既婚の患者の場合,妻に食事療法を理解していただき食事を作ってもらう,一緒に歩いてもらうなど).逆に,家族の否定的な関わりは患者の変容ステージの促進を妨害する因子となるので注意が必要である.

　日常臨床において,担当した患者が前熟考期であった場合には,すぐに運動療法を実施(リハビリテーションの診療点数を算定)することは適切ではないので,診療点数算定を優先しなければならい場合,担当する前に医療面接を行って行動変容ステージを熟考期へ進展させるなどの対応が必要である.また,医師や看護師,特に主治医から糖尿病治療として運動療法が必要不可欠であり,理学療法士からの指導を十分に実践する旨説明していただき,熟考期以上の変容ステージから関われるようにチーム医療体制を構築しておくとよい.

2) 熟考期

　運動療法を始めようと思っているが,行動には移していない状態(行動に移そうと強く思っている.しかし,行動を阻害する要因もあり迷っている)である.熟考期では,肯定的側面(利益)と否定的側面(障害や不利益)を明らかにし,運動療法を行うことによる利益の認識を高め,運動療法を行わないことによる不利益を教育する.また,運動療法に対する自己効力感(行動を行う自信,セルフ・エフィカシー(self-efficacy)という)を高めること,家族の協力が得られるかどうかなどを考慮して教育することが変容ステージを進行させるのに有効である.

　セルフ・エフィカシーは変容ステージと同様に図Ⅲ-3に示す質問に対してリッカートスケールで簡便に評価することができ,日常臨床においても理学療法士が教育する前後で評価することが十分に可能である.前述したが,セルフ・エフィカシーを高めることは,変容ステージを促進させる可能性を高める.教育の前後で患者の自己効力感を確認することは,まず,患者に応じて教育の内容(自信を高めるターゲット)を明確にすることができる.例えば,「雨または雪が降っているときでも,運動療法を行う自信がある」という質問に対して,「自信があまりない」と回答したならば,屋内で実施できる運動療法プログラムを指導するなど,ターゲットを絞った指導が可能となる.次いで,前後で同一の質問票を用いることで自己効力感を向上させることができたかを判定するための客観的指標となり,理学療法士がよりよい教育方法を考えるうえで自己フィードバックの要素となるので,臨床において必ず活用したい.セルフ・エフィカシーは,年代を問わず前熟考期から維持期に向かって増加することが明らかとなっている.ステージを通じて生じるセルフ・エフィカシーの増加は,使用尺度や対象者が異なっても同様に認められ,これはセルフ・エフィカシーの構成概念が普遍であることを示している[5].

　変容ステージの質問票と同様に患者の理解を容易にするために各地の方言に修正してよい.また,臨床実践的には質問の項目は患者を取り巻く状況や地域性など,各地の環境などに合わせて追加・変更すればよい.臨床研究的には,健常な中年者を対象とした運動セルフ・

質　問	回　答　肢				
・少し疲れていても，運動療法を行う自信がある	0	1	2	3	4
・あまり気分がのらないときでも，運動療法を行う自信がある	0	1	2	3	4
・忙しくてあまり時間がないときでも，運動療法を行う自信がある	0	1	2	3	4
・雨または雪が降っているときでも，運動療法を行う自信がある	0	1	2	3	4
・暑いまたは寒いときでも，運動療法を行う自信がある	0	1	2	3	4
・平日（仕事の日）でも，運動療法を行う自信がある	0	1	2	3	4
・土日や祝祭日（休日）でも，運動療法を行う自信がある	0	1	2	3	4
・特別な期間（お正月，夏休みなど）でも，運動療法を行う自信がある	0	1	2	3	4
・一人でも，運動療法を行う自信がある	0	1	2	3	4

糖尿病治療のための運動療法を行う自信（できるという思い）を調べるアンケートです．今，実際に運動療法を行っているかどうかのアンケートではありません．
以下の質問について，ご自身にあてはまる質問だけで結構ですので，今の自分に最もあてはまる0（全く自信がない）から4（非常に自信がある）までの回答肢に，それぞれ一つだけ「○」を付けて下さい

回答肢の内容
0．全く自信がない，1．あまり自信がない，2．どちらともいえない，3．少し自信がある，4．非常に自信がある

図Ⅲ-3▶ 運動療法のセルフ・エフィカシーを評価するための質問票の例
本書で示すセルフ・エフィカシー質問票のリッカートスケールは，「0〜4」までで作成しており，全部で9つの質問を設定している．得点化は和を求めることとし，最低点は0点，最高点は36点であり，点数が高いほど「自信がある」ということである．リッカートスケールは，「0全く自信がない〜4非常に自信がある」としてよい．

エフィカシー尺度[6]，心臓リハビリテーション患者を対象とした身体活動セルフ・エフィカシー尺度[7]，虚弱高齢者を対象とした身体活動セルフ・エフィカシー尺度[8]などが発表されているので参考にされたい．

3）準備期

　運動療法をすぐに始めようと強く思っている，すでに数回試した（自分なりの方法でも行動を開始した）状態である．「準備期」では，具体的な目標を設定し，段階的に目標を上げていくことが基本となる．目標設定は，まず，努力をすれば7〜8割は達成可能な具体的な目標とする．例えば，「今までに運動習慣はない．現在，朝から会議，夜も接待が多く，土日も出張が多く，仕事が忙しくて時間が本当にない」というサラリーマンでは，「毎日，食後に30分間のウォーキング」という運動療法プログラムは達成可能な目標とはならない．まずは，日常生活の中で活動量を高める（エレベーターではなく階段を使用する，電車通勤時につま先立ち運動を行う，一駅前で降りて歩く，宅配弁当ではなく会社の外に出て店へ買いに行く）などが現実的な目標となろう．準備期に限ったことではないが，運動療法を実施していれば食事療法を実施しなくてよい，運動療法を実施すれば好きなものを飲んで食べてよいなどの独特な認知を認めれば修正するように教育することが必要である（認知の再構築）．

　数回実施するようになれば，セルフモニタリング（self-monitoring）を取り入れていくことが効果的である．セルフモニタリングとは，行動を自分で観察・記録する方法で，医療ス

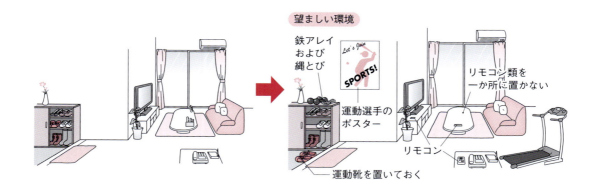

タッフがその結果を自己管理行動にどのように反映させるかまでの支援を含めて，診療ガイドラインにおいてグレードAの重要性である[1]．特に血糖自己測定は，すべての1型糖尿病患者やインスリン使用中の2型糖尿病患者の血糖コントロール・患者教育，妊娠糖尿病の厳格な血糖管理のために必須である．身体活動（運動と生活活動）量の観察については，最もポピュラーな方法としては歩数計を用いて1日の歩数を観察する方法がある．現在，歩数計は小売・量販店で安価に購入することができ，また，スマートフォンでは無料で歩数管理に関するアプリケーションも用意されており，臨床実践的に患者教育の初期にも導入しやすい．身体活動の記録方法としては，日本糖尿病協会〈補足資料Ⅲ-4〉が発行する自己管理ノートなどを用いるとよい．自らが使いやすいように管理ノート（あるいはパソコンやスマートフォンなどを利用した管理）を作成してよいが，身体活動だけを記録させるよりも，血糖値や体重なども一緒に併記できるようにすれば，身体活動の違いによって，血糖値や体重にどのように影響するかも確認できるので有用である．最近では，数週間から数ヵ月間のデータを本体へ保存，またそれをパソコンなどでも管理可能で，さらに加速度計が内蔵された機種では運動強度も把握可能な生活習慣記録機が販売されており，一般臨床にも普及しつつある．身体活動の測定は，質問紙法による方法もあり，機器では測定が困難な自転車運動や水中運動などの把握も可能である．代表的な身体活動質問紙法には，国際標準化身体活動質問票（International physical activity questionnaire；IPAQ）や世界標準化身体活動質問票（Global physical activity questionnaire；GPAQ）がある（身体活動量評価の詳細は第Ⅱ章参照）．身体活動の観察として，臨床研究的には機器を用いた測定法も，質問紙法もどちらもよく使用されており，研究目的に応じた手段を選択するとよい．

4）行動期

運動療法を行いだして，6ヵ月以内の状態であり，変容ステージの後退が最も多い時期でもある[2]．「行動（実行）期」では，より高度な知識と技術を提供する．さらに問題解決技術，具体的にはシックデイ（いわゆる風邪で体調不良なとき．シックデイの詳細は第Ⅰ章参照）の対処方法，低血糖時の対処法として必要に応じて医師および管理栄養士と補食内容を検討し補食方法などを教育する．

変容ステージを促進，後退を防止するのに先行刺激のコントロール（刺激統制法）を行うことも有効である．例えば，運動靴を靴箱にしまわずに玄関へ置いておく，運動選手のポス

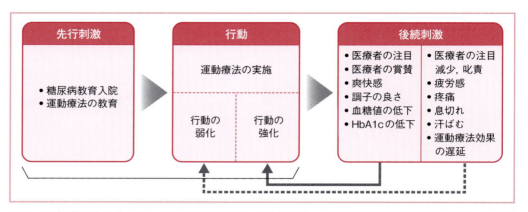

図Ⅲ-4 ▶ 行動を生み出すきっかけ（先行刺激）と行動の弱化・強化に影響する行動後の刺激（後続刺激）の例

先行刺激とは行動のきっかけである．望ましい行動（運動療法の実施）を生み出すための先行刺激は，糖尿病治療目的で入院する糖尿病教育入院，地域や外来で運動療法の教育を受けることなどである．後続刺激とは，行動の弱化・強化に影響する行動後の刺激であり，適切な後続刺激は望ましい行動を強化するための刺激となり，不適切な後続刺激は望ましい行動を弱化する刺激となる．

　ターを掲示する，リモコン類を一か所に置かないなどの環境設定を行うことは，運動療法を継続させる・中断を防ぐ刺激となる．望ましい行動（運動療法を行う）が認められた場合には，その行動を行った報酬となる強化（例えば，運動療法を行えば褒める）を与えることが有効である（修復行動の報酬による強化あるいはオペラント強化という）．望ましい行動に対して，医療者からの賞賛（褒める）や血糖値の低下などで，その行動は強化される（**図Ⅲ-4**）．一方，臨床実践的に留意すべき点として，医療者からの叱責や運動療法の実施に関連する疼痛が発生した場合などで行動は弱化される．運動療法の急性効果として血糖値は低下するが，HbA1cや体重をアウトカムとして運動療法の長期効果を評価する場合，その効果は食事療法（必要に応じた薬物療法）との相乗効果として出現する．よって，これらの指標に良好な変化を認めない場合でも，運動療法を実施した行動自体を賞賛するなどの支援方法の工夫が必要である．行動に注目した理論・アプローチ（行動分析学・応用行動分析学〈**補足資料Ⅲ-5**〉など）は，リハビリテーションの領域でも普及しつつあり[9,10]，糖尿病理学療法においても活用できる有用なアプローチがある．

　行動期に限ったことではないが，いわゆるストレスは自己管理行動の妨害因子となる．ストレスの原因（以下，ストレッサー）は多様であり，患者個人によっても応答が異なる．どのようなステップを経てストレスが誘発されるのか，患者がストレッサーに気づき，対処法について工夫しながら患者とともに考えていくことが必要である．運動療法自体がストレッサーとなっている場合は，糖尿病治療というよりも，美容や肉体作りなど意識の転換を促すことを考慮すればよく，運動療法を続けた結果，手に入れることができる〈美しい／格好よい〉自分を想像させることも有効である．また，子どもと一緒に身体をしっかりと動かして遊ぶ，湯あかを残さないようにお風呂のこすり洗いをしっかりと行う，洗車機を使わずに入念に車を洗い磨くなど，運動療法の有効限界を考慮したうえで患者個々に継続しやすいプロ

グラムとなるような配慮も重要である．

5）維持期とターミナル期

「維持期」は，運動療法を行いだして，6ヵ月以上の状態である．「維持期」では，特別な出来事（ライフイベント）の影響などを教育し，患者会の活動などを紹介する．患者は生涯にわたって治療行動を自己管理して，「健康な人と変わらない日常生活の質（QOL）の維持，健康な人と変わらない寿命の確保」することが糖尿病治療の目標である．正月，クリスマス，誕生日，国内および国外旅行，結婚式，お祭り，お祝い事，納涼会や忘年会など特別というよりも日本の文化的なイベントを含めて，各イベントに参加する中でも治療行動を継続できるように，ライフイベントが事前に想定できる場合にはその対策法を患者と一緒に考えておくことが重要である．糖尿病教育入院を繰り返しているような病歴の長い患者では，これまでの治療行動の中断原因を整理しながら，同様な状況となった場合の対処法について想定しておく（患者にイメージしていただく）ことも有用である（再発予防訓練）．

代表的な患者会の活動については，日本糖尿病協会〈補足資料Ⅲ-4〉に加入する糖尿病「友の会」などを紹介すればよい．糖尿病「友の会」は全国の病院や診療所にあり，患者，糖尿病に関心のある一般の人，医療関係者など，誰でも入会でき，勉強会，食事療法に基づく料理教室，患者同士の情報交換会，歩く会，旅行などの活動を行っている．また，糖尿病「友の会」へ入会すると，健康な人と変わらない生活をおくるために治療の最新情報など，患者に必要な情報がまとめられ，また，全国の患者の体験談コーナーなどもある「月刊糖尿病ライフさかえ」が無料で購読可能となる．

ターミナル期は，運動療法を行いだして，5年間継続している状態である[5]．

3 個別教育と集団教育

a 理学療法士は患者教育能力に長けているか？

1）卒前教育の面から

　理学療法士養成のコアカリキュラムにおいて，「臨床心理学（1単位（15 h））」，「精神障害と臨床医学（1単位（15 h））」の必要性と重要性が示されている[11]．それらの一般目標はそれぞれ，「理学療法対象者の心理的特徴や心的作業，その検査法および心理療法について習得する」，「主な精神障害および疾病の症状とそれに対する一般的な治療について習得する」こととされる[11]．臨床心理学では，「小児から高齢者までの発達課題と心的問題，障害者心理と障害受容の過程，認知症とその検査や心理療法の種類とその方法等」に授業内学習項目が設定される．精神障害と臨床医学では，「精神医学的徴候の種類とその内容，器質的精神障害の症状と治療，統合失調症の症状と治療や精神遅滞の症状と対処法等」に授業内学習内目標が設定されている．各養成校においては，コアカリキュラムに応じた科目が設定され，一般目標が達成されるようにカリキュラムが計画されているが，糖尿病に関連する学協会が標準的に示す個別教育および集団教育で活用可能な行動科学の理論・アプローチに関する内容[2,3]は，コアカリキュラムには「患者教育（0.5単位）」としてわずかに示されるのみである．よって，患者教育に必要な知識や技術を十分な時間をかけて教授するカリキュラムを必修科目として設定していないのが多くの理学療法士養成校の現状であると思われる．

　患者教育の重要性は，糖尿病や肥満症を代表とした代謝疾患に限ることではなく，呼吸器疾患や循環器疾患にも共通するものであり[12,13]，内部障害理学療法の分野ではきわめて重要な位置づけにある．現在，幾つかの養成校では，これまで総合的に教授してきた内部障害理学療法を呼吸・循環・代謝の必修科目へ独立させ，それぞれの領域のガイドラインやエビデンス，各専門領域で重要視される内容をふまえて教授するようになった．筆者の現任である関西福祉科学大学保健医療学部においても，リハビリテーション学科理学療法学専攻の必修科目として，呼吸器疾患への理学療法に関する科目（3年生前期）で15コマ（1コマ90分），循環器疾患への理学療法に関する科目（3年生前期）で15コマ，癌を含む代謝疾患への理学療法に関する科目（3年生後期）で15コマを開講している．関西福祉科学大学では，呼吸器疾患への理学療法に関する科目において内部障害理学療法における患者教育の重要性を教授し，癌を含む代謝疾患への理学療法に関する科目で行動科学的理論・アプローチ法に関する内容について，糖尿病患者への患者教育に焦点をあてて教授している（詳細を第Ⅴ章で述べる）．また，選択科目ではあるが，理学療法・作業療法学専攻共通科目の健康増進療法学（2年生後期）において，ウォーキングの指導方法など，必修科目よりも，より実践的かつ実技実習を取り入れた内容で行動科学的理論・アプローチに関して教授している．これまで卒前教育では十分に教授されてこなかった患者教育に関する内容が，幾つかの養成校においては一定の時間数をかけて教授され，今後は臨床に出る時点で患者教育の重要性を認識し，患者教育

に関する基本的な知識と技術を教授された理学療法士が臨床現場で活躍することになると思われる．

2）臨床実践の面から

　理学療法士が行う患者教育の方法，その対象の多くは，個別教育，リハビリテーションを必要とする患者であることが特徴である．リハビリテーションを必要とするほとんどの患者においては，「治りたい」という考え方をもち，理学療法士が行う教育に対して受け入れがよいという前提がある．日常臨床で行う患者教育の具体として，「手術後の静脈血栓予防のための運動療法の重要性を説明して，静脈血栓予防ための運動療法プログラムを教育する」，「全人工股関節置換術後の患者に脱臼肢位を説明して日常生活動作上の注意点を教育する」などが挙げられ，患者の個別性に配慮して丁寧な教育が行われている．一方，糖尿病患者の多くは自覚症状に乏しく，将来起こり得る可能性がある「糖尿病合併症」を予防するために運動療法を行おうと考える程度はさまざまであり，患者の考え方一つに注目しても，リハビリテーションが必要な患者と比較すると糖尿病患者に対する教育は難しい．さらに，臨床現場では個別教育だけではなく，糖尿病教室など施設の事情に応じて，集団に対して患者教育を行う場合もあるが，どのように集団での患者教育を実施すればよいだろうか．

　筆者が以前に勤務していた高知大学医学部附属病院では，第二内科（内分泌代謝・腎臓内科）が実施していた糖尿病教育入院へ2001年（平成13年）から理学療法士が関わるようになった[14]．2週間の糖尿病教育入院中，リハビリテーション室において運動療法を行うコンプライアンス[MEMO 31]は良好であった．しかしながら，理学療法士が糖尿病教育入院へ関わる前後で，在宅に帰ってからの運動療法継続状況を調査した結果，理学療法士介入の有無にかかわらず糖尿病教育入院後の運動療法継続状況は同等であり，運動療法継続に対して理学療法士介入の効果は見出せなかった[14]．この研究は，少数例の検討であり，エビデンスとなるデザインではないが，理学療法士が関わり方を考慮しなければ運動療法の継続に好影響を与えるのではないということを裏付ける結果と筆者らは解釈している．運動療法の継続に与える外的要因（環境要因）もふまえて[15]，運動療法の継続へ結実させる行動科学的理論・アプローチ法を活用して患者教育にあたる必要がある．

> **MEMO 31** コンプライアンス（compliance）とは，日本語で「指示従事行動」であり，医療者の指示（処方）に対して，その指示を遵守する行動の程度である．例えば，入院中に理学療法士の指導に従って，病棟での運動療法を行う行動の程度がこれにあたる．一方，アドヒアランス（adherence）とは，患者自らが医療者の指示をふまえて，在宅に帰ってから自主的に運動療法を行う行動の程度である．内部障害理学療法においては，「胸郭のコンプライアンス」など全く異なる意味でコンプライアンスの用語を使用する場合があるので注意が必要である．

3）卒後教育の面から

　糖尿病に関連する学協会のガイドラインや臨床の実情を十分にふまえて，糖尿病患者への教育に活用できる知識と技術を教授する研修会として，日本理学療法士協会 旧・内部障害理学療法研究部会代謝班主催の糖尿病理学療法研修会（教育）があった．2008年（平成19年）から2013年（平成25年）の6年間に開催されたこの研修会では，糖尿病患者教育の実践で高名な糖尿病専門医を招聘し，糖尿病患者教育に特化した内容で，行動科学的理論・アプロー

表Ⅲ-1 ▶ 専門理学療法士（暫定）と認定理学療法の分野，日本理学療法士学会分科学会の一覧

専門理学療法士（暫定）	認定理学療法士	日本理学療法士学会
分野	分野	分科学会
運動器	運動器	日本運動器理学療法学会
基礎	介護予防	日本基礎理学療法学会
教育・管理	学校教育	日本呼吸理学療法学会
神経	管理・運営	日本支援工学理学療法学会
生活環境支援	健康増進・参加	日本小児理学療法学会
内部障害	呼吸	日本神経理学療法学会
物理療法	循環	日本心血管理学療法学会
	褥瘡・創傷ケア	日本スポーツ理学療法学会
	スポーツ理学療法	日本地域理学療法学会
	脊髄障害	日本糖尿病理学療法学会
	切断	日本予防理学療法学会
	神経筋障害	日本理学療法教育学会
	代謝	
	地域理学療法	
	疼痛管理	
	動物・培養細胞（基礎）	
	徒手理学療法	
	脳卒中	
	発達障害	
	ひと（基礎）	
	物理療法	
	補装具	
	臨床教育	

（五十音順2014年7月現在）

チ法，患者教育の実際に関する実技実習が2日間にわたり開講された．この研修会の受講者は500名を超え，全理学療法士数からみれば受講者数は十分とはいい難いが，卒前教育でこれら内容が教授されてこなかった現状を鑑みれば，卒後教育の環境は少しずつ改善されていると思われる．また，CDEJ認定機構〈補足資料Ⅲ-2〉が認定するCDEJを目指す中で，受験者用講習会および認定更新者用講習会において患者教育に関する知識と技術を他職種も交えた中で研修する機会がある．認定更新者を考慮しなければ，第1回試験から第13回試験（2014年度）までにCDEJの合格者数は1,010名となり[2]，最近5年間では毎年100名以上の合格者数を輩出しており，他職種（看護師，管理栄養士，薬剤師，臨床検査技師）と比較して合格者数は最も少ないが，糖尿病理学療法に必要不可欠な患者教育を学んだ理学療法士が微増している．

　日本理学療法士協会では，これまでに内部障害専門理学療法士，代謝認定理学療法士の認定を行ってきた（**表Ⅲ-1**）．さらに，日本理学療法士協会は，2013年6月に日本理学療法士学会，ならびにその下部機関となる12の分科学会を設立し，分科学会の一つとして「日本糖尿病理学療法学会」が設立された[16]．分科学会とは，理学療法に必要な専門領域の学術（academy）を重視し，理学療法を基盤として発展させるグループとして，特に，一般演題やプロジェクト研究の発表や意見交換を本質とした学術交流（conference）を積極的に展開することが期待されている．これからの糖尿病理学療法の発展においては，日本糖尿病理学療法学会の活動の如何がきわめて重要であり，scienceの側面からとともに糖尿病理学療法の臨床実践の発展が期待される．

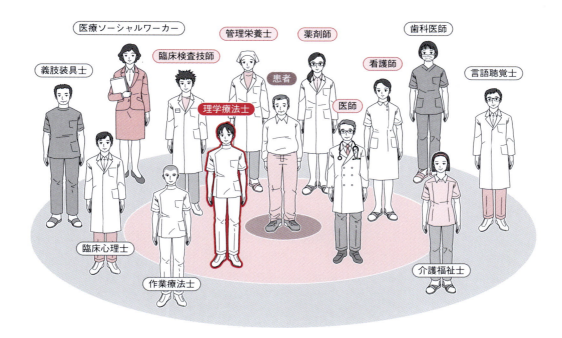

4）理学療法士の患者教育能力について

　理学療法士を取り巻く，卒前教育，臨床実践，および卒後教育の3つの側面をふまえて，患者教育に関連する実状を述べた．まず，これまでの卒前教育においては，糖尿病患者の教育に必要な行動科学的理論・アプローチ法は，理学療法士養成校の多くで十分に教授されていない．次いで，臨床実践において，糖尿病患者への教育については，診療報酬算定上の問題をふまえて理学療法士は十分に経験する機会が多くない．日常臨床で行うリハビリテーションが必要な患者に対する教育の経験は，糖尿病患者教育に必要な行動科学的理論・アプローチ法を理解していなければ，運動療法に対する考え方が異なる糖尿病患者に直接的に生かすことが難しい．最後に，卒後教育においても糖尿病患者に対する教育を体系的，集中的に学ぶ機会は多くは提供されていない．これらの現状を鑑みれば，理学療法士は糖尿病患者に対する患者教育能力に長ける背景が示せない．

　運動療法は糖尿病の基本治療であるが，糖尿病基本治療の中でも運動療法の実行度が最も低く，食事療法の実行度との関連は低い．運動療法の実行度を向上させるためには理学療法士は糖尿病患者の運動療法の実行度を向上させるために，運動療法に関する患者教育能力に長け，糖尿病チーム医療において必要不可欠なスタッフとなる必要がある．

b 患者教育の場所，時期と形態

　医療機関では，糖尿病教育入院などで数日から数週間の入院が可能な患者に対して，患者教育の基本であるチームでの教育が実施でき，糖尿病治療に関する体系的な知識を教授できる．医療施設であれば，血糖コントロール指標，合併症の有無・程度・治療状況に関する医

学的情報に基づいて療養指導を行うことが可能であり，治療方針は主治医，食事療法の詳細は管理栄養士，病棟での療養指導行動の実施状況は看護師に確認できる．一方，地域において療養指導を行う場合，医学的情報は乏しく，他の医療スタッフとの連携が取りにくい．この問題を解決するための一歩として，日本糖尿病協会〈補足資料Ⅲ-4〉では，平成22年8月に「糖尿病連携手帳」の初版を発行した．地域連携の役割を担うことを目的とする糖尿病連携手帳は，糖尿病教育入院の検査結果や療養指導スタッフが実施した指導内容などを記載するページがある．糖尿病患者ならば無料で入手可能であり，受診先で入手できない場合でも日本糖尿病協会に問い合わせれば，入手可能である．さらに小児期のインスリン加療中の1型糖尿病の児を対象に，夏休みを利用したサマーキャンプ〈補足資料Ⅲ-6〉があり[18]，これは，屋内外のいろいろな場所で行われる．

　患者教育の時期は，初期教育と継続的教育に大別される．初期の教育は，患者自らが受診行動を起こした際に行われるため，この時期に適切な患者教育を行い，最大限に治療に対する動機づけを行い，療養行動に結ぶことが重要である．糖尿病を初めて診断されてからの糖尿病教育入院では，食事・運動・薬物療法による血糖コントロールの改善などを実感しながら，体系的に糖尿病治療に関する知識を得ることができ，患者にとって自分自身の療養行動を深く考える絶好の機会となる．糖尿病教育入院の期間は数日から数週間(多くは1～2週間程度)であり，教育入院の中では理学療法士も患者教育に関わることが多い．**表Ⅲ-2**は筆者が以前に勤務していた高知大学医学部附属病院の糖尿病教育入院プログラムであり(2006年1月当時)，2週間のプログラムの中で，理学療法士は9日間，運動療法に関する患者教育に関わることができた．一方，継続的な教育は主に外来で行われるが，筆者の施設でも外来において理学療法士が患者教育に関わることは病院の診療システム上も難しかった．継続的な教育に理学療法士がどのように関わるかについては，施設や理学療法士が所属する部署の長(多くはリハビリテーション科医師や整形外科医師)の方針に依存するため，継続的な教育へ理学療法士が恒常的に関わる体制の構築は大きな課題である．本書においては，この現状を加味したうえで，理学療法学における患者教育を体系化し，より効率的・効果的な教育をどのように行うべきかについて述べたい．

　患者教育の形態は，個々の患者を対象とする場合の「個別教育」と，複数の患者を対象とする場合の「集団教育」に分類される．以下，それぞれの特徴と，理学療法士の関わり方の具体を述べる．

1)個別教育と集団教育の特徴

　患者教育はチーム医療で行うことが基本であり，チーム医療を形成する多職種が関わって教育計画を立てることが必要である[2]．個別教育・集団教育，いずれであっても，チーム医療を念頭に置いて運動療法の教育を行うことが必要であり，主治医の治療方針に沿って，また，決定事項は必ず関係する医療スタッフと情報共有することが必須である．運動療法の教育場面を想定して，個別教育と集団教育の特徴を**表Ⅲ-3**に示す．糖尿病の療養指導，特に個別指導では，PDCAサイクル(Plan：計画を立てる，Do：実行する，Check：実行した結果を評価する，Action：うまくいっていないところを改善する)をもって，患者教育にあたることが重要である[2]．個別教育においては，患者と医療者が1対1で関わるので，患者個々

表Ⅲ-2 ▶ 高知大学医学部附属病院　内分泌代謝・腎臓内科　糖尿病教育入院プログラム（患者用）

		1日目(木曜日)	2日目(金曜日)	3日目(土曜日)	4日目(日曜日)	5日目(月曜日)	6日目(火曜日)	7日目(水曜日)
午前		□入院 □担当医師診察 □胸部腹部レントゲン □心電図 □蓄尿開始	□体重測定 □一般血液検査	□体重測定	□体重測定	□体重測定 □リハビリテーション部受診予備日	□体重測定 □血糖日内変動(1) □HOMA指数測定 □1日糖尿/尿蛋白 □尿中CPR/微量アルブミン □クレアチニンクリアランス □個人栄養指導1回目 献立の作り方	□体重測定 □教授回診 □眼科受診：眼底検査
午後		□リハビリテーション部受診 運動量の設定(リハ医師) □ビデオ：(24分)「糖尿病：その正しい理解のために」 □医師説明 オリエンテーション	□運動療法(理学療法士) □集団栄養指導 食品交換表の使い方 □ビデオ：(20分：検査室)「食事療法のコツ」 □糖尿病教室			□運動療法(理学療法士) □ビデオ：(24分)「糖尿病の運動療法」 □医師説明 運動療法について □検査技師指導 血糖自己測定の体験	□運動療法(理学療法士) □ビデオ：(19分)糖尿病：関心は治療から予防へ「合併症」 □医師説明 合併症について	□運動療法(理学療法士) □ビデオ：(19分)糖尿病：関心は治療から予防へ「インスリン療法」 □薬剤師個別服薬指導

		8日目(木曜日)	9日目(金曜日)	10日目(土曜日)	11日目(日曜日)	12日目(月曜日)	13日目(火曜日)	14日目(水曜日)
午前		□体重測定 □神経伝導速度検査	□体重測定 □胃カメラ(オプション)	□体重測定	外泊 食事内容記載	□体重測定	□体重測定 □血糖日内変動(2) □1日尿糖/尿蛋白 □個人栄養指導2回目 献立作成	□体重測定 □教授回診 □医師説明 総括
午後		□運動療法(理学療法士) □ビデオ：(23分)日常生活の心得 □医師説明 生活上の注意	□運動療法(理学療法士) □ビデオ：(30分)なるほど納得！糖尿病 第1巻「しくみ」	外泊 食事内容記載	帰院	□運動療法(理学療法士) □ビデオ：(30分)なるほど納得！糖尿病 第2巻「食」 □医師説明 質疑応答	□運動療法(理学療法士) □ビデオ：(30分)なるほど納得！糖尿病 第3巻「生活」	□運動療法(理学療法士) 退院

(2006年1月のプログラム)

表Ⅲ-3 ▶ 理学療法士による運動療法教育場面を想定した個別教育・集団教育の特徴

	個別教育	集団教育
行動変容段階に応じた指導	患者個々の行動変容段階に応じた指導が可能である	例えば，熟考期と実行期の患者がいた場合，個別の行動変容段階に配慮することが難しい
運動療法プログラムの選択	患者個々の身体機能などに配慮して運動療法プログラムの立案と実施が可能である	例えば，高齢患者がいる場合，当該患者に配慮しなければならず，すべての患者において安全限界に近いプログラムの実施は難しい
運動療法実施時のリスク管理	患者個々のリスクに配慮することが可能である	患者個々のリスクに配慮することが難しい
指導内容の違い	常に患者と医療者の関係となり，指導中の患者の反応に応じた指導が行いやすい	運動療法の成功体験の共有など，グループワークの導入などが可能である
信頼関係の構築	信頼関係が築きやすい	一方的な関わりになりやすい
医療者に求められる能力	患者個々の状況に応じた幅広い専門的知識が必要（理学療法士が有する能力）	患者集団の反応を把握して，それを指導に反映させる能力が必要（多くの理学療法士は有していない能力）
患者への対応	個別的な事情に配慮しやすいが，時間がかかることが多い 個別的，多面的に評価がしやすい 個別的な事情に配慮してフィードバックしやすい	比較的短時間で多人数の教育が可能であるが，個別的な事情に配慮できない 個別的な事情に配慮した評価が困難 個々へのフィードバックが困難

の事情に配慮して指導方法を考えることができ，その患者にとって必要な知識は何かが明確になったり，患者の生活にあった療養行動を一緒に考えることができる[2]．一方，集団教育は，個別教育に比較して個々の状況に合わせた指導は行いにくいが，患者間での相互作用を期待できる場にできる可能性がある．

2）運動療法教育における個別教育の例

症例提示1 教育入院時の初期教育

氏名：瀧本さん（仮名），性別：男性，年齢：61歳

身長：166 cm，体重：72 kg（BMI 26.1 kg/m^2），職業：清掃作業員

診断名：2型糖尿病

現病歴：20年前，職場の検診で高血糖を指摘されるも受診しなかった．7年前，近医で2型糖尿病を診断され，インスリン治療が開始される．2年前に銀行を定年退職し，現在の清掃作業員として勤務しているが，不規則な交代制のため，インスリン注射が定期的にできず，食事療法と運動療法の実施が困難であった．今回，糖尿病教育入院となり，運動療法の教育が理学療法士（以下，PT）の濱窪先生（仮名）に依頼された．

● 運動療法教育場面

PT：「瀧本さん，運動療法を担当させていただきます理学療法士の濱窪です．よろしくお願いします．」

患者：「お願いします，濱窪先生．」

PT：「瀧本さんは，今，運動療法を実施されておられますか．」

> **▲▲▲ PT介入のポイント❶**
> 運動療法の行動変容ステージは実施したいが行動に移せていない時期であり,「熟考期」である.行動変容ステージに応じた介入を行うこととする.(第Ⅲ章 Ⅲ-2参照)

患者:「糖尿病の治療に運動療法が大事なのはよくわかっており,昔は実施していたのですが,最近,仕事が変わって,その仕事が不規則なので実施できていません.」

ＰＴ:「運動療法が重要と思って,実施したいと思っているのはよいことだと思います.昔は,どんな運動療法を行ってきたのですか.」

> **▲▲▲ PT介入のポイント❷**
> 患者の発言で,よいところを認めれば,具体的に褒める←信頼関係の構築につながる.問題点が具体化されるように開かれた質問[MEMO 32]を行う.

患者:「前の仕事は昼休みが毎日1時間あったので,昼食をとったあと,週に2〜3回は30分間歩いていました.また,週に1回はゴルフの打ちっぱなしに行き,月に1度はコースを回っており,わりと運動はしていた方だと思います.」

ＰＴ:「そうなのですね,素晴らしいですね.勤務が不規則でも階段を昇るなど,細目に身体を動かしたり,テレビを見ながら筋力トレーニングしたりはできると思いますが,いかがですか.」

> **▲▲▲ PT介入のポイント❸**
> 患者は,細切れの生活活動も有効と認識しておらず,レジスタンストレーニングが糖尿病の治療に有効であることを認識していなかった.PTは患者の認識を把握し,正しい知識を獲得させるように教育していくことが重要である.この時点で,運動療法へのセルフ・エフィカシー(図Ⅲ-3)を確認し,自信が低い項目について自信が向上するように,実施可能なプログラムを患者と一緒に考える.指導直後に同じ尺度を用いて評価すれば,PTの指導効果が確認できる.(第Ⅲ章 Ⅲ-2参照)

患者:「え!?細切れの運動でもいいのですか?筋トレが糖尿病の治療になるのですか?」

> **MEMO 32** 「開かれた質問(open question)」とは,具体的な回答内容を引き出せる質問形式である.逆に「はい」,「いいえ」で回答される質問形式を「閉ざされた質問(closed question)」という.コミュニケーションを深めるためには開かれた質問がよいとされ,閉ざされた質問はテンポよく会話を進めることができる.初対面で,信頼関係が築かれておらず,比較的緊張度の高い場合に,最初から開かれた質問ばかりを行ってしまうと,患者にとって対話自体が苦痛になってしまう可能性もあるなど,どちらが必ずよい質問形式であるということではない.それぞれの質問形式の特徴を捉え,患者に合わせて会話のスピードを調節するなどを併用して質問技法は効果を発揮する.

症例提示2 レジスタンストレーニングの指導

氏名:柏さん(仮名),**性別**:女性,**年齢**:56歳
身長:152 cm,**体重**:58 kg(BMI 25.1 kg/m^2),専業主婦,夫との二人暮らし,運動習慣なし.
診断名:2型糖尿病.合併症はなし.
現病歴:数ヵ月前より,口渇感,多尿,体重減少を認めたため,近医を受診したところ2型糖尿病と診断される.今回,糖尿病教育入院となり,運動療法の教育が理学療法士(PT)の渡邊先生(仮名)に依頼され,本日でPT介入3日目(3回目)である.

● 運動療法教育場面

ＰＴ:「柏さん,今日は糖尿病治療としての筋力トレーニングを覚えましょう.このグラフ

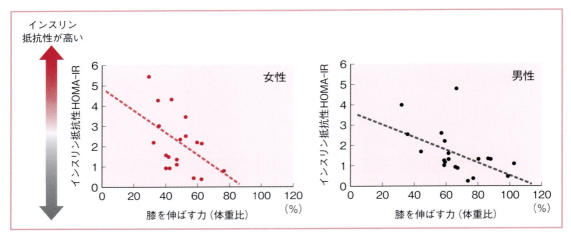

図Ⅲ-5 ▶ 2型糖尿病患者における膝伸展筋力とインスリン抵抗性の関連
教育に使用する教材の例1.
（文献19より改変引用）

（図Ⅲ-5）[19]をみてください．医学的に明らかな事実ではないのですが，筋力が高いとインスリン抵抗性が低いということが報告されています．筋力をある一定高めることが，糖尿病の治療に有効であるということを裏付ける報告です．」

> **▲▲▲ PT介入のポイント❹**
> 明らかな間違いを教えてはいけないが，エビデンスと患者教育に応用できる情報は分けて整理する．運動療法の教育に活用可能と思われる情報は数多くあるので，それぞれの情報の良い部分を活用する．患者教育に活用する教育教材は自作でよいが，代表的なものとして，カンバセーションマップ〈補足資料Ⅲ-7〉がある．

患者：「へー，そうなのですね，渡邊先生．」
ＰＴ：「まず，柏さんの膝を伸ばす力を測ってみましょう．」
……膝伸展筋力の測定[MEMO 33]……
ＰＴ：「柏さん，柏さんの膝を伸ばす力は，22.8 kgfです．体重の比でいうと39％になります．このグラフ（図Ⅲ-6）[20]は，膝を伸ばす力の標準値です．日常生活に支障が出るほどではないですが，標準値と比較すると同世代，女性の6～7割の筋力なので，介護予防の面からも筋力トレーニングを行うようにしましょう．」

> **▲▲▲ PT介入のポイント❺**
> 糖尿病患者の評価に限ったことではないが，病態・障害把握のための評価が重要であることは間違いない．日常臨床での限られた時間の中では，評価結果を患者教育にも活用するという視点をもって評価内容を選択すると臨床上有用である．この患者では，先行研究[20]と同様の方法で膝伸展筋力を測定し，測定値を先行研究と比較している．先行研究で報告されている筋力の測定方法は再現性が高く[21]，筋力トレーニングの効果判定にも活用できる．

患者：「はい，わかりました．糖尿病の治療としても介護予防の面からも筋力トレーニングをやった方がよいのがわかりました．」

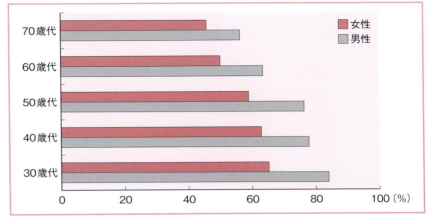

図Ⅲ-6 ▶ 性別・年代別での膝伸展筋力（体重比，単位：％）の参考基準値
教育に使用する教材の例2．
（文献20のデータを使用してグラフを作成した）

MEMO 33 ▶ 糖尿病神経障害が重症化していなければ，糖尿病患者の筋力低下の程度は軽度から中等度である．軽度から中等度の筋力低下を徒手筋力検査で判定するには熟練の技術を要するが，機器を用いて再現性ある方法で評価し，参考基準値と比較することができるのならば，新人理学療法士でも熟練の技術を要した理学療法士と同様に軽度から中等度の筋力低下の評価が可能である．等速運動機器を用いれば客観的に再現性ある筋力値を得ることが可能であるが，機器が大型，高額で広く臨床に普及させることが難しい．一方，最近では評価機器と測定方法の進歩によって，比較的安価で，小型の固定用ベルト付き徒手筋力測定器が発売され，膝伸展筋力の測定においては，その妥当性が検証され[21]，健常者の参考基準値[20]が発表されている．

3）運動療法教育における集団教育の例

糖尿病教室 運動療法の初期教育

2型糖尿病患者8名（全員男性，年代は40代から60代）に対して，運動療法の教育が理学療法士（PT）の曽我先生（仮名）に依頼された．時間は60分間で，内容はPTの裁量である．

● 運動療法教育場面

PT：「みなさん，こんにちは．私はPTの曽我といいます．今日は私が皆様に運動療法の具体的な方法をお話しさせていただきますので，よろしくお願いします．最初に，ちょっと全員で体を動かしたいと思います．」

▲▲▲ **PT介入のポイント❻**
リハビリテーションの臨床現場では，個人対応で患者と深く関われる状況であることから患者とのコミュニケーションがとりやすい．一方，多人数を対象とした教育場面においては，限られた時間の中で，いかに効果的な教育を行うかが求められており，アイスブレイクの技術は，集団教育においては必要不可欠である．PTに与えられた時間に応じて，アイスブレイクの内容を選択する．

……アイスブレイク[MEMO 34]（図Ⅲ-7）……

PT：「ご協力ありがとうございました．それでは，運動療法のお話を始める前に皆さまの運動療法に対する考え方や今の取り組みの状況を把握させていただきたいと思います．また，このアンケート用紙は運動療法を行う自信を調べるものです．今，実際に運動療法を行っていなくても結構です．どんな気持ちであるかの確認ですので，思われている通りで自分の気持ちを用紙にチェックしてみてください．」

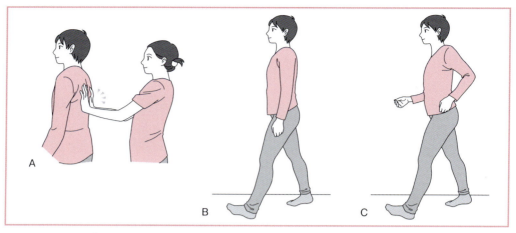

図Ⅲ-7 ▶ アイスブレイクの例（テーマ：ウォーキングにおける腕の振り）

このアイスブレイクでは，ウォーキングにおける腕の振りによる背筋群の活動や肩甲帯の動き方を実感してもらうことをテーマとしている．まず，二人一組のペアになる．次いで，図Aのように一人が，もう一人の肩甲帯付近に両手を当てる．図Aの状態で手を当てられた人は，腕を振らずに普通に歩いてみる（図B）．次いで，図Aの状態を維持しつつ，手を当てられた人は，腕をしっかり振って歩いてみる（図C）．手を当てている方は，腕を振ることで相手の背筋群の活動や肩甲帯がダイナミックに動くのを手で触って実感できる．会場が狭い場合には，その場での足踏みでも問題なく実施可能である．

> **▲▲▲ PT介入のポイント❼**
> 例えば，グループワークを行う際，熟考期と準備期，行動期と維持期の患者群にグループ分けするなど，集団教育においても変容ステージを確認することが教育方法を考えるうえで有用である．運動療法のセルフ・エフィカシーについては，口頭で補足説明を加えつつ，紙面で確認すると集団での評価にも活用できる．別紙で終了時も確認していただくことで，集団教育の中でも患者個々へフィードバック（自信の変化を確認させる）も可能である．

……運動行動の変容ステージの確認（図Ⅲ-1）……
……運動療法のセルフ・エフィカシーの確認（図Ⅲ-3）……

> **MEMO 34 ▶** アイスブレイクとは，初対面の人同士が出会うとき，集まった人たちの緊張をときほぐし，場を和ませ，コミュニケーションやそこに集まった目的の達成へ積極的に関わってもらえるように働きかける技術である．自己紹介や他己紹介，簡単なゲームやグループワークであり，個人情報の保護に留意しつつ，参加者の性別や年代などを考慮しながら選択する．筆者がよく用いているアイスブレイクの例を図Ⅲ-7に示す．

病院主催の勉強会 レジスタンストレーニングの指導

2型糖尿病患者22名（男性18名・女性4名，年代は50代から70代）と，その家族19名の計41名に対して，運動療法の教育が理学療法士（PT）の松下先生（仮名）に依頼された．すべての患者は，当院で教育入院の経験があり，病院が主催する定例の糖尿病勉強会に参加されている患者とその家族である．今回の参加患者は，高齢患者が中心であることから，介護予防の観点からも筋力トレーニングを中心に指導するよう院長から依頼された．

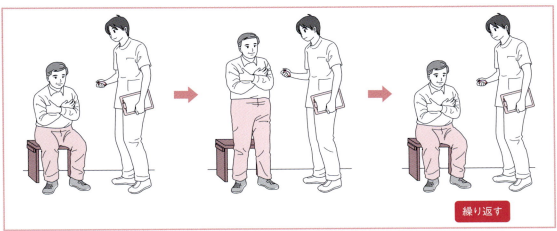

	CS-30回数									
	優れている	やや優れている	ふつう	やや劣っている	劣っている	優れている	やや優れている	ふつう	やや劣っている	劣っている
	5	4	3	2	1	5	4	3	2	1
年齢群	男性					女性				
20〜29	38以上	37〜33	32〜28	27〜23	22以下	35以上	34〜29	28〜23	22〜18	17以下
30〜39	37以上	36〜31	30〜26	25〜21	20以下	34以上	33〜29	28〜24	23〜18	17以下
40〜49	36以上	35〜30	29〜25	24〜20	19以下	34以上	33〜28	27〜23	22〜17	16以下
50〜59	32以上	31〜28	27〜22	21〜18	17以下	30以上	29〜25	24〜20	19〜16	15以下
60〜64	32以上	31〜26	25〜20	19〜14	13以下	29以上	28〜24	23〜19	18〜14	13以下
65〜69	26以上	25〜22	21〜18	17〜14	13以下	27以上	26〜22	21〜17	16〜12	11以下
70〜74	25以上	24〜21	20〜16	15〜12	11以下	24以上	23〜20	19〜15	14〜10	9以下
75〜79	22以上	21〜18	17〜15	14〜11	10以下	22以上	21〜18	17〜13	12〜9	8以下
80歳以上	20以上	19〜17	16〜14	13〜10	9以下	20以上	19〜17	16〜13	12〜9	8以下

図Ⅲ-8 ▶ 30秒椅子立ち上がりテスト（CS-30テスト）と5段階性別年齢階級別評価表[22,23]

測定においては踵の低い靴もしくは素足で行うことを原則とする．準備する物品は，ストップウォッチ，肘掛けのない高さ40 cmの昇降運動用踏台あるいは椅子，および記録用紙である．以下に測定の概要を示すが，詳細は原著を確認のこと[22,23]．
①椅子の中央部より少し前方に座らせ，体幹を軽度前屈させる（約10°前屈）．
②股関節を軽度外転させ，両膝は握りこぶし程度距離を置くようにさせる．
③踵を少し引くようにさせ，膝関節を軽度屈曲させる．
④両上肢は胸の前で交差させて，その位置を保つようにさせる．
⑤「用意，始め」の合図で両膝関節が完全伸展するまでの立位となり，すばやく，もとの座位にもどるようにさせる．
⑥十分に練習を行い，実施することとし，本測定は1回を原則とする．
⑦立位になった際，姿勢が不適切な場合は口頭で注意し，自覚症状を訴える場合は中止する．
⑧座位姿勢から立位姿勢になれば1回と測定し，再び座位から立位になれば2回と測定する．

● 運動療法教育場面

PT：「皆様お久しぶりです，松下です．本日は，家の中でも安全で簡単に実施できる筋力トレーニングを教えさせていただきますので，ご家族の方も是非一緒に実施していただきたいと思います．まず，皆様の筋力のレベルを把握させていただきたいので，30秒間，椅子から座って立つという動作が何回できるかを調べさせてください．」

▲▲▲ PT介入のポイント❽

多人数に対して短時間で教育する場合，筋力を個別に評価することができず，筋力レベルに応じたメニューの提供が難しい．30秒椅子立ち上がりテストは，多人数に対して同時に行うことが可能であり，筋力水準の把握が可能である．筋力水準が高い方と，筋力水準が低い方へのプログラムを客観的評価法をもって考慮することができるので，臨床上，集団教育の際には特に有用である．

……30秒椅子立ち上がりテストの実施（図Ⅲ-8）[22, 23]……

4 糖尿病教育教材

　療養指導を進めるためには，学習の過程に沿った教材の開発と効果的な活用が必要である．アメリカ糖尿病協会（American Diabetes Association；ADA）が発行する糖尿病教室パーフェクトガイド[24]は，ルーズリーフ方式が採用され，1頁単位の参考資料，参考資料，ワークシートが用意され，例えば「視覚資料．正常なブドウ糖代謝」と「視覚資料．糖尿病におけるブドウ糖代謝」を使用すれば糖尿病における代謝状態をわかりやすく教育することができるなど，理学療法士も運動療法の効果やリスク管理を教育するうえで活用しやすい（複写する場合は日本著作出版権管理システムの許諾が必要）．食事療法の教育教材として最も代表的なものの一つに「食品交換表〈補足資料Ⅲ-8〉」がある．また，野菜1日350グラムや1単位80 kcal[MEMO 35]の食品模型，脂肪模型や筋肉模型などのフードモデル[25]は栄養指導を効果的に進めるために臨床で活用されている．

> **MEMO 35** ▶ 食品交換表では，「80 kcal」を「1単位」として，毎日の献立を作るときのカロリー計算などを容易にするように工夫されている．食品交換表に示される食品は，その分量が決められており，例えばごはんは小さい茶わん軽く半杯「50 g＝1単位＝80 kcal」，食パン（1斤6枚切りの約半分）は「30 g＝1単位＝80 kcal」ということになる．食事療法では，医師よりカロリーが指示され，この指示カロリーを80で割ることで1日の総単位数が計算される（例：指示エネルギーが1,600 kcalの患者では1日の総単位数が20単位）．

a 教育教材の工夫

　患者教育は糖尿病治療そのものであり，教育教材の工夫は教育効果を向上させることが示されている[2]．治療というものは，個人に応じたオーダーメイド形式で実施されるものであり，われわれは以前より患者教育の効果を向上させるかについて模索し教育教材をいかにオーダーメイド化するかに注目した．国内外で糖尿病を中心とした生活習慣病者の患者教育に使用されている教育教材のわれわれの調査において，リーフレットやポスターについては，日本ではコミカルなイラストが多数挿入されたものが多い傾向にあり，諸外国（特に英米）から収集したものには家族愛に訴えかけるような患者や患者家族が挿入されているものが多くあった（図Ⅲ-9）[26, 27]．また，諸外国から集めた教育教材の中には，日常的に繰り返し認識できるように，いつも目につく箇所に設置できるようなもの（ドアノブに吊り下げるカードや爪切りなど），日本ではあまり目にすることのない形状のものを認めた．

1）教育教材としてのリーフレットへの挿入画像が印象に与える影響

　われわれは，日本で多く使用されていたコミカルなイラストが挿入された教育教材としてのリーフレットをコミカル型，諸外国で使用されていたものを家族愛型と称し，両者が生活習慣病の教育教材として印象に与える影響を調査した[27, 28]．対象は，大学生および大学教職員，大学主催の公開講座を受講した地域在住の中高齢者，内科診療所に通院する独歩可能な患者とした．調査方法は，コミカル型と家族愛型の教育教材を提示し，どちらが印象に

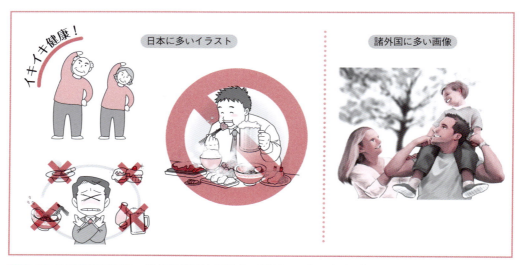

図Ⅲ-9 ▶ 生活習慣病予防・治療の教育を目的とするリーフレットやポスターに関して，日本に多いイラスト（左）と諸外国に多い患者・患者家族の画像（右）のイメージ[26, 27]

残ったか，生活習慣病の教育教材として相応しいかどうかについてをアンケート記入方式で調査した．結果，どちらが印象に残ったかについては，両者同等であり，どちらが教育教材に相応しいかについても同等であった．われわれはコミカルなイラストが多数挿入されたコミカル型は，生活習慣病の教育教材として，特に中高齢者にとっては負の影響を与えかねないのではと推測していた．しかしながら，コミカル型は「挿入されている画像が内容と合致しており具体的に理解できる」，次いで「イメージがしやすくわかりやすい」など，多くの肯定的意見が主であった．一方，家族愛型も「人間に興味が惹かれ愛を感じる」，「他人事とは思えない」，「人間の温もりを感じる」などのコミカル型にはない回答を認めたが，「治療方法をイメージできない」，「画像の意味が理解できないから教育教材として納得できない」という否定的な回答も認めた．対象の背景要因によって印象が大きく変化することが明らかとなった．また，「人間の温もりを感じる」などの意見を認めたことから患者や患者家族の挿入画像は，病態が重症な患者が悲観的になりすぎないようにするためなどの副次的な効果も期待できる画像として考えられた．コミカル型では，コミカル画像そのものを否定する回答はなく，逆に「行動の方法を表現しているコミカル画像そのものでなければ駄目だ」という回答も認められ，コミカル画像は教育教材に挿入する画像として否定するべきではないと認識された．

われわれは仮説として，コミカルな画像が多数挿入された教育教材を用いた患者教育は，特に中高齢者にとっては尊厳に負の影響を与える可能性があり，患者教育には相応しくない場合があることを推測していた．しかしながら，われわれの調査ではコミカル型に対する否定的な意見はなく，逆に肯定的な意見が主であった．われわれの調査対象は少数であり，また特定の地域だけでの調査結果であり十分なエビデンスを提供していないが，対象の背景要因の違いによって，教育教材としてのリーフレットに挿入する画像一つにとっても印象に与える影響に差があることが明らかになった．どちらがよいかに注目するのではなく，これら

の事実を認識し，教育教材の工夫による教育効果向上の可能性に言及したい．食事療法・運動療法・薬物療法で構成される糖尿病の基本治療の中でも，薬物療法に関する自己管理行動の実行度は90％以上と比較的高いが，食事療法の実行度は60％，特に運動療法の実行度は40～60％と基本治療の中で実行度が最も低い[2]．また，食事療法と運動療法の実行度の関連（相関）は低く，運動療法の実行度を向上させるためには運動療法の教育を行うことが必要不可欠である．「科学」の見地からの運動療法の発展はさらに望まれるが，臨床で患者に関わる理学療法士は糖尿病患者における運動療法の実行度が低い事実（多くの患者が治療を中断している現状）に今よりもさらに注目する必要がある．運動療法の患者教育，運動療法の継続支援において，教育教材の工夫は必要不可欠である．

b メッセージバナー

メッセージバナーとは，一般的に使用されている学術的な用語ではない．バナー（banner）とは，旗，幟（のぼり）の意であり，インターネットのウェブページに貼られている細長い帯状の見出し画像，広告などに利用すると紹介されている（デジタル大辞泉，小学館）．また，Wikipedia[29] [MEMO 36]においては，英語のbannerは旗の種類で，本来は正方形の紋章旗だが，広く横断幕や幟などの意味に広がり，帯状の広告画像が宣伝用の垂れ幕を連想させることからこの名がついたとされ，英語では本来のバナーと区別するためにウェブバナーと呼ばれることもある．日本では，基本的に「軍旗」「幟」「横断幕」をバナーとは呼ばないので，バナーだけで呼ぶことが多く，ウェブバナーとわざわざ呼ぶことは比較的少ない．また，日本ではしばしば「バーナー」と誤記されることがあると紹介されている（Wikipedia，2014年9月検索）．

本書では，「メッセージバナー」を身体活動もしくは運動療法を促進させるための標語（文章）やイメージ（画像やイラスト）を挿入した掲示物と定義する．

> **MEMO 36** ▶ Wikipedia（ウィキペディア，以下Wiki）とは，誰でも編集できるフリー百科事典である．これまで，科学の世界ではWikiは，ニセ科学の代表として位置づけられてきたと思われる．近年，健康科学系のピアレビュー論文でも，Wikiからの引用が増加していることが明らかにされた[29]．2011年に発表された1,008誌1,433論文を調べ，定義に関する引用は31.6％，解説に関する引用は23.5％であったことが報告されている．このような現状をふまえ，本書でもWikiをあえて引用してみたが，不特定多数が編集可能なデータソースからの情報を引用することには，まだ慎重な配慮が必要である．患者教育において，明らかな間違いを教えてはいけないが，エビデンスと患者教育に応用できる情報は分けて整理する．運動療法の教育に活用可能と思われる情報は数多くあるので，それぞれの情報のよい部分を活用すればよく，Wikiにも患者教育に活用できる情報は多くある．

1）自作したドアノブ吊り下げ型の糖尿病教育教材

まず，われわれは，以前に国内外で糖尿病を中心とした生活習慣病者の患者教育に使用されている教育教材を調査した[26, 27]．諸外国から集めた教育教材の中には，日常的に繰り返し認識できるように，いつも目につく箇所に設置できるようなもの（ドアノブに吊り下げるカードや爪切りなど），日本ではあまり目にすることのない形状のものを認めた．われわれは，ドアノブに吊り下げることのできるカード上の教育教材に注目し，糖尿病患者への教育教材として，表面には療養指導内容を医療者が，裏面には自己の目標などをマジックで書き

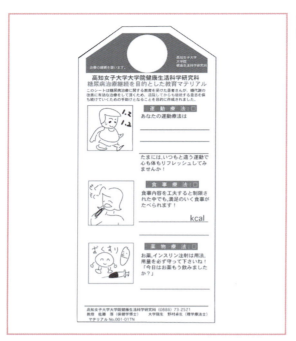

図Ⅲ-10 ▶ 自作したドアノブ吊り下げ型の糖尿病教育教材[26, 27]

込めるように教育教材を自作した（図Ⅲ-10）[26, 27]．自作した教育教材は，横12〜13cm，縦26〜27cmサイズ（サイズ調整は自由に可能）とし，ラミネート加工をしているので防水性，マジックで書き込むことが可能であり，安価に作成でき，ドアノブやマグネットを使用して冷蔵庫などにも容易に設置可能なことが特徴である（以下，ドアノブメッセージバナーという）．

　次いで，われわれは，理学療法士が関わる糖尿病教育入院において，ドアノブメッセージバナーを用いての退院時指導によって，退院後の運動療法継続に与える影響を検討した[30]．対象は，約1年間の間に理学療法士が教育入院へ関わる3施設において，積極的な運動療法が処方された2型糖尿病患者とした．方法は，ドアノブメッセージバナーに患者個々の療養指導内容を記載したものを3枚渡し，いつも目につく箇所へ設置するように退院時指導する群（介入群）と，教育教材を使用せずに口頭での指導を中心に退院時指導する群（対照群）へ無作為に割り付けた．介入群と対照群については，入院中の糖尿病運動療法の教育は同様であり，退院前日あるいは当日の退院時指導方法が異なるだけである．運動療法継続状況に関する調査は，退院後6ヵ月以上経過した後に，アンケート郵送法あるいはインタビュー法にて実施した．結果，研究対象であった62名中，退院後のデータ収集が可能であった44名を分析対象とした．入院前の運動歴については対照群に比較して介入群が運動歴を有する患者の割合が有意に高かったので，入院前の運動歴を交絡因子として退院後の運動療法継続状況を検討した結果，介入群の方が対照群と比較して，運動療法継続状況が高い傾向にあった．

　この研究成果についてはエビデンスを提供するものではないが，効率的（臨床汎用性を考慮）で運動療法継続に対して効果的な理学療法士の関わり方を検証するための臨床研究を計画するうえでの示唆を与えると考える．糖尿病基本治療の中で継続率が最も低いのが運動療

法である現状をふまえ，理学療法士が関わることで継続率が向上することを立証しなければならず，多くの理学療法士がこの現状に着目し，これを解決するための臨床実践・臨床研究が広く実施されることを切望する．

2）遠隔からの運動継続支援

まず，われわれは，面積の約8割以上が山林で占められた総人口約1万7千名，60歳以上人口が約8千名弱（全人口の43％が60歳以上）の農山漁村地域で，住民の健康増進を行うことを目的とした[31]．この地域の交通については県中心部から電車で90分の最終駅から，さらにバスで60分を要し，交通機関が整備されておらず，スポーツクラブやフィットネスジムなどの運動型健康増進施設がないのが特徴の地域である．対象は，市を通して募集を行い，同意が得られた60歳以上の健常者51名とした．対象をメッセージバナー，e-mailやFAXなどを使用して運動が促進されるように介入する群（以下，介入群）と，介入を行わない対照群へ無作為に割り付けた．介入／観察期間は10週間とし，介入／観察前，10週間後，1年2ヵ月経過後に身体活動量や血液生化学検査を行った．結果，介入群において，介入開始より4週目の歩数の有意な増加が認められた．また，介入群においては，介入後にHbA1cの有意な改善，TCの有意な減少を認めた．一方，対照群においては介入群で認められた有意な変化を認めなかった．1年2ヵ月後の調査では，介入群，対照群ともに明らかな差を認めなかった．介入群において，介入期間中に提供した運動促進のためのメッセージバナー，e-mail，FAXなどによる文書については，介入群の80％が「運動を行う励ましになった」と回答した．

次いで，われわれは，携帯電話mailによる運動促進を目的とした介入が運動継続に与える影響を検討することを目的とした．対象は，携帯電話所持率の高い世代として，同意の得られた専門学校生で，定期的な運動習慣を有さない健常な41名を研究対象とした[32]．方法は，日数を追うごとに負荷を漸増させる運動課題として，ウォーキングと下肢伸展挙上（以下，SLR）運動を指示し，携帯電話mailで運動継続を目的とした支援を行う介入を行う群（介入群）と，介入を行わない対照群の2群に割り付けた．介入／観察期間は4週間とし，前後で比較を行った結果，ウォーキングの実施日数および歩数は対照群と比較し，介入群で有意に高かった．また，SLR運動の実施回数も対照群と比較し，介入群で有意に高かった．

中高齢層および青年層においても，運動継続を支援する一方向性（理学療法士から患者へ）のツールとして，電子通信の利用は経済性，時間の確保（例：時間の空いたときにmail送信しておく設定をしておけばよい），マンパワーの面（例：1人の理学療法士が多くの患者を担当していたとしてもmailならば多くの患者へ一斉送信が可能）から臨床汎用性が高い．しかしながら，例えばmailが双方向性（理学療法士⇔患者）のツールになれば，理学療法士に多くの時間と負担を必要とすることになり，活用方法については施設，理学療法士や患者の事情をふまえなければならないだろう．

3）「階段を昇ろう」キャンペーン

現代日本においては，平成12年より21世紀における国民健康づくり運動（健康日本21〈補足資料Ⅲ-9〉）が開始され，これをさらに積極的に推進するために平成14年に健康増進法が公布された．国民の身体活動の増進については，十分な成果が得られておらず，いかに人の

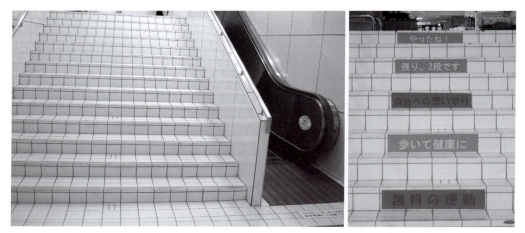

図Ⅲ-11▶ デパート地下連絡通路における階段とエスカレーター隣接箇所（左）とメッセージバナー設置後の階段（右）[34]

身体活動を維持・向上させることが難しいかが強調されている[33]．このような現状の中，われわれは日常生活の中にも取り入れることができる「階段を昇る」ことに注目した．数ある運動の中でも「階段を昇る」ことは，性別，年齢を問わず，また集団への運動促進の一手段としても適用可能で，かつ介入コストを最小限（スポーツクラブやスポーツジムに入会する必要がない）に抑えることが可能であり，運動行動定着へのモデルとなると考えた．一般に階段とエスカレーターやエレベーターが隣接した場所においては，大多数は階段に比べ，よりエネルギー消費が少ないエスカレーターを選択する．このような無意識下に近い習慣化された運動行動でも，階段の前額面などへのメッセージバナーによって，階段を使用させる行動へ変容させることが可能であることが報告されている[33]．

まず，われわれはデパートの地下連絡通路の階段とエスカレーターが隣接した箇所（図Ⅲ-11）を測定場所として，階段前額面上に設置したメッセージバナーが，エスカレーターを利用する行動から階段を昇る行動へ変容させる効果を検証した[34]．方法は，1週間のベースラインの測定，引き続いて4週間のメッセージバナー介入期間の測定，メッセージバナー撤去後に2週間のフォローアップの測定を行った．結果，測定期間中に1万人弱を測定し，ベースラインにおいて全体で46％の階段使用者率であったのが，メッセージバナー設置後1～2週には47.7％，3～4週には51.1％，撤去後も52.0％とメッセージバナー設置後に有意に階段使用者率が向上し，撤去後も階段使用者率が維持された．次いで，われわれはさらに大規模な検証を行うために，私鉄駅構内で階段とエスカレーターが隣接した箇所（図Ⅲ-12）を測定場所とした[35]．方法は，デパートでの研究と同様な観察期間と測定手順で実施した．結果，測定期間中に約4万3,000名を測定し，ベースラインと比較してメッセージバナー貼付後1～2週において階段使用者率は男性高齢層，青中年層，学生層（以下，男性）で0.10～6.33％，女性高齢層，青中年層，学生層（以下，女性）で0.42～16.6％の増加を示した．メッセージバナー貼付後3～4週とベースラインとの差は，男性で1.21～7.14％，女性で0.40～6.18％であった．メッセージバナー撤去後は，ベースラインと比較して，有意に階段使用者率が高

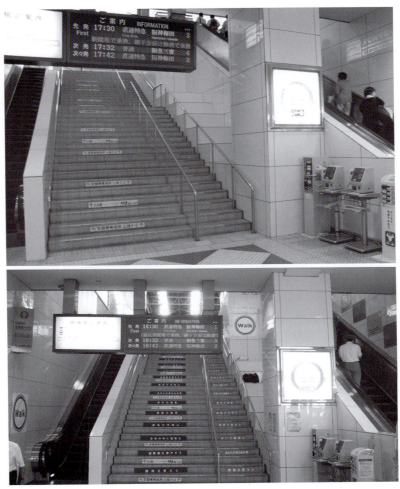

図Ⅲ-12▶ 私鉄駅構内における階段とエスカレーター隣接箇所(上)とメッセージバナー設置後の階段(下)[35]

かったのは，男性青中年層のみであった．これらの研究成果は，少なくともメッセージバナー設置中は，階段とエスカレーターが隣接した箇所で，数%ではあるが階段を昇る行動へ有意に変容させ維持させることが可能であることを示した．メッセージバナー設置場所以外でも運動行動が変容するか否か(運動行動の汎化の問題)，また望ましい運動行動に変容させることができるならば，その運動行動がいつまで維持されるかについては不明であるが，これらの知見は個人教育はもとより，集団教育の場面および運動行動を促進させる場所づくり(町づくり)などにも生かすことが可能であると考えている．

最後に，われわれは階段を昇る行動自体が長期間にわたって維持されるのかどうか，県の協力を得て研究を行った[36]．県民が利用できる時間前(職員の出勤時間帯)に，県庁舎内の階段とエレベーターそれぞれの利用者(職員)を19ヵ月間にわたり測定した．これらの取り組みにあたっては，県が県民に対して階段使用者率の結果を公表することなどを前提としていたことが特徴であった．県庁舎の階段にはメッセージバナーを設置し(**図Ⅲ-13**)，測定終

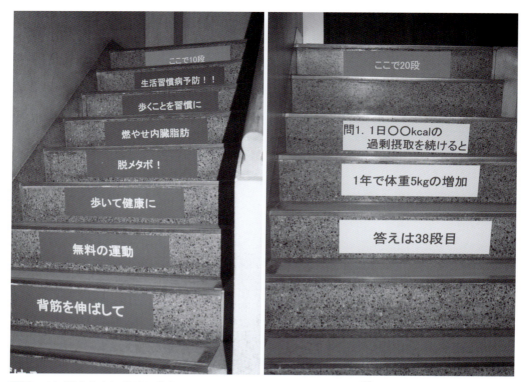

図Ⅲ-13 ▶ 県庁舎内における階段へのメッセージバナー設置後の画像[36]

了後にメッセージバナーの印象について調査した．結果，ベースライン時には女性，男性それぞれ，31.5％，26.3％であったのが，1～3ヵ月後にはそれぞれ，58.1％，62.4％に階段使用者率は向上した．さらに，測定終了後まで階段使用者率は50％以上と有意な増加が維持された．測定終了後のアンケート調査では，メッセージバナーについては，階段を昇ることに対して励ましになったなどの肯定的な意見を一部認めたが，階段を昇ることに対する長期的な効果は明確ではない．

　以上，「階段を昇る」という運動行動に焦点をあて，われわれが行ってきたメッセージバナー研究の概要を示した[34～36]．運動行動変容に対するメッセージバナーの効果については不明な部分も多いが，経済性，簡便性に優れていることから，患者教育においても，地域や職域における集団への健康教育(健康啓発)においてもメッセージバナーの利用は有用な選択肢の一つになると思われる．

5 理学療法における患者教育の体系化

　理学療法士が担当する機会の多い大腿骨頸部骨折後のリハビリテーションにおける医療連携を想定した場合，医療連携は一方向型というのが特徴であり，理学療法士には受傷（手術後）からの急性期・回復期・維持期などの時期に応じて，患者の機能障害，活動制限および参加制約を改善させるように理学療法士の知識と技術を提供する（図Ⅲ-14）．例えば急性期の場合には，手術後の静脈血栓予防のための運動療法の重要性を説明して，静脈血栓予防への運動療法プログラムを教育する．回復期の場合には，全人工股関節置換術後の脱臼肢位を説明して日常生活活動作上の注意点を教育することなどが挙げられる．理学療法士が行う患者教育の方法，その対象の多くは，個別教育であることが特徴であり，ほとんどの患者においては，「治りたい」という考え方をもち，理学療法士が行う教育に対して受け入れがよいという前提がある．一方，糖尿病患者の多くは自覚症状に乏しく，将来起こりうる可能性がある「糖尿病合併症」を予防するために運動療法を行おうと考える程度はさまざまである．患者の病期の捉え方一つに着目しても，リハビリテーションが必要な患者と比較すると糖尿病患者に対する教育は難しい．

　現代医学では糖尿病を完全に治癒させることができないが，血糖コントロールを良好に保つことで，合併症の発症と進行を防ぐことが可能である．血糖コントロールを良好に保つためは食事療法や運動療法が基本治療となり，これらは患者が日々実行することが基本となる．しかしながら，運動療法の実行度は40〜60％と，各種治療行動の中で最も実行度が低い[2]．また，食事療法と運動療法との実行度の関連は低く，運動療法の実行度を高めるためには，運動療法に関する患者教育を行うことが必要である．糖尿病患者における基本治療は患者の日常生活そのものであり，患者が自己管理することが到達目標となり，患者の糖尿病治療に関する自己管理行動の実行度を向上させるための患者教育が重要となる．上述したように，リハビリテーションを必要とするほとんどの患者においては，「治りたい」という考え方をもち，理学療法士が行う教育に対して受け入れがよいという前提がある．一方，糖尿病患者においては，患者の病期の捉え方一つに着目しても，リハビリテーションが必要な患者と比較すると教育が難しい．また，糖尿病医療連携においては，普段の投薬や診療は，いわゆる"かかりつけ医"が行い，定期的に総合的な診療が専門的医療機関で行われており，糖尿病医療における連携は（永年にわたる）双方向型というのが特徴である（例えば，40歳で糖尿病を診断された場合，その患者は寿命を終えるまでずっと糖尿病である）．しかしながら，理学療法士の関わり方については，リハビリテーションにおける医療連携のように時期に応じた関わり方が明確化されないため（糖尿病合併症の発症や重症化した場合は別），理学療法士の関わり方が画一的になりやすいかもしれない（メリハリがつけにくい）．また，医師であれば，例えばHbA1cの値をもって永年にわたる糖尿病患者の治療，療養行動の効果判定，それを患者教育に活用するが，運動療法教育において理学療法士の専門性を生かした評価・効果判定の指標は，現状では理学療法学として明確化されていない．

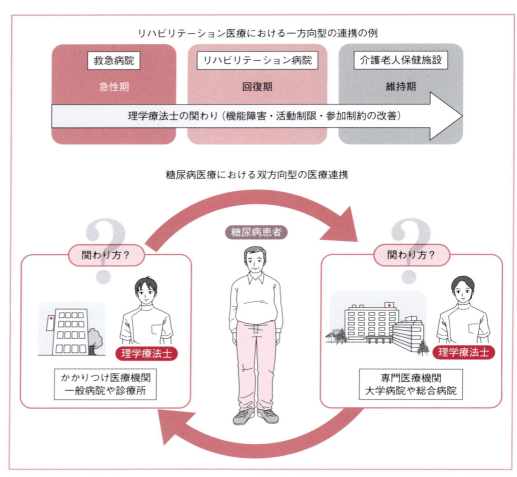

図Ⅲ-14 ▶ リハビリテーション医療における一方向型の連携と糖尿病医療における双方向型の連携

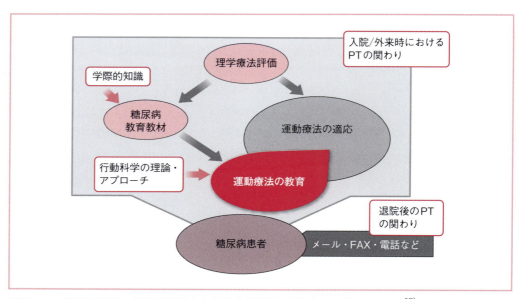

図Ⅲ-15 ▶ 理学療法学における糖尿病患者教育(運動療法指導の場合)の体系化[37]

糖尿病療養における理学療法士に求められる最も重要な役割は，基本治療となる運動療法の自己管理能力を高め，運動療法を継続させることにある．これには運動療法を患者に適応する知識・技術とともに，糖尿病教育教材の活用および行動科学の理論・アプローチ法に基づいて患者教育にあたることが必要不可欠となり，理学療法学における糖尿病患者教育の体系化が必要不可欠である（図Ⅲ-15）．

● 文献

1) 日本糖尿病学会編：科学的根拠に基づいた糖尿病診療ガイドライン2013．南江堂，東京，2013
2) 日本糖尿病療養指導士認定機構編：糖尿病療養指導ガイドブック2014．メディカルレビュー社，大阪，2014
3) 日本肥満学会肥満症治療ガイドライン作成委員会：肥満症治療ガイドライン2006．肥満研究12（臨増）：1-91，2006
4) 日本糖尿病学会編・著：糖尿病治療ガイド2014-2015．文光堂，東京，2014
5) Patricia MB, et al：高齢者の運動と行動変容 トランスセオレティカル・モデルを用いた介入，竹中晃二訳，ブックハウスHD，東京，2005
6) 岡浩一朗：中年者における運動行動の変容段階と運動セルフ・エフィカシーの関係．日公衛誌50：208-215，2003
7) 岡浩一朗：心臓リハビリテーション患者における身体活動セルフ・エフィカシー尺度の開発とその評価．心臓リハ7：172-177，2002
8) 稲葉康子ほか：虚弱高齢者の身体活動セルフ・エフィカシー尺度の開発．日老医誌43：761-768，2006
9) 辻下守弘ほか：リハビリテーションのための行動分析学入門．医歯薬出版，東京，2006
10) 山崎裕司ほか：リハビリテーション効果を最大限に引き出すコツ 応用行動分析で運動療法をADL訓練は変わる第2版．三輪書店，東京，2012
11) 日本理学療法士協会：理学療法教育ガイドライン（1版）．平成22年4月提出・最終案
12) 日本呼吸ケアリハビリテーション学会呼吸リハビリテーション委員会，他編：呼吸リハビリテーションマニュアル，患者教育の考え方と実践．照林社，東京，2007
13) 日本心臓リハビリテーション学会：心臓リハビリテーション標準プログラム 心筋梗塞急性期・回復期（2013），2013．http://square.umin.ac.jp/jacr/program_std/index.html（閲覧：2014年7月11日）
14) 野村卓生ほか：糖尿病教育入院後の運動療法継続状況 理学療法士介入前後の比較．高知理療10：12-19，2003
15) 野村卓生：糖尿病運動療法 運動環境の重要性．高知女子大学（現・高知県立大学）大学院人間生活学研究科平成14年度修士論文，高知県立大学・高知短期大学総合情報センター図書館，2003
16) 日本理学療法士協会：分科学会・研究会・部門の設立について．http://www.japanpt.or.jp/academics/establishment/（閲覧：2014年7月11日）
17) 野村卓生ほか：糖尿病教育入院における理学療法士のかかわり．プラクティス24：106-110，2007
18) 中尾聡志ほか：小児糖尿病サマーキャンプにおける理学療法士の役割．糖尿病ケア4：732-737，2007
19) Nomura T, et al：Muscle strength is a marker of insulin resistance in patients with type 2 diabetes：a pilot study. Endocr J 54：791-796, 2007
20) 平澤有里ほか：健常者の等尺性膝伸展筋力．PTジャーナル38：330-333，2004
21) 平澤有里ほか：ハンドヘルドダイナモメーターを用いた等尺性膝伸展筋力測定の妥当性．総合リハ33：375-377，2005
22) 中谷敏昭ほか：30秒椅子立ち上がりテスト（CS-30テスト）成績の加齢変化と標準値の作成．臨スポーツ医20：349-355，2003
23) 中谷敏昭ほか：日本人高齢者の下肢筋力を簡便に評価する30秒椅子立ち上がりテストの妥当性．体育研47：451-461，2002
24) アメリカ糖尿病協会：Life with Diabetes糖尿病教室パーフェクトガイド（池田義雄監訳）．医歯薬出版，東京，2001
25) 公益社団法人日本栄養士会：フードモデル．http://www.dietitian.or.jp/link/companies/model.htm（閲覧：2014年7月11日）
26) 佐藤厚ほか：糖尿病教育マテリアルとは．肥満と糖尿3：684-687，2004

27）野村卓生：運動習慣改善への効果的な啓発・教育に関する研究 日常的な身体活動促進への行動科学的アプローチ．高知女子大学（現・高知県立大学）大学院健康生活科学研究科平成17年度博士論文，高知県立大学・高知短期大学総合情報センター図書館，2006
28）野村卓生ほか：効果的な生活習慣病教育マテリアルに関する研究 マテリアル挿入画像が与える影響の検討．高知女大紀 生活科54：1-5，2005
29）Bould MD, et al：References that anyone can edit：review of Wikipedia citations in peer reviewed health science literature. BMJ 6, 2014. doi：10.1136/bmj.g1585
30）野村卓生ほか：理学療法士による糖尿病教育教材を用いた運動療法教育の効果 多施設共同研究．J Rehabil Health Sci 5：25-30, 2007
31）Nomura T, et al：Promoting Exercise in Elderly Japanese People with Motivational Signs：Does Short-term Intervention Influence Exercise Habits and HQOL? J Rehabil Health Sci 6：5-10, 2008
32）冨田 豊ほか：携帯電話メール機能を利用した運動介入効果について 青年期における運動介入の試み．高知女大紀 生活科56：35-39，2007
33）野村卓生ほか：予防医学的観点からの運動行動変容への取り組みの知見の整理．日衛誌63：617-627，2008
34）野村卓生ほか：日常的な身体活動の誘発 メッセージバナーを用いた階段使用促進．日衛誌61：38-43，2006
35）Nomura T, et al：Changing behavioral patterns to promote physical activity with motivational signs. Environ Health Prev Med 14：20-25, 2009
36）Nomura T, et al：Maintenance of the rate of stair use over a long-term period using a stair climbing campaign. J Occupat Health 56：511-518, 2015
37）野村卓生：代謝障害に対する理学療法のすすめかた 糖尿病患者に対する理学療法．理学療法学40：207-213，2013

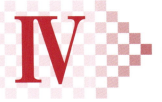

糖尿病慢性合併症と理学療法

第Ⅰ章では糖尿病合併症（急性合併症と慢性合併症）について，合併症の分類，診断方法の概要と疫学に関して述べた．第Ⅳ章においては慢性合併症として，細小血管症（細小血管障害）に分類される糖尿病網膜症・腎症・神経障害と，糖尿病足病変への理学療法および理学療法士の関わりを述べる．糖尿病網膜症および糖尿病腎症の治療・合併症の進行抑制については，血糖コントロールと血圧の管理が共通して重要である．さらに本章では，これまで高血圧について詳細に触れていなかったが，糖尿病合併症の治療・進行抑制において高血圧の管理については非常に重要なので，高血圧についても説明を加える．

1 血圧と運動

a 高血圧の疫学と診断

　日本の高血圧患者数は，約4,300万人と推定される[1]．血圧の点からみれば，日本における高血圧に起因する死亡者数は年間約10万人と推定され，喫煙に次いで多い．心血管病死亡の約50％，脳卒中罹患の50％以上が至適血圧（収縮期血圧120 mmHg未満かつ拡張期血圧80 mmHg未満）を超える血圧高値に起因すると推定されている[1]．血圧の把握について，理学療法室での測定（診察室血圧測定）の基本について，ポイントを絞って述べる．聴診法による標準的測定法のポイントは，背もたれつきの椅子に腕を組まずに座って数分の安静後，会話をかわさず，カフ位置を心臓の高さに維持し，1～2分の間隔をあけて少なくとも2回測定するなどが挙げられる．初診時には血圧の左右差を確認する（他にも24時間自由行動下血圧測定[MEMO 37]など，血圧測定に関する詳細は文献[1]を参照のこと）．糖尿病自律神経障害（diabetic autonomic neuropathy；DAN）が考えられる場合には，立位1分および3分の血圧測定を行い，起立性低血圧の有無を確認することが有用である．これら方法に準拠して測定された正確性が確保された血圧値によって，高血圧（表Ⅳ-1）を診断する（高血圧の診断を行う際には，少なくとも2回以上の異なる機会における血圧値によって行われる）．

> **MEMO 37 ▶** 24時間自由行動下の血圧測定（ambulatory blood pressure monitoring；ABPM）は，15～30分間隔で24時間にわたる自由行動下の血圧プロフィールを得るもので，高血圧性臓器障害の程度とより関連していること，および治療による臓器障害の抑制・改善とも密接に関連していることが示されている．また，一般集団，高齢者集団あるいは高血圧集団において，ABPMは診察室血圧以上に心血管病発症を予測できるとされている．しかしながら，ABPMは再現性が良好でなく，一度の測定による個人の血圧情報を正確に反映するものではない[1]．

　理学療法士が知っておくべき高血圧の知識を最小限に述べる．白衣高血圧（病院内という環境や医療者の白衣が患者の精神状態・自律神経系を刺激して普段よりも高い血圧が測定さ

表Ⅳ-1 ▶ 高血圧の診断　血圧値の分類（mmHg）

分類		収縮期血圧		拡張期血圧
正常域血圧	至適血圧	<120	かつ	<80
	正常血圧	120～129	かつ/または	80～84
	正常高値血圧	130～139	かつ/または	85～89
高血圧	Ⅰ度高血圧	140～159	かつ/または	90～99
	Ⅱ度高血圧	160～179	かつ/または	100～109
	Ⅲ度高血圧	≧180	かつ/または	≧110
	（孤立性）収縮期高血圧	≧140	かつ	<90

（詳細は，文献1を参照のこと）

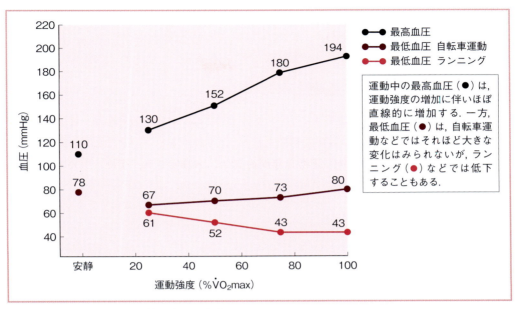

図Ⅳ-1 ▶ 運動強度の増加に伴う血圧の変化
（文献3より引用）

れる現象）は，診察室血圧が収縮期血圧140 mmHgかつ／または拡張期血圧90 mmHg以上で，家庭血圧が収縮期血圧135 mmHg未満かつ拡張期血圧85 mmHg未満などである場合が定義である．白衣高血圧は高血圧患者の15〜30％に認められ，高齢者でその頻度が増加する．仮面高血圧は，診察室血圧の平均が収縮期血圧140 mmHg未満かつ／または拡張期血圧90 mmHg未満で，家庭血圧測定が収縮期血圧135 mmHg以上かつ／または拡張期血圧85 mmHg以上などである場合が定義である．仮面高血圧は正常域血圧の被検者の10〜15％，140/90 mmHg未満にコントロールされている降圧治療中の高血圧患者の約30％に認められる．運動負荷時の間接的血圧測定法で，高精度かつ安定したものはまだなく，一般的な高血圧診療における血圧情報として，運動負荷時の血圧評価の根拠は乏しい[1]．

b 運動時の血圧の変化

運動時には収縮期血圧は上昇するが，その程度は運動の種類，個人により異なる．重量挙げなどの急激に最大筋力を発揮する場合には，収縮期血圧が350 mmHg，拡張期血圧が250 mmHgに達することが確認されている[2]．相対的な負荷強度が同一の場合でも，上肢の運動の方が下肢の運動に比較して血圧上昇が大きい．一般的には自転車エルゴメーターを用いて，最大下から最大強度にかけて運動を行うと，収縮期血圧は運動強度が高くなるにつれてほぼ直線的に増加する（図Ⅳ-1）[3]．心拍出量が運動強度に比例して増加し，それに伴って血管内の圧力が高まり収縮期血圧は上昇するが，拡張期血圧は収縮期血圧と比較すると大きな変化は認められない．一方，ランニングでは，活動筋においてより多くの血液を提供するために血管が拡張し，拡張期血圧は逆に徐々に低下することもある[3]．運動時には心拍出量

の増加と血流の再配分による末梢の血管収縮，拡張のバランスによって運動時の血管運動が調節され血圧が決定される．また，運動時には活動筋の代謝が亢進し，乳酸などの代謝産物は血管拡張作用を促され，血管収縮と拡張のバランスがとられ，血圧が決まる[3]．

c 高血圧患者に対する運動プログラム

　有酸素運動の降圧効果はコンセンサスの得られているものであり，高血圧患者では生活習慣の修正の一つとして運動が推奨される[1]．運動強度については国際的に統一された指標はないが，最大酸素摂取量の50％（Borg scaleでは13「ややきつい」）程度が用いられている．アメリカスポーツ医学会（American college of sports medicine；ACSM）[4]では，高血圧患者の運動処方として，有酸素運動（ウォーキング，ジョギング，サイクリングや水泳），頻度はほとんど毎日，中等度の強度で，連続的あるいは間欠的に30～60分/日，間欠的に行う場合は1回10分以上で合計30～60分/日を推奨している．レジスタンス運動では2～3日/週，8～12回の反復運動を1セット以上，大筋群を対象とした8～10種類の異なる運動から構成することを推奨している（もちろんValsalva様式は禁忌である）．運動強度が高強度であれば，高血圧患者においては運動中の血圧上昇が顕著で，正常血圧者と異なり予後が悪いという報告もあることから，臨床的には中等強度（Borg scale 13「ややきつい」）が安全限界（運動強度の上限）と考えてよい．通常の運動療法の対象者は，Ⅱ度以下の血圧値（Ⅲ度を超える血圧の者は降圧後に運動療法を実施する）で心血管病のない患者である[1]．リスクの高い患者においては十分なメディカルチェックが必要である．

2 糖尿病網膜症と理学療法

a 糖尿病網膜症のケア

糖尿病網膜症（DR）では，まず，合併の有無と合併していれば病期を確認することが重要である（図Ⅳ-2）．次いで，血圧を把握し高血圧を合併しているならば，運動に伴いより血圧が上昇しやすいことを念頭におかなければならない．Ⅲ度を超える高血圧患者では降圧薬を服用していない場合，運動療法は禁忌と考えてよいだろう．単純網膜症を合併した時点で高強度の運動はリスクが高く，有酸素運動では中等度（Borg scale 13「ややきつい」）を運動強度の安全限界（上限）とする．レジスタンス運動の推奨される頻度はあるが，リハビリテーションの観点からはリハビリテーション専門医の処方において，適切なリスク管理下であれば毎日のリハビリテーションプログラムの一つとして筋力増強運動を行うこともあり，現状では施設の方針によってプログラムを決定することが適切と考える．適切に処方された運動療法がDRを悪化させる事実はなく，どの程度の強度・頻度までよいかというコンセンサスの得られた指標もない．日本高血圧学会やACSMなどの指針を参考としてプログラムを立案することが現状の最善策である．

DRを有する患者では，DRによる視覚障害もしくはその危険性をもっていながら，糖尿病治療には視覚を必要とすることが特徴であり，それゆえに視機能改善へのアプローチなら

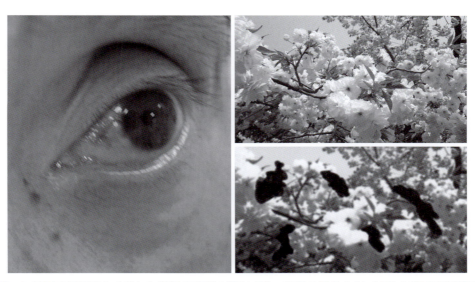

図Ⅳ-2 ▶ 糖尿病網膜症を合併した糖尿病患者の眼（左図），普通の見え方（右上図）と糖尿病網膜症を合併した患者の見え方（右下図）
左図：写真は糖尿病網膜症を合併している患者の眼であるが，体表から肉眼では網膜症の有無を把握することは難しく，眼科医の診断結果を情報収集することが必要である．
右図：右上写真は通常の見え方，右下写真は糖尿病網膜症を合併する患者の見え方である．

びに残存する視機能を最大限に生かす方法を提供し，患者にあきらめさせず，QOLを維持・向上させることが必要である[6]．単純網膜症の段階から無血管野の部分では網膜の機能低下をきたし，コントラスト感度も低下するが，高度の視野欠損をきたす例は少ないといわれている[7]．増殖網膜症に対して硝子体手術を行った患者でも周辺視野への影響は少ないとの報告もあることから，DRを有する患者の視覚は視力が低下しても視野はある程度残っているといえる．増殖網膜症で網膜剝離などがある患者では難しいが，眼底への投影像を拡大する補助具（拡大鏡など）が有効である（視力，視野障害が強い患者では拡大読書器が有効な場合があり，あきらめる前に使用を試みるべきかもしれない）．インスリンやインクレチンの注射療法が必要な患者では視力が低下すると視覚に頼る手技は難しい．視覚障害のあるインスリン使用患者では3割の患者はインスリンの単位設定数字や薬液残量などの目視確認ができず，2割の患者は家族の補助を必要とすることが報告されている[7]．この報告では，視力（見え方）に応じた自己注射指導についても案が示されているので，参考にされたい[7]．ロービジョンに対するより専門的な対応については，ロービジョンケア[MEMO 38]を実施可能な医療機関・専門家に相談することも考慮にいれる（詳細は日本ロービジョンケア学会〈補足資料Ⅳ-1〉のHPを参照）．

MEMO 38 ▶ ロービジョンケアとは，よりよく見る工夫（例：視覚補助具，照明），視覚以外の感覚の活用（例：音声機器，触読機器），情報入手手段の確保（例：ラジオ，パソコン），その他の生活改善（例：点字図書館，生活訓練施設），進路の決定（例：特別支援学校，職業訓練施設），福祉制度の利用（例：身体障害者手帳，障害年金），視覚障害者同士の情報交換（例：関連団体，患者交流会）などができるよう情報提供し，諸種の助言，指導あるいは訓練を行うことである（日本ロービジョンケア学会）．

視覚障害を有する患者においては，運動種目の選択に難を要するのが問題の一つである．有酸素運動の最も代表的なプログラムであるウォーキングでは，環境（路面の状況など）や昼夜・天候の状態（夜間では見えにくい，雨が降っていれば滑りやすい）によっては，転倒のリスクが増大し危険である．ロービジョンケアの立場からは，屋外ウォーキングなど，視覚障害者でも実施できる方法がある[8, 9]．以下にDRの合併を考慮できる具体的な運動プログラムの一つとその効果を紹介する．

b 運動プログラムの紹介とその効果

介護予防を目的として虚弱高齢者でも実施できるように全国各地で，いわゆる「ご当地体操」が開発されている．本書では，筆者が体操の効果検証に関わっている「太極拳ゆったり体操」を紹介するが，唯一無二のものではなく，安全性や効果の検証が行われているならば，それらのプログラムを選択すればよい．

太極拳ゆったり体操（以下，体操）は，虚弱高齢者でも「楽しく」「気軽に」「安全に」「ひとりでも」「継続できる」ことをふまえて，福島県喜多方市，福島県立医科大学および福島県会津保健所が協働して開発した体操である[10]．体操は，座位で実施可能な型と立位で行う型が用意されており，健常者でも身体機能が低下した者でも実施できるのが特徴の一つである[11]．また，特定の資格をもった特別な指導者による指導は必要なく，映像を見ながら同様の動作を行えば体操が実施できるのが特徴である．体操の継続によって，最大歩幅の増加，

長座位から立ち上がるまでの時間および10 m最大歩行時間の減少など，身体能力が向上することが明らかにされている[10]．筆者らは，平成18年度に大阪府堺市において健常高齢者を対象に，平成19年度には大阪府枚方市において虚弱高齢者(特定高齢者)を対象として体操の短期的(3ヵ月間)継続効果を検証し，身体機能・能力向上の効果を報告した[12,13]．また，どちらの検討においても，3ヵ月間の期間中，心血管イベントや転倒事故の発生を認めなかった．体操の継続によって新規要介護認定をも抑制できる可能性が報告され[14]，高齢者における運動器の機能向上の面からはエビデンスが集積されている．健常高齢者，虚弱高齢者に対する体操の安全性，体操の継続による身体機能・能力への影響は明らかだが，体操を患者に活用するためには体操中の呼吸循環動態を詳細に検討することが必要であった．また，介護が必要となる原因のおおよそ1/4は脳血管疾患や心疾患などの動脈硬化性疾患であることから[15]，体操の継続による動脈硬化への影響を検証することが必要と考えた．以下に，筆者らの研究によるこれまでに明らかにされていなかった体操の特徴と効果を紹介する．

c 運動中の呼吸循環動態

対象は，平均年齢74歳の女性4名で，4種類ある体操からランダムに2種類を選び，30分以上の間隔をあけデータを収集し，残る2種類も1日以上の間隔をあけて実施させデータを収集した[16]．評価項目は，座位安静時と体操終了2分以内に測定した血圧，体操前後での心肺および下肢の自覚的運動強度(Borg scale)を測定した．また，携帯型呼気ガスモニターで測定した酸素摂取量(VO_2)，呼吸商(respiratory quotient；RQ)，呼吸数(respiratory rate；RR)に加えて，心拍センサーで測定した心拍数を評価項目とした．なお，血圧は体操実施前および実施後の差を平均化した．呼気ガスデータの測定は，十分な安静の後，3分間の座位安静時を測定し，続いて体操実施時のデータを測定した．breath-by-breath法にて記録された呼気ガスデータを，安静時は3分間のデータを平均し，体操実施中は1分ごとに平均化して用いることとした．酸素摂取量は，座位安静時を基準としてmetabolic equivalents(METs)に換算した．

図Ⅳ-3は体操実施中の心拍数/分および呼吸数/分について，体操の種類別に対象4名のデータを平均化したグラフである．心拍数は，体操の種別に限らず体操実施中に増加し，立位応用編の増加が最も大きかった．心拍数の最大値は，座位版で91回/分，立位版で103回/分であったが，これはカルボーネン式のk＝0.5未満であった．血圧の変動については，体操後に顕著な血圧の上昇を示す者はおらず，体操前後での血圧は，特に収縮期血圧において低下する傾向にあった(表Ⅳ-2)．自覚的運動強度について，心肺へのBorg scaleの最高値は，座位版，立位版において4名全員が7(非常に楽である)〜9(かなり楽である)と回答した．下肢のBorg scaleは，立位版で1名が13(ややきつい)と回答したが，他3名は9〜11(楽である)と回答した．呼吸数について，運動に伴い呼吸数は，若干の増加を示したが，頻呼吸や多呼吸など異常呼吸パターンを示す者はいなかった．対象4名の1 Metsの平均は3.62 mLO_2/kg/分であった．座位版(基本編，応用編)，立位版(基本編，応用編)のMETsは平均1.34〜1.87であり，RQは平均0.82〜0.90であった．

運動中の瞬間的な血圧・眼圧に与える詳細は調査できていないが，研究結果をふまえて，

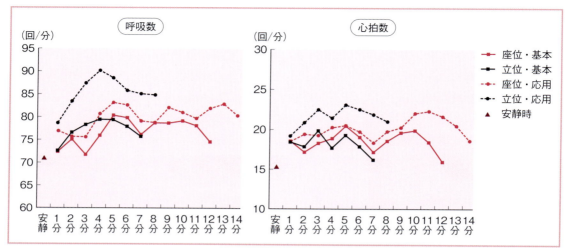

図Ⅳ-3 ▶ 太極拳ゆったり体操実施時の心拍数(右図)と呼吸数(左図)の変化
(文献16より引用)

表Ⅳ-2 ▶ 体操実施時の血圧(BP),METsおよび呼吸商(RQ)の変化

	基本編		応用編	
	立位版	座位版	立位版	座位版
収縮期血圧(mmHg)	−5.6±10.7	−0.2±4.5	−9.6±13.2	−6.2±9.1
拡張期血圧(mmHg)	2.8±5.0	0.4±2.2	−3.6±3.6	1.4±4.8
METs	1.51±0.21	1.80±0.29	1.34±0.10	1.87±0.25
RQ	0.85±0.02	0.82±0.01	0.90±0.03	0.86±0.03

体操はDRを有する患者でも安全に実施可能であると考えられる.ご当地体操には,最大7 METsを超える強度で開発された体操もあり,体操が生体に与える影響を十分に把握したうえで適応範囲を考えることが必要である.

d 運動による動脈硬化改善・予防と体重管理

動脈スティフネスへの影響について,大阪府柏原市において,60歳以上の高齢者47名を対象に介入群24名と対照群23名として,3ヵ月間の体操継続による効果を無作為化比較デザインで検証した[17].筆者らの研究では動脈スティフネスの指標としてCAVI[MEMO 39]を採用している(図Ⅳ-4)[18].介入群に対しては,週1回の頻度で計12回の太極拳ゆったり体操教室の提供を行った.体操教室は,始めの約10分間を準備運動,次の約20分間を座位版,約10分間の休憩の後,約20分間の立位版を行う計60分を標準とした.また,太極拳ゆったり体操を撮影したDVDやパンフレットを参加者に配布し,1日1回,自宅でも体操を行うことを指導した.介入群において,体操教室と自宅での体操実施回数の合計は約3回/週であった.介入期間中,体操実施中の心血管イベントの発生や転倒事故は認めなかった.介入前後の検討について,CAVIおよび握力に交互作用を認め,介入群においてCAVIは8.52±

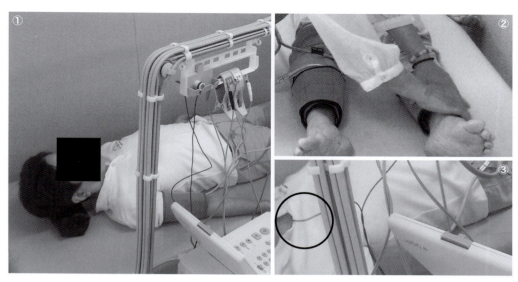

図Ⅳ-4 ▶ CAVI測定風景と測定手順
CAVI（Cardio Ankle Vascular Index）の測定について，両上下肢に血圧カフ（①，②）を装着し，胸骨柄に心音マイク（③）を装着する．準備はこれだけで，患者の基本情報を入力して測定を開始する．測定時間は5分程度である．CAVI値は8.0未満が正常範囲で8.0以上9.0未満が境界域，9.0以上が動脈硬化の疑いありと判定する．
（CAVIの詳細は文献18）を参照のこと）

0.93から8.24±0.89へ有意に低下，握力は27.5±5.8 kgfから28.7±6.2 kgfへ有意に向上した．一方，対照群では有意な変化は認めなかった．高齢者における動脈壁伸展性の低下は，動脈の器質的変化（弾性線維の減少や変性，カルシウムや膠原線維の増加），形態的変化（動脈壁の肥厚），および機能的変化（平滑筋の緊張）などに起因すると考えられている．太極拳ゆったり体操による動脈伸展性改善の機序として，動脈中膜の器質的あるいは形態的な硬化病変を改善させる可能性はあるが，筆者らの検討のように3ヵ月間という比較的短期間の介入であることを考慮すると，血管平滑筋の緊張度の変化といった機能的な面での変化を想定することが妥当であると考えている．

MEMO 39 ▶ CAVI（Cardio Ankle Vascular Index，心臓足首血管指数）は，大動脈を含む「心臓（Cardio）から足首（Ankle）まで」の動脈（Vascular）の硬さを反映する指標（Index）で，動脈硬化が進行するほど高い値となる（図Ⅳ-4）[18]．動脈の硬さを評価する指標として脈波伝播速度（pulse wave velocity；PWV）も広く用いられている．PWVは測定時の血圧に依存して変動することなどから，真の動脈の硬さを反映しているかについては議論がある．このことをふまえ，血圧に依存しない動脈硬化指標としてCAVIが開発された．CAVIは，冠動脈病変・脳血管疾患の有無を強く反映し，またメタボリックシンドロームを構成する動脈硬化の危険因子保有数が増えるにつれ有意に上昇することが明らかにされている．また，脂質降下薬，インスリン治療などの薬物療法や，減量，運動，禁煙などの生活習慣の改善によりCAVIが低下することが報告されており，運動療法・食事療法・薬物療法などのより鋭敏な治療評価指標としても期待されている[18]．

体重管理への影響については，上記の研究と同対象で体操を6ヵ月間継続した効果を検証した[19]．始めの3ヵ月間は週に1回であるが，続く3ヵ月間は2週間に1回の頻度として，6ヵ月間にわたり計18回の体操教室を開催し，自宅での体操実施も指導した．全18回の体操教

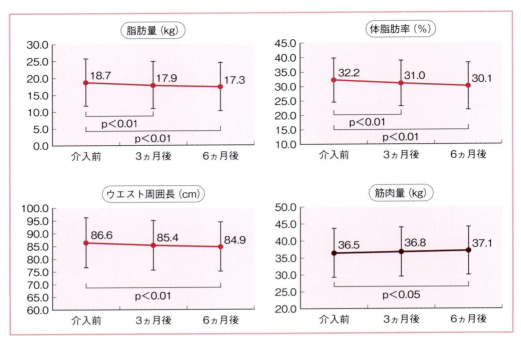

図Ⅳ-5 ▶ 太極拳ゆったり体操の6ヵ月間継続による体成分，ウエスト周囲長の変化
（文献19より引用）

室の参加率は82％，自宅での体操の実施回数は6ヵ月間を通して2.4±1.3回／週であり，体操教室と自宅での実施を含めて，1週間に3.0±1.3回体操が実施されていた．体操実施中の心血管イベントの発生や転倒事故は認めなかった．体操を6ヵ月間継続した結果，ウエスト周囲長は平均で1.7 cmの減少，脂肪量は1.4 kgの減少，筋肉量は0.6 kgの有意な増加を認め，体脂肪率は2.1％の有意な減少を認めた（図Ⅳ-5）．この検討では食事に関して調査ができていないのが限界であるが，脂肪量の減少には食事の影響も考えられる．しかしながら，筋肉量の有意な増加を認めたことから，体操を6ヵ月間継続した効果（運動継続効果）があったと考えられた．

　これらの検討において注目すべき点は，動脈スティフネスの改善効果および体重管理に効果があったことはもちろんであるが，6ヵ月にわたり体操の実施率が高かったことに加え，これまでの先行報告と同様，安全に実施できるプログラムということが実証された点である．糖尿病運動療法においては，継続性の低さが臨床上の大きな問題点である．継続性・安全性が高く，また運動器の機能向上に加えて動脈スティフネスの改善や体重管理への効果が検証された運動療法プログラムは多くない．特に高齢糖尿病患者の運動療法プログラムの一つとして「太極拳ゆったり体操」を推奨したい．なお，繰り返すが全国各地に地域の活性化をふまえて開発された介護予防目的のご当地体操を代表とする治療的体操は数多くあり，安全性および効果が検証されている体操（生活習慣病に対しても効果的と考えられる体操）であれば，それらを活用すればよい．

3 糖尿病腎症と理学療法

a 腎臓と運動

　腎臓は安静時には心拍出量の1/5の血液供給を受け，血液灌流量（組織単位重量当たり）は内臓器の中で最も多いが，運動時には運動筋・肺・心への血液分配率が高まり，腎血流量が低下する．一過性の運動が腎機能に与える影響について，腎血流量は安静時と比較して，最大強度の50％で10～20％程度の減少を認める．糸球体濾過率については，軽度から中等強度の運動では変化を認めないが，最大強度および最大強度に近い強度の運動で安静時の40～50％程度の低下を認める[22]．運動負荷時の腎血流量は運動強度に依存して減少し，糸球体濾過率は高い強度の運動で低下すると考えてよい．急激な運動時には腎血流量は50～70％も低下し，短期的な運動の面からは尿蛋白排泄量が増加し，腎血流量や糸球体濾過量（glomerular filtration rate；GFR）が減少することから，強すぎる運動を行うと腎機能障害や腎病変が増悪する危険があるとされている[23]．腎血流量の低下の機序は，副腎髄質からのカテコールアミン[24] [MEMO 40]分泌や腎での交感神経活性が亢進し，腎血管を収縮することから，透析までに至らない腎機能障害患者に対しては，これまで過激な運動によって腎障害が急速に悪化した例もあることから，運動は制限されるケースが多かった懸念がある[22]．

> **MEMO 40**　カテコール骨格をもつアミンの総称であり，アドレナリン（エピネフリン），ノルアドレナリン（ノルエピネフリン）およびドーパミンがある．アドレナリンとノルアドレナリンはいずれも心筋に直接作用して収縮を高めて房室伝導時間を短縮させ，また，心筋の興奮性を高めて期外収縮を起こす．ノルアドレナリンは，ほとんどすべての組織の血管を収縮させるが，アドレナリンは骨格筋と肝臓の血管を拡張させ，これら以外の血管を収縮させる[24]．運動の開始により交感神経系の活動が亢進し，その作用を受けて副腎髄質からアドレナリンが分泌され，肝グリコーゲンを分解し血糖が上昇すると考えられる．アドレナリンは75％VO₂maxを境に急増するが，ノルアドレナリンの血中濃度は低強度運動から増加していく[24]．

　加齢に伴い健常人でも筋肉量が減少，50歳以降では1年ごとに1％の筋肉量の減少と筋力低下が起こり，自然史として筋肉量は20～70歳の間に40％減少，筋力は30～80歳の間に30～50％低下する[25]．安静臥床を厳格に行うと筋力は1週間で10～15％低下し，5週間で35～50％低下するが，最大筋力の20～30％の運動によって筋力は保持される．若年健常者での実験でも20日間の安静臥床によって最大酸素摂取量はおおよそ30％低下する[26]．腎機能障害者に対し，長期にわたる運動の制限は身体機能・能力を低下させ，インスリン抵抗性の増加などを介して心血管系の合併症のリスクを増大させるなど，腎疾患の進行を助長させる可能性があり，患者のQOLを著しく低下させる．このような背景から，近年，腎機能障害を有する患者に対しては，リスクを考慮して運動を制限するという選択肢よりも，運動をしないことによるデメリットを考慮した選択が優先されるようになり，日本腎臓リハビリテーション〈補足資料Ⅰ-3〉学会などの専門学会で腎機能障害患者に対する積極的なリハビリテーション介入の安全性と効果が発表されるようになった．また，蓄積されつつあるエビ

表IV-3 ▶ 糖尿病腎症およびCKDの病期分類，生活指導基準

アルブミン尿区分		A1	A2	A3
尿アルブミン定量 尿アルブミン/Cr比(mg/gCr) (尿蛋白/Cr比)(g/gCr)		正常アルブミン尿 30未満	微量アルブミン尿 30〜299	顕性アルブミン尿 300以上(0.50以上)
GFR区分 (mL/分/1.73m²)	G1 ≧90 G2 60〜89 G3a 45〜59 G3b 30〜44	**第1期(腎症前期)** ● 普通生活 ○ 普通 ▲ 普通勤務 △ 原則として糖尿病治療のための運動療法が可能	**第2期(早期腎症期)** ● 普通生活 ○ 普通 ▲ 普通勤務 △ 原則として糖尿病治療のための運動療法が可能	**第3期(顕性腎症期)** ● 普通生活 ○ 普通 ▲ 普通勤務 △ 原則として運動可，ただし病態によりその程度を調節し，過激な運動は不可
	G4 15〜29 G5 <15	**第4期(腎不全期)** ● 軽度制限 ○ 制限，疲労を感じない程度の軽い家事 ▲ 軽勤務〜制限勤務，疲労を感じない範囲の座業を主とし，残業・夜勤は避ける △ 運動制限，散歩やラジオ体操は可で，体力を維持する程度の運動は可		
	透析療法中	**第5期(透析療法期)** ● 軽度制限，疲労の残らない範囲の生活 ○ 普通に可，疲労の残らない程度にする ▲ 原則として軽勤務．超過勤務・残業は時に制限 △ 原則として軽運動．過激な運動は不可		

● 生活一般　○ 家事　▲ 勤務　△ 運動
＊糖尿病腎症の病期は，第1期から順次第5期に進むものではない．
(糖尿病性腎症合同委員会：糖尿病性腎症病期分類2014の策定(糖尿病性腎症病期分類改訂)について．糖尿病 57：529-534，2014より引用　日本糖尿病学会編・著：糖尿病治療ガイド2014-2015，文光堂，東京，78-81，2014より改変引用)

デンスをふまえて，腎臓リハビリテーションに関する成書も発表され[23]，腎機能障害患者に対する運動療法の考え方や実際のパラダイム転換を迎えている．本書では，目覚ましい発展を遂げている腎臓リハビリテーション領域の知見をふまえ，腎機能障害を有する患者に対する運動療法に焦点をあて，現状のコンセンサスを示す．

b 腎機能障害患者に対する運動・生活指導

　腎症の病期を確認することが重要であるが，その他の三大合併症(DRとDN)と異なり，糖尿病と診断された時点で糖尿病腎症1期(早期腎症)である(**表IV-3**)[27]．厳格な血糖管理と血圧管理(目標130/80 mmHg)は糖尿病腎症の発症・進展を抑制，心血管イベントのリスク・死亡率・透析導入も抑制することが明らかにされている[28]．日本糖尿病学会は，「糖尿病腎症生活指導基準」を発表している．糖尿病学領域の指針からは，腎症第1期から第3期(顕性腎症期)までは生活一般，家事に関しては制限することはないが，第4期(腎不全期)から第5期(透析療法期)[MEMO 41]にかけて制限がかかる．勤務，運動に関して，勤務は第3期まで普通であり第4期より制限がかかり，運動は第3期より病態を考慮して制限していくことが必要である(**表IV-3**)．第4期においては散歩やラジオ体操は可で，体力を維持する程度の運動が主体となり，第5期においては原則として軽運動で過激な運動は不可とされる[20]．

> **MEMO 41** 新規透析導入原因の第1位が糖尿病である．2012年度の診療報酬改定で，「糖尿病透析予防指導管理料」が新設された．医師が透析予防に関する指導の必要性があると認めた入院中の患者以外の患者に対して，当該保険医療機関の医師，看護師又は保健師及び管理栄養士などが共同して必要な指導を行った場合に，月1回に限り算定する．具体的な介入は，日本糖尿病学会編「糖尿病治療ガイド」などに基づき，患者の病期分類，食塩制限およびたんぱく制限などの食事指導，運動指導，その他生活習慣に関する指導などを必要に応じて個別に実施した場合に算定するものとされる．必要な職種として，理学療法士の記載はないものの，運動に生活活動を含めた身体活動指導において理学療法士の必要性は高く，糖尿病透析予防のチームに理学療法士の関わりが求められている．

　日本腎臓学会からは慢性腎疾患（chronic kidney disease；CKD [MEMO 42]）のための運動療法ガイドラインとして，「腎疾患患者の生活指導・食事療法に関するガイドライン」，「エビデンスに基づくCKD診療ガイドライン」を発表している[23]．前者では，糖尿病腎症の透析患者には中等度制限・慢性糸球体腎炎を含む慢性腎炎症候群の透析患者では高度制限を推奨している．後者では，CKD患者における運動は尿蛋白や腎機能障害を悪化させるという懸念から推奨してきた運動制限に臨床的な根拠はなく，CKD患者においても身体活動の低下は心血管疾患による死亡のリスクであり，運動療法が重要となり得ると述べている[23]．続いて透析患者への運動療法について述べるが，先に透析患者の生命予後，特徴と障害について概説する．透析人口全体の死亡原因としては心不全が最も多く（27.5％），次いで感染症（20.5％）である．透析患者の5年生存率は1987年以降安定した値で維持されているが，15年・20年・25年生存率は少しずつ低下している[23]．透析患者の運動耐容能は，心不全患者や慢性閉塞性肺疾患患者のものと同レベルまで低下しているが，入浴，着替えや排便などのADLに介助を要する患者は4.9〜1.1％であり，ADL能力は比較的保たれていることが明らかにされている[23]．すべての透析患者に対して運動療法を奨励すべきとされるが，禁忌や中止基準に関しては明確なコンセンサスの得られた基準はなく，心疾患における運動療法のガイドラインに示される禁忌・中止基準が流用されているのが現状である[23]．

> **MEMO 42** CKDとはGFRで表される腎機能の低下があるか，もしくは腎臓の障害を示唆する所見（尿異常，画像異常，血液異常や病理所見など）が慢性的に持続するものすべてを含有する．CKDの診断は，①GFRの値にかかわらず，腎障害を示唆する所見が3ヵ月以上存在すること，②GFR 60 mL/min/1.73 m^{2}未満が3ヵ月以上持続することのうち，この片方または両方を満たす場合である[23]．CKDでは尿異常から始まり，徐々に腎機能が低下して末期腎不全に進行する．CKDの進行に伴って心血管疾患の発症率は高くなる．日本の成人人口におけるCKD患者数は約1,330万人と推計され，その内訳はGFRが60 mL/min/1.73 m^{2}未満のCKDステージ3〜5が約1,098万人，GFRは60 mL/min/1.73 m^{2}以上だが蛋白尿が陽性となるCKDステージ1〜2が231万人とされている（日本腎臓学会の調査）[23]．

　アメリカスポーツ医学会（ACSM）の指針では，慢性腎疾患患者において十分に確立されていないながらも運動勧告として有酸素運動（頻度：3〜5日/週，強度：中等強度，時間：持続的に20〜60分/日，種類：ウォーキングやサイクリング），レジスタンス運動（頻度：2〜3日/週，強度：1RMの60〜75％，時間：10〜15回反復で1セット，種類：マシーンあるいはフリーウエイト）が示されている[28]．血液透析を受けている患者に対しては，透析直後に運動を行うべきでないが，透析をしない日には実施してもよいとされ，もしも透析中に実施されるのであれば低血圧反応を避けるために，その運動は治療の前半中に試みられる

3　糖尿病腎症と理学療法

べきであるとされる[28]．腎臓リハビリテーションの領域からもアメリカスポーツ医学会の指針を参考にしており，透析患者においての運動療法導入のタイミングは，透析前，透析中であれば透析前半であり，透析後半・直後の運動療法導入は控える・避けるべきであろう．

c 透析中の運動療法

　筆者が臨床で勤務していた2000年から2006年の間では，透析患者，特に透析中の運動療法については積極的な介入の事例は多くは報告されておらず，筆者の所属する県士会・ブロックの学術集会において透析中の運動療法介入に関しての発表はなかったと記憶している．近年，透析患者に対する積極的な運動療法の介入事例が報告され，筆者らの研究グループでも最新の臨床実践の知見を得るために全国各地の施設を見学させていただいている．本書では見学させていただいた施設のうち，紹介する許可の得られた増子クリニック昴（愛知県名古屋市，透析とリハビリテーションに特化した施設であり，2014年3月に見学させていただいた施設である）における先進的な透析患者に対する理学療法の概要を紹介する[29]．

　増子クリニック昴の透析台数は100台（100ベッド），ベッド稼働率は8～9割であり，約250名の透析患者のうち，その3～4割に患者の同意の下にリハビリテーションを実施されていた（理学療法士としては，禁忌のないかぎりすべての透析患者にリハビリテーションが必要と考えていた）．まず，透析中の血行動態を考慮し，専門医・理学療法士の判断により，透析前，透析中，もしくは透析前と透析中の3つに分けてリハビリテーションを実施することを基本としていた．心肺運動負荷試験は必要に応じて実施され，専門医が運動療法の許可を行い理学療法士が専門医の処方下に具体的運動療法プログラムを作成し，透析中でも積極的な運動療法を展開していた．透析中のリハビリテーション導入にあたっては，独自に作成された説明資料をもって，リハビリテーション実施中にどのような症状が出現すれば運動療法を中止，ナースコールをすべきなどの説明が丁寧に行われていた．透析患者に初めて運動療法を実施する際には，心電図モニタリングなど入念なリスク管理を行い，安全性が認められた患者ではその後は自覚症状（上限はBorg scale 13「ややきつい」）を運動療法中断・中止基準の指標とされていた．

　透析中の患者における運動療法のメインプログラムとして，原則，血行動態の安定する透析開始30分後から2時間以内で小型のエアロバイクを用いた下肢の有酸素運動をベッド上で30分～1時間実施されていた（図Ⅳ-6）．他にも理学療法士によるストレッチエクササイズを15分程度，重錘・ゴムバンドを用いたレジスタンスエクササイズを10分程度組み合わされていた（図Ⅳ-7）．増子クリニック昴ではリスク管理，さらに低負荷でも継続性を優先的に考慮しているのが特徴であった．運動療法に関する患者教育に関しては，定期的に身体機能評価を実施し数値化したうえでそれをフィードバックし，患者のモチベーション向上につながるように関わっているとのことであり，行動科学的理論・アプローチ法に基づいた関わりが行われていた（患者教育に関しては第Ⅲ章を参照のこと）．運動頻度は週3回の透析時であったが，透析日以外については，できるだけ身体活動を向上・維持させる指導を行い，特に高齢患者ではデイサービスの利用を勧められていた．

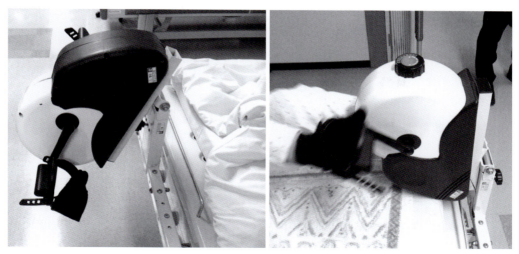

図Ⅳ-6 ▶ ベッド上での小型バイクを用いた下肢の運動
(増子クリニック昂提供)

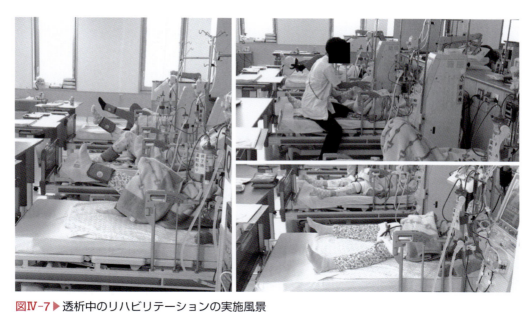

図Ⅳ-7 ▶ 透析中のリハビリテーションの実施風景
図左(重錘を用いてのSLR運動)と図右下(ゴムチューブを用いての股関節外転)はレジスタンストレーニングの実施風景．図右上は，理学療法士によるストレッチングエクササイズの実施風景である．
(増子クリニック昂提供)

d 糖尿病網膜症と糖尿病腎症

　高齢，糖尿病罹病期間が長期化および血糖コントロールが不良な患者では，DRを有し糖尿病腎症の病期が進行した症例が多い．このような患者に対しては，糖尿病治療のための運動療法を積極的に適応することが難しいが，極度に身体活動を制限することは廃用が進行，患者の身体機能・能力が障害され，QOLが低下する．糖尿病治療のための運動療法が積極

的に適応とならない高齢患者においても，廃用予防（介護予防）の観点から，リハビリテーション的要素の強い運動療法，身体活動の維持・向上の理学療法介入は重要性が高いと考える．以下に，糖尿病両合併症を有した高齢患者に対する理学療法介入の基本ルールを以下にまとめる．なお，プログラムという用語を使用しているが，1日の中に特別な時間を設定したリハビリテーション的要素の強い"いわゆる理学療法プログラム"だけを指すのではなく，生活活動に運動を含む身体活動を含めたものをプログラムとする．

- Valsalva様式（息をこらえて力む）のプログラムは禁忌である
- 増殖網膜症による新鮮な眼底出血がある場合は眼科医（担当医）に要相談してプログラムを決定する
- 血清クレアチニンが男性2.5 mg/dL以上，女性2.0 mg/dL以上では担当医に要相談してプログラムを決定する
- 透析患者でも必ずしも極度にプログラムの制限を優先しない
- 透析中のプログラムについては現状では施設の判断による

4 糖尿病神経障害と理学療法

　糖尿病神経障害(diabetic neuropathy；DN)においては，他の糖尿病合併症(糖尿病網膜症と糖尿病腎症)と同様に厳格な血糖コントロール，および禁酒・禁煙などの生活習慣の改善指導が重要である(行うように強く勧められる)[21]．DNは運動療法によってDNの発症が抑制されることが明らかにされている[21]．

　DNは糖尿病多発神経障害(diabetic polyneuropathy；DP)と単神経障害に大別され，DPは臨床上，最も高頻度に認められる糖尿病合併症である．DPはさらに感覚運動神経障害，糖尿病自律神経障害(diabetic autonomic neuropathy；DAN)，急性有痛性神経障害に分類される．感覚運動神経障害はしびれ感，錯感覚，冷感，自発痛，アロディニア，感覚鈍麻として日本糖尿病学会の科学的根拠に基づいた糖尿病診療ガイドライン[21]に紹介されるが，運動神経障害に関する臨床症状は現時点では明確に示されていない(これは第Ⅰ・Ⅱ章で述べている)．DANの臨床症状は，瞳孔機能異常，発汗異常，起立性低血圧，胃不全麻痺，便通異常(便秘，下痢)，胆嚢無力症，膀胱障害，勃起障害，無自覚低血糖などがある．急性有痛性神経障害の臨床症状は，治療後神経障害などがある[21]．以下，それぞれの障害に対する理学療法，理学療法士の関わりについて述べる．なお，感覚鈍麻を有する症例では糖尿病足病変に最大限留意することが必要である(糖尿病足病変に対する理学療法，理学療法士の関わりについては本章で後述する)．

a 感覚運動神経障害と理学療法

　DPの発症と障害の進行によって，足部の感覚鈍麻・異常，下肢・足部の筋機能低下・異常を呈すれば，バランスや歩行などの身体能力が低下・異常をきたすことは理学療法士ならば容易に想像できるだろう．バランス能力の低下を認め，歩容が不安定な患者においては，糖尿病治療のための運動療法として最も一般的なウォーキングの導入が転倒予防などのリスク管理の面から難しい場合がある．このような患者においては，両手にウォーキング用具[MEMO 43]をもって歩くことが有用である(本書ではノルディック・ウォークという)[30]．ノルディック・ウォークでは，通常のウォーキングよりも腰部の上下動揺が増加し，歩幅が広がることから歩行速度も向上する．心拍数も通常のウォーキングと比較して10〜15拍/分上昇し，エネルギー消費量も1.5〜2.0 kcal/分増加する[30]．通常のウォーキングよりも運動量が多いのが，いわゆる「ふつうのノルディック・ウォーク」であり(図Ⅳ-8)，システマティックレビューにより健康維持・増進，疾病に対する予防・治療効果について，知見がまとめられ[31]，糖尿病治療の運動療法プログラムとしても有用であることが報告されている[32,33]．バランスや歩行能力が低下した患者では，ふつうのノルディック・ウォークは実施困難であるが，常に三点支持でバランスの低下・歩容の不安定性を補填する高齢者向けのノルディック・ウォーク[30]は適応できる患者が多く，有酸素運動プログラムの一つとして認識しておくとよい．

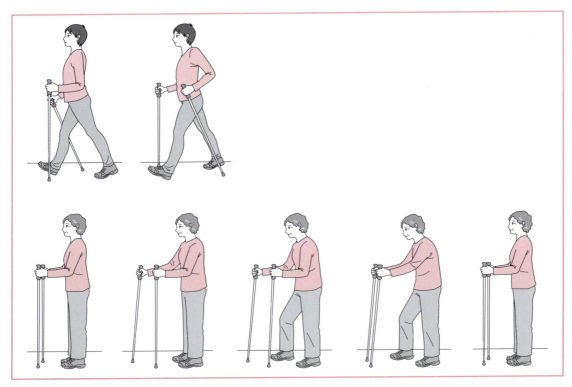

図IV-8 ▶ ノルディック・ウォーク
上図は、いわゆる「ふつうのノルディック・ウォーク」、下図は、「高齢者向けのノルディック・ウォーク」である。ふつうのノルディック・ウォークでは、背筋を伸ばしてまっすぐ正面を見ながら、自然なリズムで足を前へと出す。ストックは踵付近につくようにするとスムースであり、腕を前に出すと自然に歩幅が広がり、運動効率がアップする。高齢者向けのノルディック・ウォークでは、まず右手のストックを前につき、右足を一歩踏み出す。右足に体重をのせたら、今度は左手のストックを前にだし、最後に左足を一歩踏み出す[30]。

> **MEMO 43** 歩行時に活動する筋は主に下肢の筋群であり、上肢の筋群は下肢の筋群と比較するとほとんど活動していない。そこで、歩行時により上肢の筋群を活動させ、全身運動にしようという理由で、両手にストックもって地面をつきながら歩くことが流行しだした。クロスカントリースキーの盛んな北欧から流行し始めたので「ノルディック・ウォーク」と呼ばれ、アメリカでは「ポール・ウォーキング」と呼ばれている。

　一般的な糖尿病治療のための運動療法が実施できない、また、一般的なプログラムだけだと継続性を得にくい患者に対して、身体機能・能力の低下した患者でも実施できるプログラムを2つ紹介する。1つ目は他動運動機器を用いたプログラムである。当初は健康増進機器として開発された経緯をもつ乗馬フィットネス機器（ジョーバ、Panasonic）は[34]、現在、前方に手すりを設置・安全性に配慮した設計で虚弱高齢者でも継続して利用でき、運動能力や脊柱アライメントの改善効果が報告されている（図IV-9）[35]。主にリハビリテーション領域での研究報告が集積されているが[36]、高齢糖尿病患者での検討においても安静時糖代謝量の向上などが明らかにされ、特に一般的な運動療法が実施できない糖尿病患者においては適応を考慮するべき知見が報告されている[37,38]。2つ目は骨格筋への電気刺激によるプログラ

図Ⅳ-9 ▶ 乗馬フィットネス機器
(高知大学医学部附属病院提供)

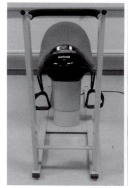
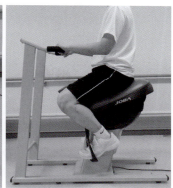

図Ⅳ-10 ▶ 大腿四頭筋への電気刺激[42]
(高知大学医学部附属病院提供)

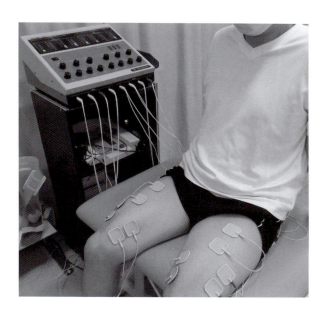

ムである．下肢すべての筋肉を動かすベルト電極式骨格筋電気刺激法であるB-SES(ホーマイオン研究所)を用いて糖尿病患者を対象に食後高血糖抑制への影響が検証され，コントロール群と比較して血糖上昇が抑制されることなど，通常の運動療法が困難な糖尿病患者でも安全に実施可能で糖代謝改善への効果が明らかにされている[39,40]．健常人が対象ではあるが，同様の機器を用いて電気刺激が眼圧や血圧に与える影響を検討した研究では，30分間の下肢への電気刺激中および刺激後，安静時と比較して眼圧が上昇しないことが確認されており，DRなど合併症を有する患者にも十分に適応可能であると考えられる[41]．われわれは健常人を対象に下肢全体への電気刺激ではないが，日常診療で使用していた電気刺激装置(パルスキュアKR-6，OG技研)を用いて大腿前面への30分間の電気刺激によって糖負荷後30分時の血糖値・60分時のインスリン値が安静時と比較して有意に低下することを報告した(図Ⅳ-10)[42]．

　以上，感覚運動神経障害によってバランスの低下や歩容の異常を認め，糖尿病治療としての一般的な運動療法が実施できない糖尿病患者に対しても行える運動療法プログラムを述べ

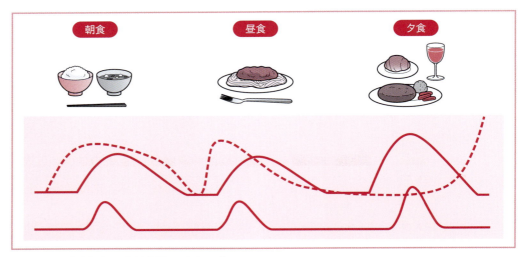

図Ⅳ-11 ▶ 食事摂取と血糖上昇のイメージ
図は，食事摂取と血糖上昇パターンのイメージ図である．実線（下）は健常人，実線（上）は糖尿病患者の血糖上昇パターンである．破線は糖尿病自律神経障害を合併する患者で，胃不全麻痺のため血糖上昇のタイミングが一定のパターンを示していない状態である．

た．身体機能・能力が低下した患者，特に虚弱な高齢患者においても糖尿病治療目的はもちろんのことであるが，介護予防の観点からも運動療法は必須の介入手段である．合併症の状態や身体機能を考慮してリスク管理を行いそれぞれの患者に個別対応できることが理学療法士の最大の強みである．特に絶対的禁忌がない患者においては，虚弱高齢患者であっても，糖尿病合併症を有していたとしても，糖尿病治療効果が検証され，安全に実施可能なプログラムを提供すべきと考える．

b 糖尿病自律神経障害，有痛性神経障害と理学療法

罹患期間が長く，DNが進行した症例では無自覚性低血糖を起こすリスクが高い．さらに，DANの合併によって，胃不全麻痺を認める患者では食物摂取後の血糖上昇のタイミングが安定せず（図Ⅳ-11），薬物療法による影響もあり，低血糖のリスクは益々上昇することから，このような患者では頻回の自己血糖測定を行わせ，できるかぎり低血糖を避けることが必要である[21]．重篤な低血糖を起こすと，その直後は無自覚低血糖を起こしやすくなることから，しばらくの間，目標血糖値をやや高めに設定するほうがよいとされている[21]．DANの症状が強い患者では，弾性ストッキングを着用するほか，起立や体位変換はゆっくり行わせる[27]．透析を行っている患者でDANを認める患者では，特に血圧動態の変化に注意する．DANを有する患者では，DANに対する対応を患者自身が自己管理できるようにすることが必要不可欠であり，患者教育が非常に重要となる．

感覚神経障害では，臨床上，患者が疼痛を強く感じた場合（有痛性神経障害）と感覚が鈍麻となった場合（しびれや異常感覚が強く感覚の感受性が低下した場合を含む）があることに留意して対応を考慮する．DNの最も深刻な症状の一つは自発痛であるが，筆者の臨床経験上，

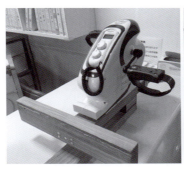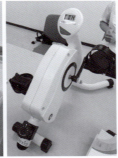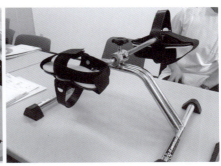

図Ⅳ-12 ▶ 仰臥位，ベッド上でも実施可能なポータブルタイプのマルチバイクの例
（増子クリニック昴提供）

　自発痛が強く歩行程度の荷重も困難である患者を担当した経験は少ない（末梢動脈疾患による間欠性跛行は別で記載する）．少数例ではあるが，疼痛を強く訴える患者はおり，この場合には疼痛に配慮したプログラムが必要となる[43]．下肢に疼痛を強く訴える場合，荷重によって疼痛がさらに増悪する可能性もあるので，その場合は荷重に配慮したプログラムを設定する．機器は必要だが可能ならばリカベント型エルゴメーターなど，最近では透析中・仰臥位でも実施可能で持ち運びもしやすいようにポータブルバイクが販売されている（**図Ⅳ-12**）．

　「肥満」[44] **[MEMO 44]** を合併する症例においては，腰痛などの運動器障害を予防するためにも荷重に配慮したプログラムを計画できることが重要である．肥満とは，BMIが25 kg/m^{2}以上の状態であり，これは身長と体重からみた指数であり，BMIが25 kg/m^{2}以上であれば，病気であるということではない（BMI 25 kg/m^{2}以上が肥満という病気であるとするのならば，柔道の重量級選手，ラグビー選手や力士などの多くが健康状態に問題ないのに病気の位置づけになってしまう）．一方，「肥満症」とは，BMI 25 kg/m^{2}以上で肥満に原因があるか肥満に関連していて，減量を必要とする健康障害を伴うものである[44]．肥満に起因ないしは関連して発症する健康障害とは，脂肪細胞の質的異常（2型糖尿病など），脂肪細胞の量的異常（変形性関節症など），特殊な病態（肥満妊婦など）である．

> **MEMO 44 ▶** 日本肥満学会によって，2000年に「新しい肥満と肥満度の診断基準」が発表され，2011年に新しい肥満症の（肥満度の）診断基準が示されている[44]．体重（kg）÷身長（m）÷身長（m）によって算出されるbody mass index（BMI）を用いて日本肥満学会により日本人の体格指数が決定される．BMIが18.5 kg/m^{2}未満は「低体重」，18.5〜25 kg/m^{2}未満は「普通体重」，25〜30 kg/m^{2}未満は「肥満（1度）」，30〜35 kg/m^{2}未満は「肥満（2度）」，35〜40 kg/m^{2}未満は「肥満（3度）」，45 kg/m^{2}以上は「肥満（4度）」と判定する．肥満と疾病とのJカーブの検討により，統計学的に日本人の最も疾病にかかりにくい体重がBMI 22 kg/m^{2}とされ，これが日本人の標準体重を求めるための基準の根拠となっている（詳細は厚生労働省，日本肥満学会のHPを参照のこと）．

　筆者の経験上，理学療法室で有酸素運動を実施する場合，肥満の糖尿病患者においては，毎日の運動の継続による膝痛や腰痛の発生を予防するためにも長時間のウォーキングは推奨できず，できるだけ下肢関節に負荷の少ない自転車エルゴメーターを処方していた．しかしながら，特にBMIが35 kg/m^{2}を超えるような肥満度3度以上の患者では，自転車エルゴ

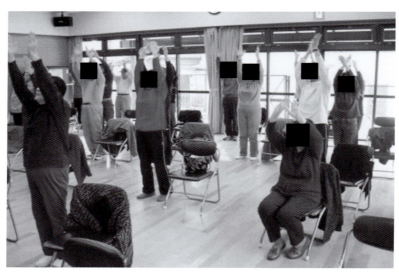

図Ⅳ-13 ▶ 太極拳ゆったり体操教室の実際

筆者らが以前に行った「太極拳ゆったり体操」を用いた高齢者を対象とした運動教室の風景である．太極拳ゆったり体操は座位版，立位版の体操があり，対象者の身体機能に応じて個別に選択することが可能である．また，画像のように立位版を行うことに難を要する身体機能が低下した者と，立位版を実施可能な身体機能を有する者が一緒にできることが特徴の一つであり（ポピュレーションアプローチが行いやすいプログラム），集団での運動指導にも適したプログラムの一つである[10～14, 16]．

メーター運動の継続によって，いわゆる"股ずれ"が発生し，それによる疼痛や痒みの問題から自転車エルゴメーターによる運動の継続が難しかった．筆者が勤めていた施設ではリカベント型エルゴメーターを有していなかったため，時折，高度肥満を認める患者（脳卒中片麻痺患者などにも適応していた）では自転車エルゴメーター後方に椅子を置き，椅子に座って下肢の駆動を行わせるなどの工夫を行っていた．

　椅子を用いて行う座位での運動プログラムは，下肢関節への負担が少なく，高度肥満の患者はもちろんのこと，運動器疾患などを合併する患者，バランスが低下した患者などに適応しやすい[45]．京都大学の林らが開発した「すわろビクス」，「鍛えマッスル」や「Keep Moving! Keep healthy with Diabetes」などは血圧の変化など安全性の検討も行われ，臨床研究も行われている[46, 47]．われわれも本章の「糖尿病網膜症と理学療法」で紹介したが，太極拳ゆったり体操は，座位で実施できる型と立位で実施できる型があり，患者の身体能力に応じてポピュレーションアプローチで実施できるのが特徴であり，集団への運動指導にも有用である（**図Ⅳ-13**）．日本糖尿病協会では，座って安全に実施可能なシリコンバンドを用いた座位で実施できる運動療法プログラム「ブルーエクササイズ」を開発し，現在その効果検証が行われている[48]．

5 糖尿病足病変と理学療法

　糖尿病足病変(diabetic foot)とは，国際的には「神経障害や末梢血流障害を有する糖尿病患者の下肢に生じる感染，潰瘍，深部組織の破壊性病変」と定義される[21]．末梢動脈疾患(peripheral artery disease；PAD)は糖尿病に特有の合併症ではないが，糖尿病患者においてはPADのリスクは糖尿病でない場合と比較して3〜4倍となり[21]，糖尿病患者の10〜15％と高頻度に合併する[20]．日本では1950年頃を境に外傷事故による下肢切断の件数が減少傾向にあり，1980年頃より糖尿病が原因疾患である下肢切断が増加しているとの報告がある[49]．日本における糖尿病足病変の有病率(ある一時点での疾病の頻度)，罹患率(観察期間を考慮に入れた指標)や切断率に関する全国的な大規模調査はほとんど行われていないが，国際的には低いと考えられている[50]．欧米では糖尿病患者が足病変を起こすリスクは一生涯で25％であるといわれており[50]，日本人糖尿病患者でこれより低いという理解でよいが，4名程度に1名の発生の可能性があり，日本においても最も主要な下肢切断原因と考えれば，下肢切断に移行させないため，糖尿病足病変への理学療法士の関わりはきわめて重要である．糖尿病三大合併症(網膜症，腎症，神経障害)の評価については第Ⅰ章で述べているが，これまで糖尿病足病変に関わる評価には触れていないので，本項では評価を含めて理学療法，理学療法士の関わりについて述べる．

a 糖尿病患者における歩行障害

　糖尿病患者では，システマティックレビューによって糖尿病多発神経障害(diabetic polyneuropathy；DP)を合併していなくとも健常者と比較すると，単脚支持時間が減少，ストライド長は短縮し，歩行速度は低下することが明らかにされている[51]．これら運動学的分析によって明らかになる歩行障害に加えて，運動力学的分析によって明らかにされる高足底圧・足底圧分布の異常が足潰瘍を発生させる主要な問題となる．潰瘍発生には多数のバイオメカニカルな要因が関与するが，高足底圧と足底の潰瘍発生の間には強い相関が認められる[52]．高足底圧・足底圧分布につながる要因としては，DP，足の変形，足部・足趾の関節可動域障害や胼胝などがあげられる．

　DPについては，「第Ⅰ章 4．糖尿病合併症(急性合併症と慢性合併症)と理学療法」および「第Ⅳ章 4．糖尿病神経障害と理学療法」に記載している．足趾変形(claw toe, hammer toe)，外反母趾，凹足変形，シャルコー足変形などがあげられ(図Ⅳ-14)[21]，足趾変形には足趾の筋萎縮(筋力低下)も影響すると考えられている[53]．足部・足趾の可動域制限については足関節の背屈制限，足趾関節の伸展制限などにより，歩容の異常につながり足底圧分布の異常(前足部への圧集中)，高足底圧に影響する[54]．糖尿病患者の足部・足底は，多様な要因によって足病変となりやすい状態となる(図Ⅳ-15)．胼胝については足底の圧上昇の要因となり常に改善が必要なことから[52]，理学療法士もこれには十分に留意して，皮膚科医，慢性疾患看護専門看護師や糖尿病認定看護師などの専門家と協同の下，対応しなければなら

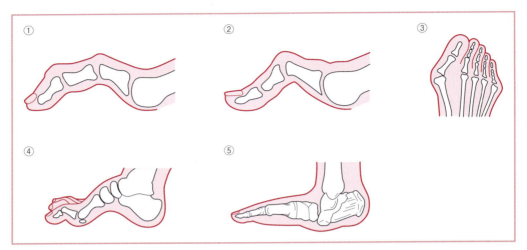

図Ⅳ-14 ▶ 糖尿病患者によくみられる足変形
①クロウトゥ（鷲爪趾），②ハンマートゥ（槌趾），③外反母趾，④凹足変形，⑤シャルコー関節

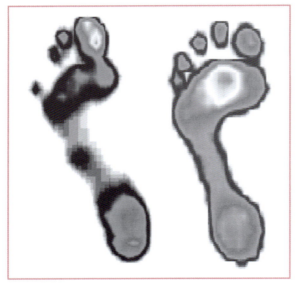

図Ⅳ-15 ▶ 非糖尿病者および糖尿病患者の歩行時の足底圧の例
足底圧分布測定装置 footscan®（RSscan International）によって測定した健常者（左）および糖尿病患者（右）の歩行時の足底圧分布である．糖尿病患者では，非糖尿病者と比較して前足部（中足部）に圧が集中し，圧が増加している．足圧の上昇か所では潰瘍発生のリスクが高くなる．
（VITAL-FUSS-KOCHI提供）

ない（図Ⅳ-16）．繰り返すが，これは糖尿病患者を診療する際だけに留意しなければならないものではない．理学療法の日常臨床において，糖尿病を合併する患者において足病変のリスクの高い場合には必要不可欠な留意事項である．

b 糖尿病足病変の評価

　糖尿病罹病期間が長期にわたる患者，血糖コントロール状況が不良な患者およびDNを有する患者などが糖尿病足病変のリスクが高い患者である．これは，糖尿病患者に限ることではなく，糖尿病を合併した脳卒中患者や変形性関節症患者などリハビリテーションの対象疾患においても同様である（リハビリテーションの対象患者に対する関わりについては第Ⅱ章

図Ⅳ-16 ▶ 糖尿病患者の足部・足底の例

左上：角化型白癬を認める患者の踵部である．踵部全体にわたって皮膚が肥厚，硬化，乾燥しており，ひび割れ（丸で囲んでいる部分）が認められる．
左下：角化に加え汗疱状白癬を認める患者の前足部である．皮膚剝離（薄く皮が剝ける）も認められる．
右：角化型白癬を認める患者の足底である．足底の数か所に胼胝（丸で囲んでいる部分）が認められる．胼胝（いわゆる「タコ」）とは，皮膚の角質層が肥厚した状態であり，角質層が深層に突起し痛みを伴うものが鶏眼（いわゆる「ウオノメ」）である．

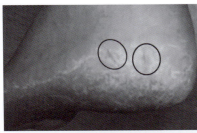
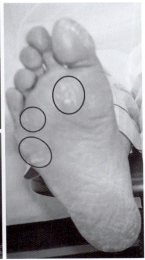
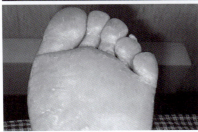

図Ⅳ-17 ▶ 糖尿病病変の評価における足部の振動覚検査

この検査方法は，糖尿病足病変に関する国際ワーキンググループが紹介する方法である．音叉はDPの簡易診断基準と同様に128 Hzを使用する．患者には，検者が音叉を当てているかどうか，どこに当てているか見えないようにして，音叉を第1足趾の遠位趾節骨の背側に当てる．音叉は一定の圧力で垂直に当て，患者が母趾で振動を知覚できない場合は，より近位（果，脛骨粗面）で検査を繰り返す．振動覚計をもつ部位に注意し，検者の手指で振動を止めないように注意する[52]．

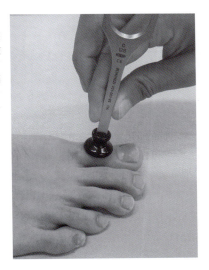

を参照のこと）．

まず，糖尿病足病変の評価について述べる．糖尿病足病変のリスクが高い患者では特に足の神経障害，血流障害（血流障害については，次項で述べる），変形，皮膚病変の有無などを確認する．足の神経障害については，振動覚検査，ピンプリック（pin-plick）検査，深部腱反射，Semmes-Weinstein 5.07（10 g）モノフィラメント（SWモノフィラメント）検査などを行うことが必要である[21]．それぞれの検査の概要について，まず，振動覚検査においては糖尿病足病変の評価として，どの部位にどのように行えばよいかといった国際的にもコンセンサスの得られた統一的な実施方法はない[21, 52]．振動覚検査について，日本ではDPの簡易診断基準に基づき，両側足関節内果で10秒以上感じなければ，異常と判定することはコンセンサスの得られた方法である．糖尿病足病変に関する国際ワーキンググループでは，糖尿病足病変の評価における振動覚検査について図Ⅳ-17のように紹介している[52]．ピンプリッ

5 糖尿病足病変と理学療法 | **129**

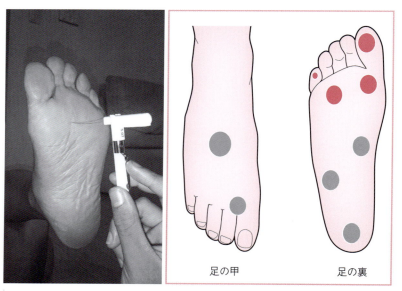

図Ⅳ-18 ▶ SWモノフィラメントによる足底の触圧覚検査の実施風景と測定か所の例
フィラメントはナイロン製であり，左図のように行えば，一定の負荷がかかるように調整されている．測定か所の例を右図に示すが，糖尿病足病変に関する国際ワーキンググループにおいては，赤色で示される足底の4か所は行うことが必須であると推奨されている[52]．測定方法については，できるだけ静かな環境で，患者は仰臥位で眼を閉じさせて行う．先に手の甲などで，フィラメントの触知が理解されるか否かを確認する．検査を行う際，タッチした下肢側の上肢を挙上してもらうようにするとよい．測定時の検者の力のかけ方であるが，フィラメントの先端と根元の角度がおおよそ90°になるまで，1〜2秒間皮膚に押し当てる．糖尿病患者の足底では胼胝の形成が認められることが多いので，それらのか所は避けるようにする．細いフィラメントの場合は，一つの測定か所について数回の測定を行い，太いフィラメント（4.56以上程度）の場合は1つの測定か所について1回の測定を行えばよい．

ク検査とは，針や竹串など出血しない程度に尖っているものを皮膚に当てる，いわば痛覚検査である．東北合併症フォーラムでは4,070例を対象に竹串を用いたピンプリック検査の調査結果を明らかにしている[55]．方法は，鋭利端と鈍端で交互に足趾，足首，膝を突っつき，どちらが尖っていたかを聞く（ピンプリック感の弁別検査）ものであり，弁別できなかったものを痛覚低下と判断し足趾のみをGradeⅠ，足首までをGradeⅡ，膝下までをGradeⅢとするものである．平均58.8歳，糖尿病罹病期間8.3年の糖尿病患者において，痛覚低下は12〜14％認め，DPの簡易診断基準でDPなしとされても，その5.7％に痛覚低下が確認されたことが報告されている[55]．さらに同様のグループは糖尿病診療における代表的な深部腱反射のアキレス腱反射と振動覚異常の頻度を調査している．糖尿病患者14,614名において両側のアキレス腱反射異常を40.3％に認め，糖尿病患者6,017名において両側の振動覚異常を52.0％に認めることを明らかにしている[55]（アキレス腱反射および振動覚検査の詳細については，第Ⅱ章を参照のこと）．SWモノフィラメントについては，特に5.07（10gの圧がかかるもの）のフィラメントで検査を行うことが有用である（図Ⅳ-18，図Ⅳ-19）．糖尿病足病変に関する国際ワーキンググループでは，前向き研究の成果を基に5.07のフィラメントを足趾または足背で知覚できない患者では，将来，糖尿病性足潰瘍を合併する可能性が高いことを示している[52]．米国糖尿病学会のフットケアグループは5.07モノフィラメント検査を必

フィラメントの大きさ	キット番号（Size）	Target Force in grams	足の甲側の閾値	足の裏側の閾値
細 ▲ ▼ 太	2.83	0.07	正常	正常
	3.61	0.4	Diminished Light Touch	
	4.31	2	Diminished Protective sensation	Diminished Light Touch
	4.56	4	Loss of Protective Sensation	Diminished Protective sensation
	5.07	10		Loss of Protective Sensation
	6.65	300	Deep Pressure Sensation Only	Deep Pressure Sensation Only

図Ⅳ-19 ▶ SWモノフィラメントによる検査結果の判定

SWモノフィラメントについては，数十本のセットが販売されているが，図はプリノバタッチテスト フットキット6本セット（アークレイマーケティング株式会社）を基準とした判定方法である．米国糖尿病学会のフットケアグループでは，足の神経障害のリスクアセスメントの際には5.07モノフィラメント検査を必須としている[21]．プリノバタッチテスト フットキットでは，5.07の1本も販売されている．

須とし，振動覚検査，ピンプリック検査およびアキレス腱反射のうち1項目を検査に加えるように推奨している．

　足変形，皮膚病変については，理学療法士が直接的に治療介入できることは多くはないが，足変形の有無を確認し，趾間部を含めて，発赤，乾燥，肥厚，角化，胼胝，鶏眼，白癬，爪病変，水疱や潰瘍などの有無を診る．その他，足趾の筋萎縮（筋力低下），足趾，足部の関節可動域を確認することとし，関節可動域については特に足関節背屈，足趾伸展の可動域を確認する．以上，足の神経障害，血流障害，変形，皮膚病変などの糖尿病足病変のリスク因子を多数有するにつれて足潰瘍の発症リスクが高めるため，これらを有する患者においては，より頻回に足の診察と発症予防のためのフットケア[56, 57][MEMO 45]が必要となる．

MEMO 45 ▶ フットケア（foot care）とは，糖尿病神経障害や下肢動脈硬化による「足病変」の予防ならびに治療のための医学的，看護学的な処置（ケア）の仕方（指導を含む）を意味する．予防には足部の観察をまめに行い，常に清潔を保つようにする[56]．糖尿病足病変は重点的に介入すれば発症を予防できるとされ，2008年の診療報酬改定では，「糖尿病フットケア」の算定が新設された．糖尿病足病変ハイリスク要因を有し，医師が糖尿病足病変に関する指導の必要性があると認めた入院中の患者以外の患者に対して，医師又は医師の指示に基づき看護師が当該指導を行った場合に，月1回に限り算定するものである．近年，フットケアに関する専門学会（日本フットケア学会〈補足資料Ⅳ-2〉）も設立され，チーム医療におけるフットケアの重要性がますます高まってきている．

C 糖尿病足病変への理学療法介入

糖尿病足病変の発症を予防することが重要であり，すべての患者に一般的なフットケアに

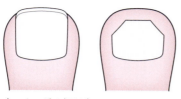

左：よい爪の切り方
右：不適切な爪の切り方

靴選びの基本チェックポイント
- 靴の中で前後に足が動かないか確認する（踵から足趾先端の最も長いところに1cm足した程度が望ましい靴のサイズ）
- 靴の先端部分が狭く（縦幅・横幅）足趾を圧迫していないか確認する
- 外反母趾予防のためには，足囲の確認も重要である（3Eや4Eで表される前足部の最も幅の広い周囲径）
- ベルクロや靴紐で中足部が固定されるか確認する
- 靴底はクッション性のよいものか確認する

図Ⅳ-20 ▶ 爪の切り方と靴選びのポイント
爪の切り方：角は切り込まず，爪の白い部分が0.5〜1mmほど残るように切る．深爪しないように注意する．網膜症を合併して視力が低下している患者などで，爪切りが適切に行えない患者の場合，キーパーソンに爪の切り方を指導する．
（靴選びのポイント：文献58を参考に作成．）

関する基礎教育を行うことが前提である．標準化された介入方法はないが，基礎教育としては，まず下肢切断への移行なども含めて糖尿病足病変に関する情報提供を行う．次いで，足の清潔を保持・特に足趾間をよく拭くなどを指導する．足の自己観察を定期的に行うように指導し，必要に応じて保湿クリームなどを使用して足の保湿性を保つように指導する．爪の切り方を指導するとともに（図Ⅳ-20），足に合った靴かどうかを確認し，必要に応じて靴の選び方を指導して靴擦れや足変形を予防する[58]．前述した糖尿病足病変のリスクが高いと考えられる患者では，より入念な指導が必要となる．まず，足は必ず毎日みるように指導する．特に運動前後の足の観察は必須であり，運動を行う際には淡い色の靴下を履くようにすれば，血液が付着していた際など，発見しやすい．自宅でもできるだけ素足で歩かないようにして，居宅用の履物を調整する．足の神経障害が進行している症例や血流障害を有する患者では足に適合した靴の適合が重要であり，特に著明な足変形を有する場合や足底胼胝を有する場合で高足底圧となる症例では，フットウェア（インソールや靴型装具）（図Ⅳ-21）の適応が有効である[21, 52, 58]．足底胼胝については，デブリドマン[59] [MEMO 46]することにより，最大足底圧は約30％減少するので，皮膚科医などの専門家への相談が必須である．

MEMO 46 ▶ デブリドマン（débridement）とは，壊死した組織を軟膏や外科的に除去する方法である．感染のコントロールのためには，抗菌薬を含んだ軟膏や抗菌薬の全身投与などが併せて行われる．さらに肉芽形成や上皮化促進のための軟膏があるので，時期に応じた軟膏が用いられる．上皮化については軟膏で治癒しない場合は植皮術が行われる．潰瘍によっては，腱や骨が露出している場合があるが，そのような場合には皮弁移植が必要となる[59]．

足潰瘍ができれば，その部分に荷重がかかると，治癒機転が阻害されるため，荷重がかからないようにすることが重要であるが，過度のベッド上安静や身体活動制限は，患者の身体機能・能力を低下させ，廃用症候群を誘引するので，適切な免荷の対応が必要である．リハビリテーション領域では，従来からいわゆる"治療"の位置づけとしてオーダーメイドで患者個々に応じた靴型装具が処方されてきた．しかしながら，諸種の理由で処方・採寸・作製・適合判定・患者への納品までの日数がかかり，かつ保険適用は考慮されるものの高価であっ

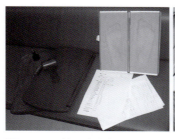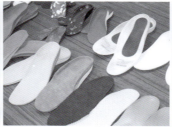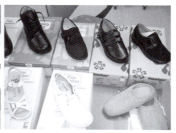

図Ⅳ-21 ▶ 糖尿病患者のフットウェアの例
左：柔らかい発泡樹脂を箱につめたトレッシャム（フットプリントともいう）である．足をのせて荷重すると，押しつぶされて，足跡を簡単にとることが可能である．採取した足跡に石膏を流し込んで型（陽性モデル）を作製する．
中：さまざまなインソール．
右：インソールを挿入することが前提で作製されているコンフォートシューズ．最近では軽量化されたものが多く，従来の靴型装具より患者の受け入れがよい．
（VITAL-FUSS-KOCHI提供）

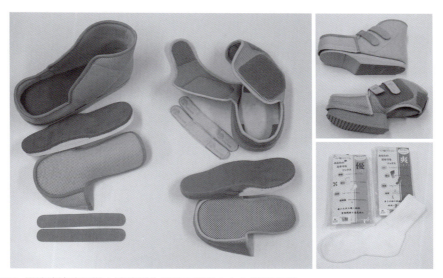

図Ⅳ-22 ▶ 足潰瘍治療用靴と潰瘍発生予防を目的とした靴下の例
左：足潰瘍部の減圧・除圧を目的としたレディーメイドタイプの治療用靴．写真はそれぞれのパーツを分解したもの．インソールのカスタムも容易である．
右上：それぞれのパーツを組み合わせた写真．写真上は前足部，写真下は後足部の減圧・除圧を目指したもの．
右下：通気性・保温性・保湿性が考慮され，内側に縫い目の盛り上がりがないなど，足潰瘍発生予防を目的に作られた靴下である．
（VITAL-FUSS-KOCHI提供）

た．また，靴型装具は，機能性に優れる一方で，比較的重量が重く，見た目も重厚であり，"予防"目的では患者の自費となり，適応するのに難があった．最近では，レディーメイドであるが，患者に応じてインソールのカスタムが行えるなどの比較的安価な「糖尿病用靴」が販売されており，足底潰瘍への減圧・除圧が行え，予防の位置づけにある患者へも導入しやすくなっている（図Ⅳ-22）．また，最近では足に傷を作りにくいように，通気性・保温性・保

湿性に優れ，内側に縫い目の盛り上がりがない靴下も販売されている．いずれの製品を適応する場合にも，エビデンスが証明されたものは少ないので，糖尿病専門医，リハビリテーション科専門医や整形外科専門医と相談のうえ，適応を考える必要がある．

　フットウェアの適応にあたっては，適切に減圧・除圧できているかの確認が必要不可欠である．足部・足趾の筋力や足関節・足趾の関節可動域改善，歩容指導についても，足底圧の軽減・前足部への圧集中など足底圧分布の異常を改善し潰瘍発生防止を目的とするならば足底圧の確認が重要である．足関節・足趾の関節可動域制限が改善すれば，歩行時の足底圧異常も改善されるので，足関節・足趾(特に伸展方向)の関節可動域運動について，セルフトレーニングの方法指導を含めてプログラムに取り入れる(正常歩行における関節角度を参考に足関節背屈角度は0〜10°，第1中足趾節関節伸展角度は70°を目標とする)．歩容指導によって，歩容が改善され足底圧も改善されるが，改善された歩容が日常生活の中で保持されるか，歩容指導によって潰瘍発生リスクの低下に影響するかのエビデンスはないが，プログラムの一つとして考慮する．

6 下肢切断をふまえた末梢動脈疾患の理学療法

末梢動脈疾患（peripheral artery disease；PAD）は糖尿病患者に特有の合併症ではないが，糖尿病患者におけるPAD発症のリスクは3～4倍（HbA1cの1％増加ごとにPADのリスクは26％増加する）である[21]．糖尿病足病変による下肢切断に，PADによる下肢切断の疾患概念を加えたのが「血管原性切断」である[60]．地域によって異なるが，糖尿病患者における足潰瘍有病者の7～20％が下肢切断となるとされる[21]．糖尿病患者に認める潰瘍・壊死等の足病変は神経障害性，虚血性および両者の混在する神経虚血性の3つに大別され，PADを合併する虚血性潰瘍では，神経障害性潰瘍に比較し切断率が高く，患者の生命予後も不良である[21]．日本における下肢切断者に占める血管原性切断の割合は大きくなっているが，切断者の実数は欧米に比べると少ない[60]．

これまで，第Ⅰ章および本章において糖尿病三大合併症（網膜症，腎症，神経障害）の評価と理学療法介入を述べ，本章で糖尿病足病変の評価と理学療法介入を述べた．本項では，下肢切断をふまえて，PADの評価と理学療法介入について述べる．

a 末梢動脈疾患の評価

PADの発症に大きく関わる要因は，喫煙，高齢および糖尿病である．糖尿病患者において，足切断につながる足病変の成因はDNとPADによる末梢血流障害である．下肢PADの検査法には，①足関節上腕血圧比（ankle-brachial pressure index；ABI）[61] [MEMO 47]，②血管エコー検査，③運動負荷試験，④造影検査（CT，MRI，カテーテル検査）があり（図Ⅳ-23），ABI≦0.90であれば，下肢PADと診断する[62]．第一選択としてABIを測定するが，罹病期間が長期化した糖尿病患者や維持透析患者では足関節より中枢の動脈は石灰化が著し

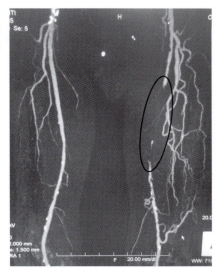

図Ⅳ-23 ▶ PAD患者の血管造影
77歳の女性患者である．浅大腿動脈が閉塞し，深大腿動脈からの側副血行路が確認される．丸で囲んでいる部分は，本来，浅大腿動脈が確認される位置である．
（大阪労災病院提供）

いため，ABIが本来より高値となる場合がある．このような場合は，足趾上腕血圧比（toe brachial pressure index；TBI）[61)][MEMO 47]の測定が有効である．PAD患者の2/3以上は無症候であるか，非典型的な下肢症状であり，さらにDNの合併によりPAD患者が同定されにくい[21)]．PADの代表的臨床症状は，間欠性跛行である（しばらく歩くと下肢のだるさや痛みなどから歩けなくなり，しばらく休むと再び歩けるようになる）．間欠性跛行は機能的症状であるために，その重症度評価や治療効果判定には歩行負荷ABI測定や近赤外線分光法などの客観的な機能的検査が必要であるが，最大歩行距離測定（主観的）で代用されているのが多くの臨床現場での現状である．足部に潰瘍が存在する場合，これが虚血によるものであるかどうかを判定するためには経皮酸素分圧（$TcPO_2$）や皮膚灌流圧（skin perfusion pressure；SPP）の測定が有用とされる．$TcPO_2$が30％以下，SPPが30 mmHg以下では組織治癒は困難と考えられている．

MEMO 47 ▶ ABIの基準値は1.00～1.30の範囲である．TBIの基準値は0.7～1.0であり，TBIが0.6以下は狭窄などの血管障害を疑う．

血管原性の切断患者においては，一般的な切断のリハビリテーションにおける情報収集や評価に加えて，糖尿病足病変，PADの評価を行うが，これは切断肢に限ったことではなく，非切断肢も同様に評価を行うことが重要である．下肢切断のリハビリテーションでは，患肢だけではなく，積極的に残存肢の筋力増強運動，移乗動作練習などを行い，義足装着が可能となれば歩行練習時間も多くなる．患肢では，いわゆる"断端訓練"を行い，ソフトドレッシングの場合では弾性包帯を毎日数回巻き替えるので，患者も医療者も1日に何度も断端の状態を確認する（リジッドドレッシング（ギプス包帯）の場合でも定期的に創部の確認が行われるが，血管原性切断ではソフトドレッシングが行われるのが一般的である）[63)]．一方，非切断肢については，切断肢ほどの注目をしないと思われるが，積極的なリハビリテーションを行う場合ほど切断肢と同等に非切断肢にも注意を払わなければならない．その他，運動療法に伴うリスク（低血糖など）の管理は，切断患者の場合でも同様である．

b 末梢動脈疾患への理学療法介入

PAD患者に対する理学療法の要点は，

1. 重症度を客観的に把握する
2. 原因となる病変の重症度ならびに全身性の危険因子を把握する
3. 理学療法プログラムと実施上のリスクについて検討する
4. 理学療法を継続した際の効果ならびに理学療法が継続不可となる因子を客観的に判定する

以上の4点であり，他の糖尿病合併症の有無や，ありの場合にはその重症度をふまえて理学療法介入を検討する．間欠性跛行の跛行出現距離（initial claudication distance；ICD）が30 m以下の場合は「重度」，100～250 mの場合は「中等度」，400～500 m以上の場合は「軽

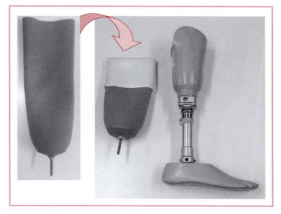

図Ⅳ-24 ▶ シリコーンライナーおよび下腿義足
図左は，シリコーンライナーにキャッチピンを装着したものである．シリコーンを利用した義足インターフェイスとしてシリコーンライナー（Iceross）が開発された．Icerossの特徴は，従来の義足と断端とのずれや遊びが少なく，皮膚にかかる摩擦力を弱めることなどが特徴である．懸垂方式は，キャッチピンのほかにも吸着式，シールインなどさまざまある．

度」と判定し，重度の場合は積極的なリハビリテーションが適応されず，軽度の場合は積極的なリハビリテーションが適応となる[64]．古典的な運動療法としては，Büerger体操やBüerger-Allenの変法などがある．現在において，PADの運動療法としては軽度から中等強度（最大強度の70％程度）のプログラム，歩行練習（例：速度を一定に固定し，傾斜を徐々に増加させていくプロトコルなど）などがあり，1回に30分程度が一般的である[64]．虚血性潰瘍に対する物理療法としては，人工炭酸泉治療や間欠的圧迫治療などの効果が報告されており，特に人工炭酸泉治療においては，切断回避の効果も報告されている[65]．

　血管原性切断患者（主に高齢者）への義足処方について，ある施設の報告では，原則として下肢切断者は創の治癒が得られた時点で義足を処方，大腿切断者は義足歩行の意欲が高く，非切断肢で立位保持（つかまり立ち）が可能で，全身性の合併症が運動療法を行うのに問題がない程度に管理されている場合に義足を処方している．この原則に則り義足歩行に至った例は高齢の血管原性下腿切断者で80％以上，血管原性大腿切断者で20～30％であることが報告されている[60]．義足処方について，臨床においては下腿切断および大腿切断ともにシリコーンライナーが最も多く処方されていると思われる（図Ⅳ-24）．血管原性切断者の義足歩行再獲得までは，下腿切断で1ヵ月，大腿切断では2～3ヵ月の期間が必要とされ，皮膚断端のトラブル，合併症の治療状況などにより，さらに時間がかかる[60]．最終的な義足歩行能力の目標としては，高齢の血管原性下腿切断者では杖歩行，大腿切断者では松葉杖歩行としておくことが現実的とされる[60]．

● 文献
1) 日本高血圧学会高血圧治療ガイドライン作成委員会編：高血圧治療ガイドライン2014，日本高血圧学会，2014
2) 浅野勝己：運動生理学概論，杏林書院，東京，2002
3) 春日規克ほか：運動生理学の基礎と発展，フリースペース，東京，2002
4) American College of Sports Medicine：運動処方の指針 運動負荷試験と運動プログラム 原著第8版，日本体力医学会体力科学編集委員会監訳，南江堂，東京，2011
5) 日本糖尿病療養指導士認定機構・編：糖尿病療養指導ガイドブック2014，メディカルレビュー社，大阪，2014

6) 新井三樹編：疾患への対応 ロービジョンケア，メジカルビュー社，大阪，2003
7) 西村博之ほか：視覚障害を有する糖尿病患者におけるインスリン自己注射の実態調査．プラクティス29：452-460, 2012
8) 鈴間 潔：糖尿病網膜症をもつ患者の運動療法．プラクティス25：612-614, 2008
9) 深谷正敏：視力障碍者への屋外ウォーキングの取り組み．糖尿診療マスター2：99, 2004
10) 安村誠司ほか：高齢者の運動機能トレーニング「太極拳ゆったり体操」による高齢者運動機能の回復 介護予防を目的とした体操開発．Mod Physician 30：497-500, 2010
11) 介護予防のための太極拳ゆったり体操(DVD付)改訂版：いわきテレワークセンター，福島
12) 野村卓生ほか："太極拳を取り入れた体操"の開発と介護予防効果に関する予備検証．J Rehabil Health Sci 5：1-6, 2007
13) Nomura T, et al：The development of a Tai Chi exercise regimen for the prevention of conditions requiring long-term care in Japan. Arch Gerontol Geriatr 52：e198-203, 2011
14) 藤本 聡ほか：虚弱高齢者に対する「太極拳ゆったり体操」の介護予防効果 新規要介護認定および生命予後との関連．日老医誌48：699-706, 2011
15) 厚生労働省：政策レポート 介護予防，要介護度別の原因割合．http://www.mhlw.go.jp/seisaku/2009/07/02.html（2015年1月18日閲覧）
16) Nomura T, et al：Investigating the circulatory-respiratory response of elderly people during Tai Chi Yuttari-exercise. Health 5：58-63, 2013
17) 森 耕平ほか：太極拳ゆったり体操の3ヵ月継続は心臓足首血管指数を改善するか？無作為化比較試験．運動疫学研15：71-80, 2013
18) 折茂 肇ほか：新しい動脈硬化指標CAVIのすべて，日経メディカル開発，東京，2009
19) 野村卓生ほか：高齢者に対する太極拳ゆったり体操の継続が体組成と身体機能に与える影響．肥満研19：Suppl.140, 2013
20) 日本糖尿病学会編・著：糖尿病治療ガイド2014-2015，文光堂，東京，2014
21) 日本糖尿病学会編：科学的根拠に基づく糖尿病診療ガイドライン2013，南江堂，東京，2013
22) 北島武之ほか：運動と腎機能．PTジャーナル31：461-469, 1997
23) 上月正博編著：腎臓リハビリテーション，医歯薬出版，東京，2013
24) 大野秀樹他編：運動生理・生化学辞典，大修館書店，東京，2001
25) 小川信司ほか：廃用症候群 評価・訓練・治療．総合リハ42：445-451, 2013
26) 松嶋康之ほか：廃用症候群 定義，病態．総合リハ41：257-262, 2013
27) 日本糖尿病学会編：糖尿病療養指導の手びき 改訂第4版，南江堂，東京，2012
28) American College of Sports Medicine：運動処方の指針 運動負荷試験と運動プログラム 原著第8版，日本体力医学会体力科学編集委員会監訳，南江堂，東京，2011
29) 小関裕二ほか：透析患者への理学療法の関わりにおけるリスク管理．理学療法29：1106-1113, 2012
30) 宮下充正監：ノルディック・ウォーク．ウォーキング指導者必携 Medical Walking，南江堂，東京，199-218, 2013
31) Tschentscher M, et al：Health benefits of Nordic walking：a systematic review. Am J Prev Med 44：76-84, 2013
32) Fritz T, et al：Effects of Nordic walking on health-related quality of life in overweight individuals with type 2 diabetes mellitus, impaired or normal glucose tolerance. Diabet Med 28：1362-1372, 2011
33) Fritz T, et al：Effects of Nordic walking on cardiovascular risk factors in overweight individuals with type 2 diabetes, impaired or normal glucose tolerance. Diabetes Metab Res Rev 29：25-32, 2013
34) 野村卓生ほか：乗馬フィットネス機器 ジョーバ．糖尿病ケア3：60-61, 2006
35) 三谷保弘：虚弱高齢者に対する乗馬シミュレータを用いた運動介入効果の検討 クロスオーバーデザインによる検討．理療科28：157-163, 2013
36) 石田健司ほか：乗馬型ロボットとリハビリテーション．Cli Calcium 20：552-558, 2010
37) Kubota M, et al：Mechanical horseback riding improves insulin sensitivity in elder diabetic patients. Diabetes Res Clin Pract 71：124-130, 2006
38) Yanagawa M, et al：Association between improvements in insulin resistance and changes in cognitive function in elderly diabetic patients with normal cognitive function. Geriatr Gerontol Int 11：341-347, 2011

39) Miyamoto T, et al：Effect of percutaneous electrical muscle stimulation on postprandial hyperglycemia in type 2 diabetes. Diabetes Res Clin Pract 96：306-312, 2012
40) Watanabe K, et al：Type 2 diabetes mellitus patients manifest characteristic spatial EMG potential distribution pattern during sustained isometric contraction. Diabetes Res Clin Pract 97：468-473, 2012
41) 河江敏広ほか：健常成人に対する電気刺激療法が血圧および眼圧に与える影響．理学療法学 40：122-123, 2013
42) 中尾聡志ほか：神経筋電気刺激が糖代謝に及ぼす影響　骨格筋電気刺激後の血糖値上昇抑制効果の検討．理学療法学37：116-117, 2010
43) 野村卓生ほか：患者さんが「歩くと足がしびれる」と言います．このような患者さんが運動療法を行う際，足のしびれ以外にも気をつけるべきポイントはありますか？糖尿病ケア 5：1017-1020, 2008
44) 斎藤　康ほか（日本肥満学会肥満症診断基準検討委員会）：肥満症診断基準2011．肥満研17臨増：1-78, 2011
45) 梅田陽子ほか：座位運動プログラム．プラクティス29：91-93, 2012
46) 林　達也：座位での運動における留意点．Sportsmed 15：22-24, 2003
47) 林　達也：生活習慣病改善のためのチェア・エクササイズ「すわろビクス」．肥満研究9：84-85, 2003
48) 桑原匠司：ブルーエクササイズの役割と今後の運動療法の可能性．プラクティス31：721-723, 2014
49) Hayashi Y, et al：Epidemiological Study on Reasons for Leg Amputation in Japanese. J Rehabil Health Sci 4：1-9, 2006
50) 河野茂夫：わが国の糖尿病の現況と変遷(1989-2009年)糖尿病足壊疽．Diabetes Fronti 20：447-451, 2009
51) Allet L, et al：Gait characteristics of diabetic patients：a systematic review. Diabetes Metab Res Rev 24：173-191, 2008
52) 糖尿病足病変に関する国際ワーキンググループ編：インターナショナル・コンセンサス糖尿病足病変，医歯薬出版，東京，2000
53) 河辺信秀：糖尿病×足の荷重＝足が変形する．糖尿病ケア7：52-59, 2010
54) McPoil TG, et al.：The distribution of plantar pressures in American Indians with diabetes mellitus. J Am Podiatr Med Assoc 91：280-287, 2001
55) 豊田隆謙監，八木橋操六編：診療に役立つ糖尿病神経障害の新知識，東京医学社，東京，2008
56) 日本糖尿病学会編：糖尿病学用語集第3版，文光堂，東京，2011
57) 新城孝道：糖尿病フットケアガイド　診断・治療・ケアの指針，医歯薬出版，東京，2004
58) 河辺信秀：糖尿病足病変におけるフットウェア．医療63：116-125, 2009
59) 日本形成外科学会：難治性潰瘍．http://www.jsprs.or.jp/member/disease/ulcer/ulcer_02.html（2015年1月18日閲覧）
60) 水落和也：血管原性切断者のリハビリテーション．総合リハ40：720-725, 2012
61) 重松　宏ほか：循環器病の診断と治療に関するガイドライン（2005-2008年度合同研究班報告）末梢閉塞性動脈疾患の治療ガイドライン．Circ J 73：SⅢ；1507-1569, 2009
62) 久松恵理子：PADの診察から診断・治療方針．呼と循 61：812-818, 2013
63) 岡島康友編：わかりやすいリハビリテーション，中山書店，東京，2013
64) 坂本親宣：各種疾患におけるリハビリテーションのエビデンス　末梢動脈疾患．総合リハ38：836-842, 2010
65) 林　久恵：虚血性潰瘍に対する物理療法．PTジャーナル40：1007-1013, 2006

V 事例紹介

　第V章においては，これまでに筆者らが実際の経験をふまえて，「小児糖尿病サマーキャンプにおける糖尿病児への関わり」，「重症低血糖予防を目的とした1型糖尿病患者への関わり」，「糖尿病治療の中断を繰り返す2型糖尿病患児への関わり」，「理学療法士養成教育（糖尿病理学療法教育）の現状と課題」，「糖尿病患者を学生に担当させた際の学生指導のポイントと症例レポート作成のポイント」について概説する．さらに本章では，これまでに概説した内容を改めてまとめ，糖尿病を合併する理学療法対象患者に対するクリニカルリーズニングについて述べる．

1 肥満児の身体能力特性とサマーキャンプにおける理学療法士の関わり

a 子どもの体力・運動能力

　文部科学省が昭和39年から行っている「体力・運動能力調査」において，子どもの体力・運動能力は，調査開始以降昭和50年ころまでは向上傾向にあるが，昭和50年ころから昭和60年ころまでは停滞傾向にあり，昭和60年ころから現在までは15年以上にわたり低下傾向が続いている．平成12年の結果を親の世代である30年前の昭和45年調査と比較すると，ほとんどのテスト項目について，子どもの世代が親の世代を下回っている[1]．平成25年度の調査は，調査開始より50回目の年度であり，50回分のデータによる昭和39年度以降の長期的な推移が分析されている[2]．平成10年度（新体力テスト[MEMO 48]施行後）から平成25年度の16年間の推移として，小学生男子（11歳）においては「握力」と「立ち幅跳び」は低下しているものの，「上体起こし」，「反復横跳び」，「20mシャトルラン」，「50m走」は向上しており（「長座体前屈」と「ボール投げ」は横ばい），合計点としては向上傾向にあると報告されている．小学生女子では低下しているものはなく，合計点として向上傾向を認めると報告されている．昭和39年度と平成25年度を比較すると，握力（筋力）・50m走（スピード），反復横跳び（敏捷性）は小学生男女ともに向上傾向にあるが，ボール投げ（巧ち性，筋パワー）は低下している．最も体力・運動能力の水準が高かったのは昭和60年ころである．

> **MEMO 48** 文部科学省では昭和39年以来，「体力・運動能力調査」を実施して，国民の体力・運動能力の現状を明らかにし，体育・スポーツ活動の指導と，行政上の基礎資料として広く活用している．「新体力テスト」は，平成11年度の体力・運動能力調査から導入しており，国民の体位の変化，スポーツ医・科学の進歩，高齢化の進展などをふまえ，これまでのテストを全面的に見直して，現状に合ったものとしている．6歳から11歳まで（小学校全学年）の男女児童を対象としたテスト項目は，握力，上体起こし，長座体前屈，反復横跳び，20mシャトルラン（往復持久走），50m走，立ち幅とび，ソフトボール投げがあり，20mシャトルランでは最大酸素摂取量が推定できるのが特徴である．
> 　詳細は文部科学省のホームページを参照のこと．

　昭和60年ころをピークとして，現代に至るまでの子どもの体力・運動能力の低下を文部科学省は以下のように分析しポイントをまとめている[3]．

- 保護者をはじめとした国民の意識の中で，子どもの外遊びやスポーツの重要性を軽視するなどにより，子どもに積極的に体を動かすことをさせなくなった．
- 子どもを取り巻く環境については，生活が便利になるなど子どもの生活全体が，日常的に体を動かすことが減少する方向に変化した．
- スポーツや外遊びに不可欠な要素である時間，空間，仲間が減少した．
- 発達段階に応じた指導ができる指導者が少ない．
- 学校の教員については，教員の経験不足や専任教員が少ないなどにより，楽しく運動できるような指導の工夫が不十分との指摘がある．

- 偏った食事や睡眠不足など子どもの生活習慣の乱れがみられる．

　子どもの生活習慣の問題として，NHK放送文化研究所が行っている「国民生活時間調査」では，昭和40年からの35年間で，平日の睡眠時間が小学生で39分短くなっており，社団法人小児保健協会が実施した「幼児健康度調査」では，昭和55年からの20年間で幼児の就寝時刻が1時間ほど遅くなっている．食生活については，朝食を欠食したり，食事の内容についても，動物性の脂肪分や糖分をとりすぎたり，栄養のバランスがとれていないなど問題が多いという指摘がある[3]．子どもの生活習慣の乱れは，都市化や核家族化，夜型の生活など国民の生活習慣の変化によるものと考えられ，深夜テレビや24時間営業の店舗など人々の生活を夜型に導くものが世の中にあふれており，また，大人のこのような生活に子どもを巻き込んでいる家庭の姿もある．子どもの体力低下の原因の一つである子どもの生活習慣の乱れは，現代社会や家庭の姿が投影されていると文部科学省は分析している[3]．このように子どもの身体活動（運動と生活活動）は，保護者や環境など多様な要因が関わっており，成人糖尿病患者よりも，糖尿病患児への運動療法の適応，運動療法継続への支援を行うにあたっては，これらの点も考慮しなければならない．

b 子どもの肥満と糖尿病

　「肥満」と「糖尿病」は密接な関係にあり，欧米人の糖尿病患者の多くは肥満者であるため，日本においても，「2型糖尿病患者は肥満（BMI 25 kg/m^2 以上）している」と思われがちかもしれない．日本人2型糖尿病患者約2,200名を対象にしたJapan Diabetes Complications Study（JDCS）の開始時データでは，糖尿病罹病期間，年齢，血糖コントロールなどの指標がいずれも，米英人糖尿病患者のデータと近似していたにもかかわらず，BMIが約23 kg/m^{2}と米英人糖尿病患者より明らかに肥満度が低い値であることが示された．さらに日本人糖尿病患者の平均BMIは，一般住民の平均BMIとほぼ同一であることも明らかにされている[4]．一方，アジア人は欧米白人に比べて小児2型糖尿病の発症率が明らかに高く，これは肥満[5] [MEMO 49] が大きく関与しており，全世界的な小児肥満の増加と並行して，小児2型糖尿病の発症率が増加していることが報告されている[6]．2003年度に実施された小児内分泌学会の2型糖尿病の臨床的特徴に関する報告では，診断時に肥満度20%未満の非肥満症例は男児で24%，女児で37%であり，成人の2型糖尿病患者より肥満の割合がきわめて高いことが明らかとなっており[7]，これらの事実から，一般に日本人の小児2型糖尿病の多くは肥満と考えてよい．

> **MEMO 49** 子どもの肥満は，文部科学省が提唱する方法で「肥満度」を求め評価する方法もある．肥満度は標準体重に対して実測体重が何%上回っているかを示すものであり，下記の式で計算される．
>
> 肥満度＝(実測体重－標準体重)/標準体重×100(%)
>
> 幼児では肥満度15%以上は「太りぎみ」，20%以上は「やや太りすぎ」，30%以上は「太りすぎ」とされ，学童では肥満度20%以上を「軽度肥満」，30%以上を「中等度肥満」，50%以上を「高度肥満」という．この肥満度法は乳児の肥満度判定には用いない．標準体重は性別，年齢別，身長別に設定される．肥満度を簡単に知ることのできる肥満度判定曲線があり（X軸に身長，Y軸に体重をとったグラフ），そのグラフに子どもの身長・体重を当てはめると容易に肥満度を知ることが可能である[5]．
> 詳細は，日本小児内分泌学会ホームページなどを参照のこと．

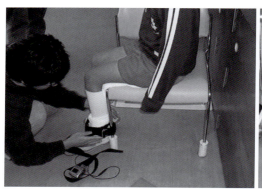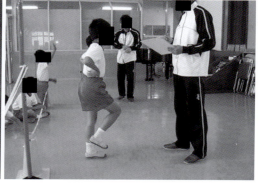

図V-1 ▶ 小学生の身体機能・能力測定

　われわれは，これらの事実をふまえ，小児糖尿病への運動療法を適応するにあたっては，小児2型糖尿病に多く合併する肥満を考慮することが重要と考え，まず，健常小児を対象として，肥満と身体機能・能力の関連を検討することとした．私立小学校全校児童250名中，児童および保護者の同意が得られた1年生から6年生までの男女児童141名を対象として，肥満と身体機能・能力の関連について検討した[8]．検討項目は，肥満の有無，外での遊びを含む授業（体育）以外の運動頻度（回/週），一回の運動実施時間（時間），等尺性膝伸展筋力（実測値および体重比），開眼・閉眼片脚立位時間とした（図V-1）．肥満の定義は，肥満度が20％以上と定義し，膝伸展筋力・片脚立位検査は理学療法士が実施した．対象の児童141名中，14名（うち高学年（4年生から6年生）が13名）が肥満度20％以上であった（全対象者の10％）．結果，肥満群・非肥満群において，一週間の運動頻度，運動一回の実施時間，膝伸展筋力値（実測値および体重比），開眼片脚立位時間には有意差を認めなかったが，非肥満群に比較して肥満群の閉眼片脚立位時間は有意に低値であった（非肥満群，肥満群でそれぞれ，25.4 ± 17.9秒，13.7 ± 8.4秒，$p < 0.001$）．非肥満群，肥満群ともに各検討項目との相関関係は認めなかった（開眼と閉眼の片脚立位時間には相関関係あり）．肥満児の立位姿勢における特徴について，腹部脂肪が多く体幹容積が大きいこと，胸椎後弯が顕著であることが報告されている[9]．また，体幹容積に対し，相対的に体重支持面が小さいことが報告されており，肥満児の体型自体が片脚立位保持に不利な姿勢を呈していることが明らかにされている[10]．さらに，肥満児は腹部の低緊張・筋量の低下により体幹部の筋の不均衡を生じることがバランス能力低下の一要因であることが報告されている[11]．われわれが身体機能・能力に影響を与えると予測される運動頻度・運動実施時間に関しても2群間に差を認めなかったことから，<u>肥満児のバランスには肥満体型による身体的要因が関与していると考えられ，運動療法プログラム立案の際に考慮すべきと考えている</u>．

c サマーキャンプにおける理学療法士の関わり

　小児糖尿病サマーキャンプは，日本糖尿病協会〈補足資料Ⅲ-4〉が主催し，1967年から毎年開催されるものであり，日本糖尿病協会事業活動支出の5％が充てられている[12]．また，小児糖尿病サマーキャンプは，「歯医者さんの社会貢献TOOTH FAIRY」の支援も受けてい

る．1型糖尿病の小・中・高校生を対象に3日から7日間の期間で，自然の中での集団生活を通じてインスリン自己注射や血糖自己測定など自己管理に必要な糖尿病の知識・技術を身につけるとともに，メンタルケアの場として，ともに励む仲間を作る場を提供することを目的に開催される．高知県においては，開始当初は愛媛県との共同開催であったが，平成2年より単独で開催することとなり，平成17年度からサマーキャンプへ理学療法士が関わるようになった[13]．高知県小児糖尿病サマーキャンプ（以下，キャンプ）には1型糖尿病児のみではなく，2型糖尿病児も参加対象としていたため，運動療法の専門的知識と指導技術を有するスタッフを組み込もうという目的があり，理学療法士の参画が望まれていた背景があった．

AM	6:00	起床	PM	1:30	血糖測定
	6:30	血糖・体重測定			イベント
	7:00	朝の集い		4:30	血糖測定
		朝食		5:00	夕食
	8:00	運動		6:00	入浴
	9:00	血糖測定		7:00	血糖測定
		学習プログラム		7:30	企画・イベント
	11:30	血糖測定		9:00	血糖測定就寝
	12:00	昼食		10:00	スタッフミーティング

　以上はキャンプにおけるタイムスケジュールの例である[13]．図V-2は管理栄養士が主導する栄養教育の風景である．図V-3は，理学療法士による運動に生活活動をふまえた身体活動教育の風景である．キャンプでは，同一の職種が同じ場所に集い，密な連携の下に栄養（食事療法）教育，薬物療法の教育などをふまえて，身体活動の教育を行うことから，病院など施設内で行う糖尿病教育入院[14]よりも，それぞれの指導内容を加味，尊重して，自らの教育内容と結びつけた教育が行える（通常，施設での糖尿病教育入院では，例えば栄養教育が行われる場に理学療法士は参加せず，また理学療法士が運動教育を行う場に他職種は参加しない）．

　理学療法士による身体活動の教育について，キャンプでは1型に加え2型患児も参加していることから，それぞれの児に対して異なる目的をもっている．1型糖尿病児には，特に安全性に関する教育を行ったうえで（低血糖と身体活動の関連，低血糖への対処方法など），心身の発育の意味からも，低血糖に対する恐怖心を植え付けないように「どんどん体を動かそう」ということを目的としている．2型糖尿病児には体を動かす楽しさを知ってもらい，遊びを通して「身体活動を継続する」ことを主目的とし，家に帰ったらどのようにして体を動かして遊ぼうかという関わりを行っている[13]．

　近年，小児・思春期の糖尿病患児，小児糖尿病サマーキャンプにおける理学療法士の関わりに関する報告が散見されるようになった．子どもの心身の健やかな発育の面からも身体活動は必要不可欠であるが，糖尿病や肥満を合併する児では，糖尿病治療に伴うリスク管理や児を取り巻く環境なども考慮しなければならず，理学療法士の関わりが必須であると考える．充実したチーム医療の実現のためにも，全国各地で開催されている小児糖尿病サマーキャンプへの理学療法士の関わりが期待される．

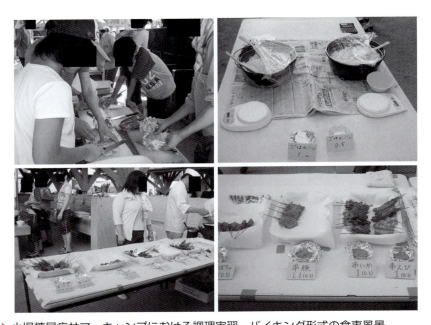

図V-2 ▶ 小児糖尿病サマーキャンプにおける調理実習，バイキング形式の食事風景
左上は野外での調理実習風景であり，食材のみならず調理に必要な調味料や油を加味して塩分量やエネルギー量を考える栄養（食事療法）教育の機会である．「糖尿病食事療法のための食品交換表（日本糖尿病学会編・著）」をもとに，患児は個々に設定されるエネルギー量などに従って，バイキング形式で，どのような食事が自分にとって適切であるかを考える場である．

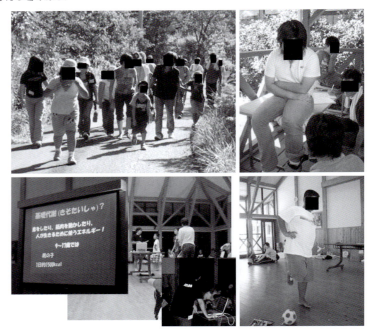

図V-3 ▶ 小児糖尿病サマーキャンプにおける運動療法教育場面と身体機能・能力測定風景
運動に生活活動をふまえた身体活動教育の風景である．高知県糖尿病サマーキャンプでは1型に加え2型患児も参加していることから，それぞれの児に対して異なる目的をもって理学療法士が教育を行っている．1型糖尿病児には，特に低血糖と身体活動の関連をふまえて（安全性に関する教育を行ったうえで），心身の発育の意味からも，どんどん体を動かそうということを目的としている．2型糖尿病児には体を動かす楽しさを知ってもらい，身体活動の継続を主目的としている．

credit

「b 子どもの肥満と糖尿病」で紹介した肥満児の身体能力特性に関する研究は，中尾聡志 氏（現・愛ほっと訪問看護ステーション理学療法士，当時・高知大学医学部附属病院 理学療法士）と筆者が行った共同研究である．「c サマーキャンプにおける理学療法士の関わり」で紹介するサマーキャンプへ同行していた理学療法士は中尾 氏である．本項で紹介する画像・データ，情報については，中尾 氏，上野将之 氏（現・医療法人産研会上町病院 理学療法士，当時・高知大学医学部附属病院 理学療法士）および近藤 寛 氏（高知大学医学部附属病院 理学療法士）から提供を受け，記載内容も確認いただいている．なお，2010年以降，高知大学医学部附属病院の理学療法士は諸事情によりサマーキャンプに参加できておらず，サマーキャンプおよび高知県小児糖尿病サマーキャンプに関しては筆者に問い合わせいただきたい．

2 特殊な関わり方が問題解決に奏功した症例

a 重症低血糖予防を目的とした1型糖尿病患者への関わり

　重症低血糖とは，意識障害や昏睡などの重篤な低血糖である．国立国際医療研究センターの発表によると重症低血糖(定義：重症低血糖は自力での改善が不可能でブドウ糖静注などの医学的な介入を要する状態)を呈し救急搬送された1型糖尿病患者と2型糖尿病患者は，心血管疾患，致死的不整脈，死につながりうる危機的状態を呈していたことが示され[15]，重症低血糖を回避することの重要性が明らかにされた．

　1型糖尿病患者において，進行した合併症がなく，血糖コントロールが良好であれば，インスリン療法や補食を調整することにより，いかなる運動も可能である[16]．また，運動の長期的な血糖コントロールへの効果は不明であるが，心血管系疾患の危険因子を低下させ，生活の質を改善させるので[16]，1型糖尿病においても運動療法の実施，身体活動を向上させることが必要である．以下に示す事例[17]は，重症低血糖の予防を主目的とした糖尿病専門医との調整のもとに身体活動を制限させた事例である．結果的に重症低血糖を予防することはできたが，標準的介入にはなり得ず，一般的ではない特殊事例であることを強調しておく．

■ 症例提示

症例：37歳，男性．
　主訴：低血糖発作に起因する意識障害．
　家族歴：特記事項なし．
　嗜好歴：喫煙歴は過去習慣者(25歳まで喫煙)，飲酒歴なし．
　既往歴：糖尿病足潰瘍(右外果部)，白内障(2010年3月手術済)．

現病歴：20歳時に1型糖尿病を発症し，以後，頻回インスリン皮下注射療法にて加療，経過観察されていた．生活環境(団体生活を営んでいた)の問題も大きく，薬物療法と食事療法を中心とする糖尿病療養の適切な自己管理行動の継続が困難であり，糖尿病慢性合併症の発症を認めていた．2009年5月頃より高度の便秘および嘔気，嘔吐，食欲不振が不定期に出現していた．最近になり，糖尿病合併症の進行を防ぐために，「とにかく血糖値が低いことが第一で，そのための自己調節を行うことが重要」という誤った考えが強くなり，自己判断で食事量の減量やインスリンの増量を行うようになった．その結果，無自覚性低血糖に伴う意識障害で，頻回に救急搬送されるようになった．2010年10月12日に低血糖による意識障害出現にて救急搬送(JCS Ⅲ-200)され，同日緊急入院となった．

入院時現症：身長172 cm，体重59 kg，脈拍84回/分．体成分分析(InBody720，BIOSPACE)においては，骨格筋量は26.5 kg(標準範囲：27.8〜34.0 kg)，体脂肪量は10.1 kg(標準範囲：7.8〜15.6 kg)であり，骨格筋量は標準範囲より若干低値であった．固定用ベルト付ハンドヘルドダイナモメーター(μTas F-1，アニマ株式会社)で測定した膝関節屈曲90°

での等尺性膝伸展筋力は右が29.0 kgf，左が25.4 kgf，筋力を体重で除した体重比は右49％，左43％であり，同方法で測定された同年代・男性の参考基準値[18]より約30％低値であった．日常生活はすべて自立していた．

入院時検査所見：血糖値48 mg/dLと低血糖を認めた．HbA1cは7.2％，尿ケトン体は陰性，動脈血液ガス分析はpH 7.5，白血球，CPKの上昇はなく炎症反応は認めなかった．

入院時の血液・生化学検査所見

〈CBC〉		TP	6.7 g/dL	〈ABG〉	
WBC	$5.9 \times 10^3/\mu L$	T-Bil	0.7 mg/dL	pH	7.5
RBC	$3.85 \times 10^3/\mu L$	Alb	3.8 g/dL		
Plt	$266 \times 10^3/\mu L$	AST	10 IU/L	〈Urinalysis〉	
		ALT	8 IU/L	protein	−
〈Blood Chemistory〉		LDH	173 IU/L	glucose	−
PG	48 mg/dL	γ-GTP	12 IU/L	ketone	−
HbA1c	7.2 ％	CPK	182 IU/L		
Cr	0.8 mg/dL	TC	137 mg/dL		
Ca	8.7 mg/dL	TG	48 mg/dL		
Na	140 mEq/L	HDL-C	55 mg/dL		
K	3.4 mEq/L	LDL-C	67 mg/dL		
Cl	107 mEq/L				

　糖尿病合併症については，単純網膜症を認め，両側アキレス腱反射の減弱，両側内果の振動覚低下，両足部の自覚症状があり，糖尿病多発神経障害を認めた．胃腸障害については上部消化管内視鏡検査，大腸内視鏡検査，腹部CT検査を施行するも原因が不明であり，糖尿病神経障害に伴う胃腸の蠕動運動低下による症状（主に下痢が主体）と推測された．

入院後経過：入院前，持効型溶解インスリンはランタスを使用していたが，レベミルに変更（2-0-6），超速効型インスリンはノボラピッド（7-7-6）で薬物療法が開始された．胃腸障害については，ガスモチンとラキソベロン内服にて排便コントロールを行った．食事療法は1,600 kcalが処方された．身体活動については制限なし，運動を行うならば食後1～2時間後に歩行や階段昇降などが許可されていた．経過観察中，食前血糖値は80～150 mg/dL，夕食後は100～200 mg/dL程度にて推移していたが，食後血糖値の上昇ピークが3時間後付近に多く認められること，また，食後1時間後に運動を行うと低血糖を生じやすいことを認め，運動を行う時間帯は食後3時間後に変更された．しかしながら，その後も意識障害を伴う低血糖が頻回に繰り返された．

　入院から5週後（2010年11月9日）に身体活動と低血糖の関連性の評価，身体活動の調整によって重症低血糖が予防可能かを検討することを目的に理学療法的検討が依頼された．患者には運動の前後に血糖測定を行っていただき，専用の用紙（図V-4）に血糖値へ影響すると考えられる要因（下痢や補食内容）とともに記入していただいた．身体活動量を時間帯における活動量・強度別に把握するために，生活習慣記録機（ライフコーダー，スズケン）を使用した．血糖値と身体活動内容（図Ⅳ-5）を検討した結果，本人が運動と認識して

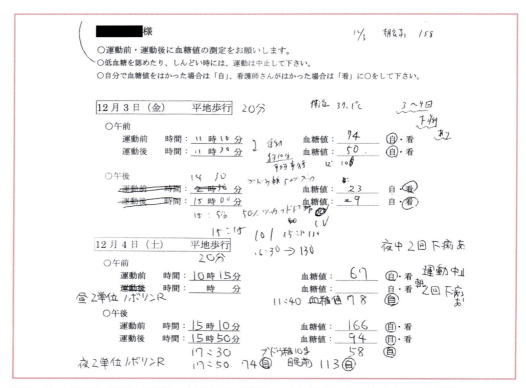

図V-4 ▶ 症例の血糖測定の記録と血糖変動に影響を与える可能性のあるイベントの記録

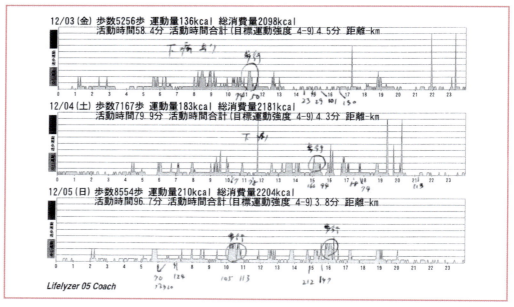

図V-5 ▶ 生活習慣記録機の測定結果と血糖測定結果の関連の検討

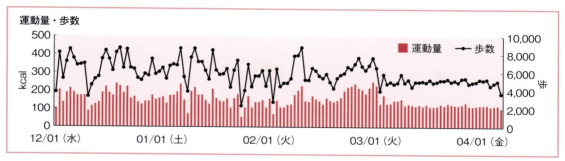

図V-6 ▶ 入院中および退院後の身体活動量
症例は2月14日に退院されている．退院後，2週間後には，身体活動量が一定化している．入院前は，意識消失を伴う低血糖によって救急搬送されることが多かったが，退院後，意識消失を伴う低血糖発作を認めず，退院2ヵ月後経過しても救急搬送されていない．1型糖尿病患者において進行した合併症がなく，血糖コントロールが良好であれば，インスリン療法や補食を調整することにより，いかなる運動も可能であり，この症例に対する介入は特殊な事例である．

いない生活活動量（歩数）と強度（階段昇降など）が多い・高いと低血糖が発生する傾向が認められた．主治医との調整，患者の同意を得て，生活習慣記録機の表示結果をもとに8千歩/日程度を上限として5千歩/日から7千歩/日，比較的高強度の階段昇段は行わないように身体活動量と強度を指導した．繰り返すが，1型糖尿病患者において進行した合併症がなく，血糖コントロールが良好であれば，インスリン療法や補食を調整することにより，いかなる運動も可能であり，この判断は特殊な事例である．

運動（歩行など）前の血糖値が100 mg/dL以下の場合には，運動時間が多い（歩行量が多い）と，その後に低血糖を生じることが多かった．そこで，連続的な運動前には自己血糖測定を行い，血糖値が100 mg/dL以下の場合は生活活動以外の歩行も中止するようにした．その後，3週間ほど300 mg/dLを超える高血糖は2日に1回の頻度でみられるものの，意識消失を伴う低血糖は認めなくなった．

入院から4ヵ月後（2011年2月14日）の時点で入院加療必要なしと判断され退院となった．薬物療法については，最終的にノボリンR（2-3-3），レベミル（朝6，眠前8）が処方された．退院時の理学療法指導は，意識消失を伴う低血糖発作の予防を第一として，入院時よりも1日の歩数を超えないように，高強度（数階以上の階段昇段など）の身体活動を回避するように主治医の同意の下に指導した．また，生活習慣記録機の表示結果をもとに可能なかぎり，身体活動を一定になるように指導した（図Ⅳ-6）．退院直後は身体活動内容を一定にすることは難しかったが，退院から2週間経過後（2011年3月）より，身体活動を一定にすることができ，退院から2ヵ月（2011年4月）時点において，重症低血糖は発生せず，救急搬送されることはなくなった．

■症例を担当して
糖尿病においては重篤な合併症や禁忌のないかぎり，1型・2型を問わず，身体活動を高めることが勧められるが，本症例では身体活動を制限する介入を行い，それが本症例の最優

先的問題であった重症低血糖の発生を回避できた．重症低血糖の発生を回避できた要因には薬物療法，食事療法の奏効があり，身体活動の調節だけおよび身体活動の調整で重症低血糖が回避できたという明らかな因果関係を説明できない．また，身体活動を制限することは望ましい介入ではなく，いつまで身体活動を制限させるかという問題もあり，今回の事例は標準的介入にはならない．

　これらの限界点を考慮して，今回の事例から得られた成果は，生活習慣記録機の表示結果をもとに身体活動を調整し，重症低血糖を回避することに成功した症例は，自らの行動によって血糖コントロールが可能であるという自信（自己効力感）が向上（治療行動を行う自信が回復した）した点にある．糖尿病治療は，患者が生涯にわたって継続（自己管理）していくことが重要であるが，症例は血糖のコントロールに難渋し，糖尿病治療を自己管理できていなかった．理学療法士の介入は，糖尿病治療を前向きに捉えるためのきっかけとなり，自己管理行動を行うための自信回復につながったと考えられ，その意味では理学療法士による本症例への介入の意義は大きかったと考える．

b 糖尿病治療の中断を繰り返す2型糖尿病患児への関わり

　思春期の糖尿病患者の場合，生活や活動性の拡大が進む時期であり，周囲の介入が逆効果にもなりかねない時期であり，自立のための準備期として個人を尊重して「見守る，待つ」姿勢で関わることも必要である[19]．以下に示す事例[20]は，チーム医療での介入によってドロップアウトを繰り返す状態から治療行動の実施・継続に結びついた症例である．ドロップアウトの理由や患者がおかれている環境も個々に異なるが，治療行動の実施・継続に難渋する患児への関わりの参考になれば幸いである．

症例：13歳（中学校2年生），女性，IQが低く特別学級に在籍している．
　児の性格：素直，前向きであるが頑固な一面もある．
　家族歴：母親は2型糖尿病，父親は肥満である．
　家族構成：父母との3人暮らし．
　家族の特徴：父母ともに児への愛情が深く，とても可愛がっている一方で，児に好きなようにさせる傾向にある．父は，児が特別扱いされることに敏感である．
現病歴：平成13年，9歳（身長125.5 cm，体重40.0 kg）のときに学校検尿で尿糖陽性を指摘され，近医を受診し HbA1c 7.6％を指摘される．食事療法，運動療法が処方され，平成13年11月に HbA1c 4.9％に改善，体重33 kgに減少するが，平成14年3月から受診しないようになった．平成15年，学校検尿で尿糖陽性を指摘され受診を勧められるも受診しなかった．平成16年7月，HbA1c 12.1％となり，小児科受診，以後，月1回フォローすることになった．インスリン療法導入目的にて，平成16年10月25日〜27日に第1回目入院となりインスリン療法を開始するも，家族が児の病状に関する認識が不十分であること，児自身の"隠れ食い"によって，食前血糖値が400 mg/dLで推移していたため，平成16年11月24日より第2回目の入院となった．
入院時現症：身長143.6 cm，体重45.2 kgであった．インスリンは104単位／日が処方され

ていたが，食前の血糖値は400 mg/dL以上が持続していた．

入院後経過：これまでの経過により，家庭における食事療法および運動療法の継続の困難性とドロップアウトの可能性が高いとされ，チーム医療体制を通常よりも強化して，患児に関わることが決定された．この患児への関わりのうえで重要視されたのが信頼関係の構築である．本症例のチーム医療におけるリーダーは看護師（病院勤務の看護師ではなく，看護学科教員である看護師であった）であり，チームリーダーの看護師は各職種との密接な連携をとって，チーム医療のかじ取りを行った．

運動療法の実施に関しては，理学療法士が立案した運動療法プログラムを基本として，時には養護学校教員，医学科学生や看護学科学生の協力も得ながら，患児主体ではあるが常に医療者とともに取り組む体制をとりながら，治療行動を支援した．同時に，家族に対しても児が頑張っているのだから，家族も一緒に頑張ろうという動機づけを行い，家族に対してもチームで介入を行った．今回のチームリーダーである看護師の主導で，入院中から地域の保健師の協力を得て，退院後のサポート体制も整えていった．また，児が通う中学校に対しても児の病状や現状を説明したうえで，食事療法・運動療法の重要性を説明し，協力を得るように関わった．児は，担任の養護教諭に対して全面的な信頼を寄せており，体育やクラブ活動の中で消費カロリーを考慮して，より消費カロリーの高い運動種目を選んでいただくなど，少しでも身体活動量を向上させるように調整した（これは，チームリーダーの看護師が患児の通う学校に出向き養護教諭への説明と協力の依頼を行った）．栄養面では，病院の管理栄養士と地域の栄養士との間での連携，地域の栄養士と中学校間で連携をとるようにし，学校給食における栄養調整を行うようにした（これもチームリーダーの看護師が積極的に行動した）．

退院後，平成17年3月にHbA1cは8％台であった．外来での受診時には，HbA1cの上昇を認める中でも，保護者および児ともに，にこやかに来院され，2回目の入院当初は記録されていなかった自己記録ノートに血糖値が記載されており，自己記録内容から血糖測定やインスリンのうち忘れはないようであった．保護者は「間食がなく頑張っている」，児も「中学校では6 km歩いている」，「また，来月くる」との自信に満ちた発言を認めた．

■ **症例を担当して**

臨床において，理学療法士は通常，診療報酬の算定が日常の業として課せられているために，患者に関わる際に問診や評価だけにとどめることはまれである．筆者が以前に勤めていた施設では，ほとんどの患者でリハビリテーションの診療報酬を算定していたことから，糖尿病患者においても診療報酬を算定する際には問診や評価だけにとどめることはなかった．本患児においては，まず，患児との信頼関係の構築がチームの第一目標であった．担当した当初，患児の運動療法に関する行動変容ステージは前熟考期であった（第Ⅲ章を参照）．まず，筆者は患児の考え・意見を傾聴し，代理体験（同様の病状を有し，糖尿病治療の継続に成功した患児）を紹介し，行動変容ステージが進展するように関わった．患児の考え・意見を真摯に傾聴することで，患児との信頼関係が構築された．正確な記録はないが，初めて患児を担当してから3〜4日間，1日に約1時間の時間を割いて患児の話を傾聴したと記憶してい

る．理学療法室においては，リスク管理の確実性・簡便性からも糖尿病患者への運動療法プログラムとしては，自転車エルゴメーターやトレッドミルを選択することが多いと思われる．本患児にも，これら成人の糖尿病患者では一般的であるプログラムの導入を試みたが患児の良好な反応が得られなかった(それぞれ，一度，試したに終わった)．運動プログラムは，病棟内探索ウォーキング，(施設の敷地内の庭で)四つ葉のクローバーを見つけようウォーキング，トリムボールでのバレー・キックベース・サッカー，ハンカチを丸めてのドッジボール・野球ごっこ，バドミントン，縄とびや大縄とびなど，1回に約1単位から2単位(80～160kcal)となるように，手を変え・品を変え・場所を変え，毎日異なるプログラムを提供するようにした．現実問題として，筆者も毎日，本患児に十分な時間を割くことができなかったので，医学科学生や看護学科学生の協力を要請せざるを得なかったのが実情であった．

　小児・思春期の糖尿病患児に対する運動療法の導入に関しては，成人の糖尿病患者のようなプログラムの適応が難しく，「遊び」の要素を取り入れなければ，患児の受け入れ・運動の継続が得られにくい(第Ⅱ章参照)．しかしながら，小児・思春期の糖尿病患児への理想的な糖尿病療養(運動療法実践の実現)にあたっては，多くのスタッフの協力，チームリーダーによるかじ取りが必要である．施設の方針，上司の許可，同僚の協力や他部門の協力体制の構築など，解決しなければならない問題が多いが，これらを解決して体制を整えることができれば，治療行動の実施・継続に難渋する小児・思春期糖尿病に対応することが可能である．また，チームリーダーの関わりいかんがチーム医療の方向性や関わりを成功に導かせるかどうか非常に重要な役割をもっており，糖尿病チーム医療において理学療法士がチームリーダーにもなれるように，われわれはチームスタッフとしての存在価値を高めていかなければならないと思う．

credit

「a 重症低血糖予防を目的とした1型糖尿病患者への関わり」で提示した症例は，大阪労災病院糖尿病内科に入院された患者であり，同病院治療就労両立支援センター(当時の名称は勤労者予防医療センター)主任理学療法士の浅田史成 氏の担当症例であり，筆者(同病院治療就労両立支援センター研修員)も浅田 氏とともに共同で担当させていただいた症例である．症例のデータについては，浅田 氏に提供を受け，記載内容も確認いただいている．「b 糖尿病治療の中断を繰り返す2型糖尿病患児への関わり」で提示した症例は，筆者が高知大学医学部附属病院在職時に担当した症例である．

3 臨床実習と糖尿病

a 理学療法士養成の現状と課題

　現在，理学療法士を目指すうえでの必修科目である臨床実習については，各養成校における教育の特色を生かした方法（教員が実習施設に帯同して現場の理学療法士とともに指導を行う，養成校の附属施設において教員が指導するなど）やクリニカルクラークシップ[21][MEMO 50]の導入など，臨床実習の形態が多様な形をみせている．今後のセラピストの臨床実習教育のあり方については，多くの議論があると思うが，本項では，大多数の理学療法士が経験してきた伝統的な臨床実習（養成校外の施設で，養成校が定める期間において教員ではない現場の理学療法士からマン・ツー・マンで指導を受ける形態）を想定している．伝統的な臨床実習の形態を推奨しているわけではなく，注意して記載内容を考慮しているが不適切な表現があればご容赦いただきたい．念を押して述べるが，筆者はこれまでの臨床実習教育のあり方や新しい実習指導教育への流れに関する良し悪しに言及するつもりはない．理学療法士養成校・理学療法士数の激増，若者の意識やライフスタイルの変化，時代の変化や社会の要請などもふまえて，臨床実習のあり方に変化が求められていくことは無論その通りだと思う．

> **MEMO 50** 日本医学教育学会〈補足資料Ⅴ-1〉卒前教育委員会主催公開討論会において，提示されたクリニカルクラークシップの定義は，以下の通りである．（週刊医学界新聞詳細　第2322号　1999年1月18日）
> ・医学生が医療チームの一員として実際の患者診療に従事する．
> ・その中で指導医の指導・監視下に許容された一定範囲の医行為を行い責任を分担する．
> ・これを通して医師となるために必要な知識・技能・価値観を身につける．
> 　近年，理学療法士養成における臨床教育においても，クリニカルクラークシップの必要性と重要性が問われており，従来の臨床教育における徒弟的教育方法が全国的に見直されようとしている時期にある．日本理学療法士協会の教育ガイドラインによれば，クリニカルクラークシップとは，実習生が臨床実習指導者の助手として，診療補助行為を行うことによって，臨床経験を積む形態の実習として紹介されている[22]．

　臨床実習において，スーパーバイザー（SV）もしくは特定の症例に対する理学療法の指導だけを担当するケースバイザー（呼称や役割については施設による）などの指導下に担当させていただく患者は，何年経っても記憶に残っている．症例レポートとしてまとめ，施設や養成校で発表した患者ならば，なおさら忘れることはできない．SVの指導の下，学生時代に担当した患者の一連の経験が，理学療法士人生に影響を与えていることは間違いない．ほとんどのSVも自らが臨床実習を体験しているからこそ，限られた実習期間において担当させる患者は吟味し，特に症例レポートとしてまとめる患者については慎重に選択されている．
　多くの理学療法士は，体系的に糖尿病に対する理学療法の授業を受けた経験がなく，および臨床実習において糖尿病治療を主の目的とした患者を担当，糖尿病教育入院などにおける理学療法士の関わりを見学したことがない．よって，ほとんどのSVは糖尿病患者では養成

校の求める教育目標を達成，理学療法の一連のプロセスを経験させることは難しいと思っているかもしれない．ぜひ，本書を最初から読み進めていただき，卒前教育との溝を埋めて，これらの懸念を払拭していただきたいと考えている．

　筆者は，平成25年度より大学理学療法学科3年生に対して，糖尿病理学療法に関する体系的な授業を演習形式（講義と血糖・乳酸自己測定などの実習）で行っている．全国の養成校においても，日本理学療法士協会が示す理学療法教育のコアカリキュラム[22]を参考に，教授方法の詳細は各養成校によって異なるが，糖尿病を含む代謝疾患・障害に対する理学療法を教授する養成校が増えてきていると思う．SVにおいては臨床実習でぜひ，学生に糖尿病患者を担当する（見学させる）機会を与えていただきたい．

　　"糖尿病患者に対する理学療法を学生に経験させるにはSVの協力が必要不可欠であり，
　　SVによって臨床実習教育が変わり，糖尿病理学療法発展の一歩となる"．

　臨床実習の目標は養成校で得た知識や現場で得られる情報の使い方を学び経験し成熟させ，理学療法技術を（各養成校で設定している到達レベルは若干異なるが）習得することにある．本書が糖尿病患者でも学生に理学療法プロセスの一連を経験させることができる疾患であることの根拠となり，臨床実習教育を変える一助に，糖尿病理学療法の発展につながることを切望する．

糖尿病理学療法モデル・カリキュラム

　任意に定義するLタイプ（関西福祉科学大学での13コマ）と，Rタイプ（大阪保健医療大学での8コマ）を紹介し，糖尿病理学療法に関して現代の学生がどのような内容をどのように教えられているかの一端を知っていただき，また，教員の先生方には，これからのカリキュラム作成の参考にしていただければ幸いである．なお，現状では理学療法士養成校において体系的に糖尿病を主とした代謝疾患・障害に対する理学療法を教授する科目の開講，および科目が開講されていたとしても授業時間数は多く設定されていないと思われ，あくまでも一部の養成校，ごく少数の学生の現状として捉えていただきたい．また，下記に紹介するカリキュラムについては，筆者個人的には本書を執筆する時点では最良の内容と考えているものだが，これに準拠していただかなければならないという考えを示したいのではない．それぞれの養成校で用意される授業時間数や科目担当者の専門性などの実情に合わせて参考にできる部分を活用していただきたい．カリキュラムの基本（理学療法士教育のコアカリキュラム）は，日本理学療法士協会作成の教育ガイドラインにある[22]．

　関西福祉科学大学では，内部障害理学療法学に関する主要3科目（必修科目）を2名の教員で担当している．内部障害理学療法学に関して教え漏れ，不必要な重複がないよう，また，自らの専門外の内容は別組織の専門家に教えを請い，理学療法教育のコアカリキュラム[22]を参考に内部障害理学療法のカリキュラムを作成するように努力している（表V-1）．LタイプおよびRタイプにおける講義内容について，まず，Lタイプから紹介する（表V-2）．

　第1回目に科目オリエンテーションをふまえて本科目で何をどこまで学ぶのか，事前・事

表V-1 ▶ 関西福祉科学大学における内部障害理学療法学主要3科目（必修科目）のシラバスの概要

	内部障害理学療法学Ⅰ（呼吸器疾患）	内部障害理学療法学Ⅱ（心疾患）	代謝疾患・がん理学療法学
1	「内部（呼吸・循環・代謝）障害の理解」「科目オリエンテーション」	「循環と運動」「科目オリエンテーション」	「代謝疾患・がん理学療法学総論」「科目オリエンテーション」
2	「呼吸と運動」	「心ポンプ機能低下，心筋虚血，不整脈」	「代謝と運動」
3	「酸素化能，換気能力1（基本的概念）」	「フィジカルアセスメント，心電図の見方」	「代謝疾患総論」
4	「酸素化能，換気能力2（基本的評価法）」	「循環器理学療法における評価」	「糖尿病合併症」
5	「呼吸理学療法における評価1（フィジカルアセスメント）」	「心肺運動負荷試験の概要と運動負荷試験における安全管理」	「糖尿病管理（糖尿病療養）」
6	「呼吸理学療法における評価2（運動耐容能評価）」	心肺運動試験の実際	「糖尿病基本治療における運動療法」
7	「慢性閉塞性肺疾患（COPD）の理学療法1（概要理解）」	「心肺運動負荷試験に基づいた運動処方と効果判定」	「運動負荷前後における血糖値測定演習」
8	「慢性閉塞性肺疾患（COPD）の理学療法2（評価と治療）」	「心筋梗塞の病期に応じた理学療法」	「運動負荷前後における血中乳酸値測定演習」
9	「拘束性肺疾患の理学療法」	「心不全に対する理学療法」	「糖尿病理学療法　理学療法評価（講義）」
10	「外科手術後，急性増悪例の理学療法」	「末梢循環障害の概要と理学療法」	「糖尿病理学療法　理学療法評価（実技）」
11	「排痰法1（目的と適応の理解）」	「腎機能障害の理解」	「糖尿病理学療法　理学療法と行動変容技法」
12	「排痰法2（実技実習）」	「腎疾患患者に対する理学療法」	「糖尿病療養指導計画演習」
13	「理学療法士による吸引行為1（概要理解）」	「理学療法評価・プログラム作成演習1（発表資料作成）」	「がんのリハビリテーションの概論，実際」
14	「理学療法士による吸引行為2（実技実習）」	「理学療法評価・プログラム作成演習2（発表と質疑応答）」	「がん患者の心のケアとリハビリテーション」
15	「総合演習」	「総合演習」	「総合演習」
	3年生　前期		3年生　後期

　後学習方法を含めて，シラバスを提示しながら説明する．人口の減少と高齢化，糖尿病，肥満やメタボリックシンドロームなどの生活習慣病の増加や理学療法対象疾患の推移など日本の過去・現在・未来を講義する．特に第1回目では，「糖尿病は運動器疾患である（第Ⅰ章参照）」である事実を示し，できるだけ学生に興味をもってもらえるように印象づけている．また，これはあくまでも筆者の意見であり，参考にとどめていただきたいが，「糖尿病は血糖値が高いだけでそんなに問題ではない」と認識している学生が多いため，糖尿病合併症の疫学をふまえて「糖尿病は怖い病気」，「全世界的な対策が必要な病気」として意識づけて，呼吸理学療法，心血管理学療法と同様にしっかりと勉強するように学生へ教育している．

　第2回目には「代謝と運動」と題して，特に糖質代謝と脂質代謝に注目し，ホルモンの関連をふまえて運動時の代謝の適応について教授する．運動生理学，運動生化学に関する専門書が数多く出版されているが，理学療法に必要な代謝と運動の概要については，筆者がまとめ

表V-2 ▶ 関西福祉科学大学および大阪保健医療大学での授業概要

関西福祉科学大学での教授内容

回	授業概要	形式
1	「代謝疾患・がん理学療法学総論」	講義
2	「代謝と運動」	講義
3	「代謝疾患総論」	講義
4	「糖尿病合併症」	講義
5	「糖尿病管理(糖尿病療養)」	講義
6	「糖尿病基本治療における運動療法」	講義
7	「運動負荷前後における血糖値測定演習」＊レポート課題(10点配点)提示	実習
8	「運動負荷前後における血中乳酸値測定演習」＊小テスト1(10点配点)実施	実習
9	「糖尿病理学療法　理学療法評価(講義)」	講義
10	「糖尿病理学療法　理学療法評価(実技)」	実習
11	「糖尿病理学療法　理学療法と行動変容技法」	実習
12	「糖尿病療養指導計画演習」＊小テスト2(10点配点)実施	講義・グループワーク
13	「総合演習」	

大阪保健医療大学での教授内容

回	授業概要	形式
1	「代謝と運動」	講義
2	「代謝疾患総論」	講義
3	「糖尿病合併症」	講義
4	「糖尿病管理」	講義
5	「糖尿病理学療法1(導入編)」	講義・実習
6	「糖尿病理学療法2(実践編)」＊レポート課題(30点配点)提示	講義・実習
7	「糖尿病理学療法3(応用編)」	実習
8	「糖尿病理学療法4(総合演習)」	講義・グループワーク

上)関西福祉科学大学においては，科目名「代謝疾患・がん理学療法学」として，15コマ中の13コマについて糖尿病理学療法に関する内容を教授している(1コマは90分)．関西福祉科学大学保健医療学部理学療法学専攻の1学年の定員は80名である．毎回，授業資料を用意しているがこの印刷については，教務事務による支援体制がある．また，ICTによる教育支援システムmanaba(朝日ネット)を導入しており，欠席する学生に対して，および通学前後でもスマートフォンなどで自己学習できるように授業資料をすべてmanaba上にアップしている．出席管理，小テストやレポート課題の提出についてもmanabaを利用しており，授業内で行う小テストについては回答後すぐに採点結果および正答が表示され，全体の平均点や個人が特定されないように最高点，最低店などが表示される．授業内平常評価は30点分，定期試験は70点分であり，小テストならびに定期試験は国家試験に出題される内容を参考としている．事前の授業準備，授業資料以外の情報や国家試験対策に対する情報などもmanabaを活用して学生に連絡・周知させている．学生定員が80名であるが，教務事務やmanabaを活用した教育支援体制・システムにより，授業時間を授業で使えるように，より良い授業が提供できるように工夫している．

下)大阪保健医療大学においては，科目名「代謝障害理学療法治療学」として，8コマ中の8コマについて糖尿病理学療法に関する内容を教授している．筆者は非常勤として担当しているが，授業で使用する物品の購入や準備，配布資料の印刷，レポートの提出管理・筆者への送付や試験監督の担当などについて，大学・教務事務の支援体制が充実しており，非常勤として担当しているが，筆者の大きな負担なく常勤担当している場合と同等に円滑な授業を行えている．

ている書籍があるので参考にしていただければ幸いである[23, 24]．

　　第3回目には「代謝疾患総論」と題して，糖尿病，肥満やメタボリックシンドロームなどの生活習慣病の疫学と診断基準について講義する．ここでは，糖尿病の歴史(記録されている

日本最古の糖尿病患者は藤原道長など)や世界糖尿病デー(11月14日,この日はインスリンを発見しノーベル賞を受賞したバンチング博士の誕生日で,全世界的に名所(東京タワーや通天閣)がブルーライトアップされるなど)など,患者教育にも活用できる話題や日本がリーダーシップを発揮する肥満研究・診療の話題,肥満と肥満症の定義などについて触れている.

第4回目には「糖尿病合併症」と題して,急性合併症ならびに慢性合併症の疫学,発症のメカニズムの概要,診断方法,病期分類や病態の把握方法を講義する.糖尿病網膜症は後天性失明原因の第2位,糖尿病腎症は新規透析導入原因の第一位,糖尿病は下肢切断原因の最も主要な原因,糖尿病患者では非糖尿病患者と比較して脳梗塞発症の危険が2～4倍,高齢糖尿病患者の認知症リスクは2～4倍などのエビデンスをもって,特にこの回では「糖尿病は怖い病気」,「全世界的な対策が必要な病気」として意識づけるようにしている.

第5回目は「糖尿病管理(糖尿病療養)」と題して,一般的な糖尿病療養について運動療法だけではなく,基本治療である食事療法と薬物療法について講義する.この際,薬物療法に関しては患者の気持ちやその実際に触れるために,インスリン注射練習キット(サノフィ株式会社,ノボノルディスクファーマ株式会社やイーライリリー株式会社などが貸出しており,授業や研修会などで使用させていただいている)を用いている.これは必須とは考えていないが,インスリンを使用している患者,患児および保護者の気持ちや患者の全体像の理解を促すためにもこの実習の導入は有用であると実感している.

第6回目は「糖尿病治療における運動療法」と題して,糖尿病患者に対する治療としての運動療法のエビデンス,運動療法の急性効果・慢性効果,運動療法処方の原則,減量に必要な知識と身体活動,エクササイズガイド2006の利用方法などを講義し,仮想症例を提示しての運動療法処方練習などを行っている.特定健診・保健指導において,その活用が推奨されるエクササイズガイド2006であるが,現場では使い方が難しいという声がよく聞かれる.考え方を整理して,使い方の基本を理解すれば,エクササイズガイド2006の活用は簡便で有用である(第Ⅱ章参照).

第7回目および第8回目には,学生を3グループに分け,前後で血糖値および血中乳酸値を自己測定させ,血糖自己測定の手技を習得するとともに,代謝と運動のメカニズムを実際の実習を通して理解させるようにしている.血糖自己測定実習の際には,運動群(食後),食事負荷群(空腹で授業に参加して授業中に飲食させる),安静群(何もしない)に分け,それぞれの前後で測定を行い血糖値の変化を実感・学習させている.血中乳酸自己測定実習では,安静群,有酸素運動実施群およびレジスタンス運動実施群に分け,同様に前後で測定を行い血中乳酸値の変化を実感させている.取り入れるべき実技・実習の例について,**表Ⅴ-3**に示すので参考にしていただきたい.

第9回目および第10回目には,糖尿病理学療法に必要な評価の講義と実技を行う.リスク管理のための評価や糖尿病多発神経障害(DP)がもたらす運動器障害への評価などを行うが,第1回目から「糖尿病は運動器疾患である」という新しい疾患概念を繰り返し伝えているので,なぜ糖尿病患者でこのような評価が必要かという学生の理解と実技・実習へ取り組む学生の真剣な姿勢も得られやすい.メディカルチェックの総論に関しても,ここで触れている.

表V-3 ▶ 糖尿病理学療法を教授するために取り入れるべき実技・実習および課題設定の例

コマ数	取り入れる実技・実習の例	課題設定の例
3～5コマ 10コマ以上ある場合	1. 運動（食事）負荷前後での血糖値測定 2. 運動負荷前後での血中乳酸測定	レポート
	3. インスリン注射体験	なし
	4. 糖尿病多発神経障害の簡易診断基準 5. SWモノフィラメントを使用した糖尿病足病変のスクリーニング 6. 機器及び質問紙を用いた身体活動量測定 7. ウエスト周囲径の測定	定期試験（授業内平常試験）
	8. 患者教育の仮想実習（個別指導：行動変容段階の把握ならびに行動変容段階に応じた指導） 9. 仮想症例の療養指導計画（継続性をふまえた患者個々に応じた運動療法のプランニング）	なし
1～2コマ 8コマ程度の場合	授業回数が10コマ以上ある場合に上記の1・4・5・6・7を行う	レポート／定期試験（授業内平常試験）
その他 1コマ程度	・運動療法指導実習（特に糖尿病教室や地域での指導を想定した集団指導など）	なし

糖尿病理学療法を教授する際に取り入れるべき実技・実習の例と，到達度を確認するための課題設定の例を示している．なお，糖尿病理学療法においても，リスク管理や適切な運動処方のために運動負荷試験や呼吸循環器系のフィジカルアセスメントは重要であるが，これは，表V-1に示す内部障害理学療法学Ⅰ・Ⅱで教授している．教授する内容については，あくまでも内部障害理学療法学の教授内容全体をふまえて，教え漏れ，不必要な重複がないようにすべきである．

　第11回目には，糖尿病教育に必要な行動科学的理論・アプローチ法（第Ⅲ章参照）について講義し，運動行動の変容段階や運動療法に対する自己効力感などの評価の実習を行うが，1コマでは詳細を学ぶには時間数が少なく概要の教授にとどめている．関西福祉科学大学では，2年次後期に選択科目として自らが科目担当する「健康増進療法学（全8コマ）」を開講しており，この中で患者教育にも活用できる行動科学的理論・アプローチ法に触れている．

　第12回目には，仮想症例を提示して，その症例の管理・治療上の問題点，理学療法プログラムを含む療養指導の内容，理学療法を含めた介入・指導の効果判定をグループワークで検討させ，第13回目にグループ発表させている．グループ発表においては，学生数が多いので各発表に対する学生からの意見や質問は最小にして，教員からのコメントを中心に1コマ内に収まるように工夫している．グループ発表については，1学年の定員数が多く学生個人の評価を行いにくいので，この発表は科目の評価には含めていない．

　Rタイプについては，科目オリエンテーションは最小限とするが，「糖尿病は運動器疾患である（第Ⅰ章参照）」である事実を示し，できるだけ学生に興味をもってもらえるように印象付けているのは共通である．全8コマであるので血中乳酸値の自己測定は行わないが，運動前後の血糖値の自己測定実習は行っている．インスリン注射体験も取り入れているが最小限の時間で実施している．授業時間数の問題から患者教育に関しては講義のみである．国家試験出題範囲を意識して，臨床上も必要な内容をふまえて授業内容を構成している．授業内に小テストを実施して学生の理解度を確認したいが授業時間数を減らさないためにも実施し

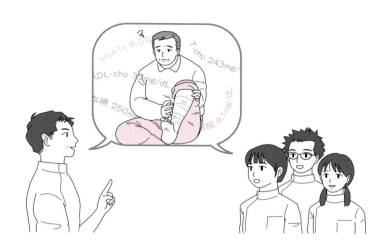

ていない．その代わり，運動前後の血糖自己測定実習をふまえて，30％(30点分)のレポート課題を設定して，学生に授業時間外の自己学習を促すように工夫している．更なる事前・事後学習課題の設定については，他の科目もふまえて学生の負担を考慮して課せばよい．

b 学生指導および症例レポート作成のポイント

以下に仮想症例を提示するが，この症例を学生に担当させる(経験させる)のが適切か否かの議論はさておき，この症例を担当させる(経験させる)前提で学生指導のポイントを概説する．まず，学生にどのように理学療法評価を行わせるか(経験させるか)，次いで理学療法プログラムを計画して，そのプログラムを適応させるか(経験させるか)の指導をSVがどのように行えばよいか考えてみたい．

■学生指導のポイント

仮想症例提示

症例：52歳，男性，身長170 cm．
主訴：全身倦怠感．
職業：デスクワークが中心の事務職．
家族歴：母が糖尿病(経口血糖降下薬内服治療中)
嗜好歴：喫煙歴は過去習慣者(25歳まで喫煙)，飲酒歴なし．
現病歴：30歳から40歳にかけて体重が10 kg増加，40歳から50歳にかけて5 kg増加し，最近2年間でさらに3 kg増加し，現在87 kgでBMI 31.1 kg/m^2．40歳頃より健診にて食後尿糖陽性を指摘され，疲れやすさを自覚するも放置していた．50歳になり高血圧(155/95/mmHg)を指摘されたが放置．本年(52歳)，健診にて随時血糖250 mg/dL以上，HbA1c 8.0％，T-cho 243 mg/dL，TG 395 mg/dL，HDL-cho 32 mg/dL，尿酸9.1 mg/dLを指摘された．ここ2～3ヵ月仕事が忙しく，いつもより外食が多くなり，休んでも疲れがとれず，足部の異常感覚(サランラップを巻かれている感じ)を認めるなどの理由から当院を受診した．

- この患者については，現病歴からおそらく2型糖尿病が予想されるが，発症時期が不明であり，糖尿病専門医が判断した糖尿病罹病期間の情報収集が最重要となることを指導する．ポイント1
- 40歳頃に尿糖陽性を指摘されており，糖尿病罹病期間が長期化すれば，合併症の発症リスクが高くなるし，足部の異常感覚を認めているので，おそらく糖尿病患者に最も合併しやすい糖尿病神経障害（diabetic neuropathy, DN）を合併している可能性が高く，DNの情報収集・評価とともに，他の糖尿病合併症の情報収集や評価を行うことがポイントであることを指導する（第Ⅱ章参照）．ポイント2
- 特に理学療法を適応するうえでのリスク管理にも重要となるので，糖尿病網膜症や糖尿病腎症の有無とその重症度，治療状況については，必ず情報収集するポイントであることを指導する．ポイント3
- 血液生化学検査については，まず血糖コントロールの指標であるHbA1c，血糖値の情報収集は必要不可欠であり，その他，合併症の有無や病態によって必要な情報を絞って診療記録より情報収集するポイントであることを指導する．ポイント4
- この患者では，入院後，薬物療法が導入されている可能性が高い．経口血糖降下薬やインスリン使用の有無について情報収集，使用薬剤の効用と副作用を把握することがポイントであることを指導する．インスリン使用者であれば，インスリン使用の有無だけではなく，1日の合計単位数や種類，作用時間帯を把握させ，理学療法プログラムに生かすように指導するのがポイントである．また，低血糖の自覚の有無，自覚症状の内容を確認しておくことがリスク管理上重要である．ポイント5
- SVの補助が必要不可欠となるが，運動前中後で血圧，心拍数，自覚的運動強度（Borg scale），できるならば血糖値（SVの指導下に患者が自己血糖測定）および自覚症状を確認させ，運動時の生体反応を確認させておくことは患者教育上も有用である．
- この患者では，足部の異常感覚を認めることから，糖尿病多発神経障害（diabetic polyneuropathy, DP）の評価は必須である．DPが認められるならば，DPがもたらす運動器障害を考慮して，下肢筋力（第Ⅰ章・第Ⅱ章参照）検査や片脚立位検査などにつなげていくように指導すればよい．すべての患者に等しく同じ評価が必要というわけではなく，慢性合併症による廃用や運動器に直接影響を及ぼすDPの存在が確認されれば，評価を行うことが強く勧められることを指導するのがポイントである．ポイント6
- 運動療法を積極的に行ううえでも，（特に高齢で糖尿病罹病期間が長く血糖コントロールが不良な患者では）糖尿病足病変の評価が重要であるので，足部の観察はもちろんのこと，足変形の有無の確認，足趾・足部の関節可動域検査やSWモノフィラメントによる足部の触圧覚検査を行い，足病変のリスクが高ければフットケアにつなげることが足潰瘍の形成→下肢切断の予防につながることを指導する（第Ⅳ章参照）．機器を有するならば，足圧分布を確認しておくことは非常に有用である．ポイント7
- 理学療法プログラムの作成については，まず，リスク管理をふまえて，糖尿病治療のための運動療法の基本（第Ⅱ章参照）に従ってプログラムが立案できるかどうかを確認する．ポイント8

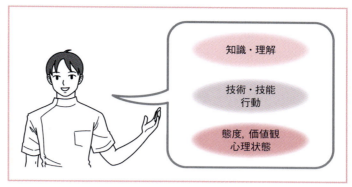

図V-7 ▶ 糖尿病患者に対する教育目標の置き方のポイント
教育目標を図のように3つに分類して考えると，どこに比重を置いて教育を行うかの参考になる[19]．

- 理学療法プログラムの安全性と有効性が確認できれば，作成したプログラムを用いて患者へ運動療法を適応する一連の理学療法技術を指導する（経験させる）．　ポイント9
- プログラムの作成と技術の指導（経験）について，評価ができないから治療には進ませないというよりも，状況に応じて筆者は同時並行でもよいと考えており，ぜひ，学生の成長を第一に考えていただければ幸いである．
- 患者教育に関しては，図V-7のように教育目標を3つに分類して考えると，どこに比重を置いて教育を行うか[MEMO 51]学生への指導ポイントの参考となる．　ポイント10

> **MEMO 51 ▶** どのような状況で，どこに教育の的を絞るかの例を示すので参考にしていただきたい．体系的な糖尿病教育を初めて受ける患者であれば，糖尿病治療としての運動療法に関する知識や理解度を高めるために，患者の「知識・理解」に教育の的を絞ればよい．糖尿病教育入院を繰り返すような患者であれば，自宅での運動療法の実施方法や中断に至る原因などを明らかにして，運動療法に関する患者の「技術・技能，行動」を確認しつつ，これに教育の的を絞ればよい．糖尿病網膜症の発症・悪化による視力の低下，糖尿病腎症の進展による透析導入，下肢切断など重症合併症を認める患者では，患者の「態度，価値観，心理状態」に注目して，これに配慮して教育内容を考えればよい．あくまでも参考としての考え方である．

教育目標

　臨床実習で学生に糖尿病患者を担当させる（経験させる）際の教育目標の参考例を示す．到達レベル（例：わずかな指導・助言で行うことができる，十分な指導・助言でどうにか行うことができるなど）に関しては，日本理学療法士協会の教育ガイドライン[22]を前提に，各養成校や臨床実習施設の判断による．教育ガイドラインにおいて，最終学年次の診療参加型臨床実習においては「骨関節障害」，「神経障害」，「内部障害」の3領域すべての患者・障害者が含まれていることが望ましいとしている[22]．

　学内教育の内容も関係することから，どこまでを基本的理学療法とするかは慎重な判断が必要であるが，前述したLタイプ・Rタイプで教授するならば，下記の①～⑥までは，最終学年次の臨床実習において「ある程度の指導・助言のもとに遂行できる」レベルにまで到達させたい．もちろん，クリニカルクラークシップを導入している施設においては，SVの助手として学生に診療行為を補助させて，以降に示す経験を積ませればよく，メリットとしてはクリニカルクラークシップの方がより多くの疾患の障害の全体像や一連の理学療法を経験させることができる．

いわゆる"評価実習[MEMO 52]"での教育目標

①糖尿病の成因と病期を理解したうえで必要な情報と評価項目を選択する
②各評価項目について適切な検査と測定を実施する
③収集した情報について運動療法を適応するための医学的情報を選択し整理する
④医学的情報と実施した評価をもって運動療法の適否を判断する
⑤運動療法の目標(実行性の目標)を設定し,目標達成への阻害要因を整理する
⑥糖尿病治療のための運動療法の原則に従って運動療法プログラムを立案する
⑦患者の病態やこれまで糖尿病教育を受けた経験などに応じて教育(指導)内容を考慮する

以上に加えて,いわゆる"治療実習[MEMO 52]"での教育目標

⑧糖尿病治療のための運動療法の原則に従って運動療法プログラムを実行する
⑨患者に治療としての運動の意義と効用を理解してもらえるように説明を行う
⑩合併症の有無とその重症度,薬物療法の有無を考慮してリスク管理する
⑪薬物療法の変更,合併症の進行や治療状況に応じて運動療法プログラムを修正する
⑫継続性をふまえた退院後の運動療法プログラムを立案し説明する

> **MEMO 52** ここでは,理学療法士養成校で伝統的に実施され,多くの理学療法士が経験してきた臨床実習をイメージしやすいように通称を使用している.日本理学療法士協会の教育ガイドラインでは,いわゆる評価実習は,2,3年次に行う診療参加型臨床実習Ⅰ,いわゆる治療実習は,最終学年次に行う診療参加型臨床実習Ⅱのことである[22].理学療法臨床実習教育における到達目標のミニマムは,「ある程度の助言・指導のもとに,基本的理学療法を遂行できる」である.

■症例レポート作成指導のポイント

　理学療法士を目指す学生が習得しなければならない知識・技術は漸増的に増加し続け,これによって学内における教育時間数は増加し,臨床実習時間数は減少している[22].また,近年では,資格をもたない実習生が患者に専門的介入を行うことへの懸念や,患者中心医療の本格的な実施により,実習中に学生が体験できる臨床行為も制約されるようになってきた[22].このような時代背景の中,臨床実習における課題として,担当した症例の一連の理学療法経験をまとめた"症例レポート"自体の意義においても,伝統的なSVと学生のマン・ツー・マンの指導体制を含めて言及されるようになっている.症例レポート自体,またそれに付随する現場での指導体制・指導方法の議論には踏み込まず,ここでは,症例レポートが養成校もしくは臨床実習施設の課題であった場合を想定して,糖尿病患者を対象とした症例レポート作成指導のポイントを述べる.

　なお,これらは理学療法士有資格者が学会などで糖尿病患者の症例報告を行う際のポイントにもなるので参考にしていただきたい.図Ⅴ-8は,本章の最初で紹介した筆者がSVとした担当した学生(上原 氏)の当時の症例レポートの現物である(作成日は平成17年6月).項目立てなどのレポートの体裁については,各養成校や施設の方針があると思うので,それら詳細には言及しない.

■図Ⅴ-8．症例レポート参照■

①病型，病態および(推定)罹病期間情報の明記

「病型は2型」であり，病型を記載することで，この症例においては生活習慣が基盤となって発症した糖尿病であり，生活習慣の適正化が必要で運動療法が基本治療となることがわかる．診断記録の情報から罹病期間の把握が可能であり，「HbA1cは9.6％」(当時のJDS値，現在の表記(NGSP値)では10.0％)であるので(第Ⅱ章参照)，「糖尿病罹病期間は7年間」，血糖コントロールは不良であり，糖尿病合併症発症のリスクを有することがわかる．学会発表などにおいても，これらの重要な情報の抜け落ちないようにしなければならない．

②糖尿病合併症の有無とありの場合は重症度の明記

「糖尿病多発神経障害(DP)は認めていない」ということで，糖尿病が直接的に運動器へ与える影響はあってもわずかであることが推測できる．口頭で説明を加えるとしても，三大合併症の「糖尿病網膜症」，「糖尿病腎症」について記載しておくとよい(第Ⅱ章参照)．また，積極的な運動療法を適応する前提では，「足部の状態」を記載しておくと安全にプログラムを実施できるかの判断を行いやすい(第Ⅳ章参照)．

この患者では，既往歴に心疾患を有するのでそれに対する情報の記載はリスク管理上重要である．

③糖尿病治療状況の明記

この患者の「BMIは32.1 kg/m^2」であり，肥満度2度である．食事療法と運動療法の出納バランスを考慮して計画的に体重を落とすために摂取カロリーの記載は重要である．この患者ではインスリン療法が導入されていないが，導入されている場合，インスリンの種類(超速効型や時効型溶解など)といつ注射するかがわかるように記載する(第Ⅱ章参照)．インスリンを1日に22単位打っていたならば，例えば朝−昼−夕として，6-6-10というように記載する(診療録にもこのように記載されていることが多い)．

④身体機能・能力評価

この患者では，「下肢筋力はMMTで5レベル」である．DPの合併はないが，先行研究に準拠して筋力を再現性ある方法で定量的に捉えると，「同年代性別の筋力と比較して体重に応じた筋力を有していない」(健常者の標準値の半分以下)ことがわかる(第Ⅱ章参照)．考察での記載に注意する点はあるが，「これまでの生活様式」による影響が大きく，「運動歴では最近1年間ウォーキングを行っていた」との自己申告はあるが，1日全体の身体活動量が少なく，また肥満もあり，体重相応の筋力を有していないと推測される．筋力を再現性ある方法で定量的に捉え参考基準値と比較することで得られた結果であり，MMTのみでは，これらの指導は難しい(この考え方を教授するのは難しい)．

⑤運動療法プログラム

この患者は肥満であり，減量が処方される中，筋力を低下させないように糖尿病治療・肥満改善の意義はもちろんであるが，有酸素運動に加えて「レジスタンストレーニングを取り入れる」ことが望ましいだろう．レポートでは双方の意義が考察で述べられており，復職までを見据えた視点は適切であろう．図Ⅴ-9は上原氏が当時，この患者に作成したレジスタンストレーニングのホームプログラムである．患者個々で異なるが，レジスタンストレーニ

症例報告レジュメ　　　　　　　　　　　　　　　SV：野村 RPT　　SSV：西上 RPT　　報告者：吉備国際大学　　上原　稔章

Ⅰ．はじめに
　　糖尿病、既往歴に心疾患を持つ症例を担当した。リスク管理を適切に行うことで、安全で効果があると考えられる理学療法を提供することが可能であった。今回の発表では治療プログラム立案までを考察し報告する。

Ⅱ．症例紹介
　【一般的情報】　性別：男性　年齢：29歳　　食物アレルギー：牛乳・乳製品・きゅうり
　【医学的情報】　診断名：2型糖尿病　主訴：特になし　Demand：血糖値を安定させたい。
　　　現病歴：H10年頃に2型糖尿病と診断される。血糖コントロール目的のため、教育入院に至る。
　　　既往歴：H9　大動脈弁置換術施行　H16　狭心症・急性心筋梗塞　H17　胃潰瘍（完治）
　　　各検査値：BS：150〜200mg/dl（60〜110mg/dl）　Hb-A1c：9.6%（4.3〜5.8%）　GPT：110IU/l（8〜48U/l）　GOT：66U/l（13〜45U/l）　LDH：413U/l（109〜210U/l）
　　　1日の摂取カロリー：1800kcalに制限されている。
　　　投薬：ニューロタン錠（心・アンデオテンシンⅡ受容体拮抗作用を示し、血圧を下げる）・アーチスト錠（心・心筋収縮力を抑制する）・リピトール錠（心・血中コレステロールを下げる）・バイアスピリン錠（心・血栓の発生を予防する）・ガスターD（胃・副作用：QT延長、心室頻拍、心室細動が現れることがある）・ワーファリン錠（心・血栓の予防）・アリマール錠（糖尿病）・グルコバイ錠（糖尿病・食後の急激な血糖値の上昇の抑制）・アクトス錠（2型糖尿病）
　【社会的情報】　家族構成：両親との三人暮し　職業：無職
　　　入院前の生活：生活リズムは不規則で、散歩以外は部屋の中にいるかパソコンをしているかであった。間食はスナック菓子を週に2回以上、また主にスポーツ飲料をよく摂取されていた。

Ⅲ．理学療法評価
　【全身状態】　身長：173.6 cm　体重：96.8kg　BMI：32.1kg/m²（標準は22 kg/m²）　体脂肪率：33.0%
　【バイタルサイン】　安静時：（血圧）113／68mmHg　　　　　（脈拍）66回／分
　（エルゴメーター使用中のバイタルサインの変化…負荷量40W）　　（心電図モニター）STは0.02mvから変動しなかった。

経過	血圧（mmHg）	心拍数（回／分）	Borg スケール	VPC（回／分）
開始時	113/68	65	0	0〜3
10分後	112/66	95	7	1〜3
20分後	130/71	104	8	2〜5
30分後	128/81	94	10	1〜3
40分後	128/72	95	11	2〜3

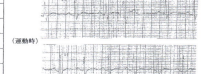
（安静時）
（運動時）

　＊　運動時、心拍数が100回／分を超えると不整脈の発生が頻発した。
　【視診】　両足底踵部・足趾間に角質化を認める。　肥満体型である。　多汗である。
　【筋力評価】（徒手筋力検査 manual muscle test：以下MMTとする。）下肢：全て5レベルであった。
　（μTas F01を使用。先行研究と同様の方法で固定し行った。値は体重比で表している。）

関節	運動方向	右	左
膝関節	伸展	37.8%	35.0%

20歳代の等尺性膝伸展筋力体重比は95.7±12.9%であると報告されている。

【糖尿病多発性神経障害　簡易診断検査　2002年1月改訂版】
（振動覚）両側：正常…10秒以上　　（アキレス腱反射）＊膝立ち位で計測　両側：正常　（自覚症状）特になし
糖尿病多発性神経障害の判定　…現在は認められていない。
　【運動歴】最近1年：有（1日20〜30分のwalking　雨の日以外は行っていた。）
　【整形外科的合併症】特になし。

図Ⅴ-8 ▶ 2型糖尿病患者の症例報告レポートの例

Ⅳ．問題点の抽出（Impairment level）　#1　運動時の不整脈　　#2　肥満
Ⅴ．治療プログラム（心電図モニター及び血圧管理下で行う）

　　　　　　　◆　リスク管理方法　Anderson－土肥の基準を参考にして、訓練中止基準の選択を決定した。
　　・　呼吸困難、めまい、吐き気、狭心痛等の出現　　・低血糖の出現
　　・　脈拍数140拍／分を超えた場合　　　　　　　　・血圧の著変
　　・　1分間7回以上の期外収縮の出現（本症例は心疾患の既往歴があるため任意に7回以上にした）

①エルゴメーター：　モニターを使用し、また、Borgスケールにより自覚症状の確認を取りつつ、心臓に過負荷がかからないように注意しながら行う。　使用方法：40wで40分間行う。

②レジスタンス・トレーニングの指導

　（内容）スクワット・ヒップアップ・壁もたれ腕立て

＊　各動作をゆっくり10分間程度行ってもらう。このときに、心拍数（100回／分以下）・自覚症状に注意し、行うように指導した。

Ⅵ．ゴール設定

短期ゴール…運動の継続

Ⅶ．考察

　本症例は、2型糖尿病を呈し、既往歴に狭心性・急性心筋梗塞があり、大動脈弁置換術を施行している29歳の男性である。現在、糖尿病多発性神経障害の簡易診断基準より神経障害は現時点では認められていない。また、合併症も現段階では確認されていない状況である。しかし、今後の管理により誘発される可能性はあり、自宅復帰後の運動療法・薬物療法・食事療法は重要になってくる。

○リスク管理

　糖尿病：血糖変動に対する配慮がリスク管理のポイントである。運動療法を行う上で注意すべきことは、低血糖である。本症例は服薬で、経口血糖降下剤とβ遮断薬を服用している状態である。β遮断薬は低血糖に対する感受性を低下させる場合がある。そのため、運動中に低血糖など自覚症状の確認、血圧・脈拍の測定を行った。

　心臓：心電図モニターでの計測下で運動療法を行った。本症例の場合、有酸素運動の目安であるカルボーネンの式で0.3を基準に運動負荷量を設定し、エルゴメーターを行った。しかし、心拍数が100回／分を超えると不整脈が頻発するようになるため、心拍数を90回／分台に保つことができるように、40Wの負荷量で運動を行った。本症例は心臓に既往歴があり、そのため1分間に発生する不整脈の上限を任意に7回とし、自覚症状を確認しつつ運動療法を行った。1分間に不整脈が7回を超えることはなかったが、自覚症状を基に運動を一時中止することが数回あったが、それ以外は問題なく安全に運動療法が行うことができた。

○本症例における筋力

　本症例の場合、膝伸展筋力は体重比の右37.8％・左35.0％であった。各年代の等尺性膝伸展筋力値の20歳代は95.7±12.9％と報告されていて、水準と比較すると非常に筋力が弱いことが判断できる。このことは、入院前の生活様式や糖尿病による関与が大きいと考えられ、筋の予備能力の低下の一要因になっていると考えられる。

○レジスタンストレーニング

　身体全身を使用する運動にし、ゆっくり10分間ずつ行うようにした。また自覚症状や心拍数の変化に注意して行うように指導した。レジスタンストレーニングは有酸素運動、日常スポーツの基礎となる筋力と筋持久力を維持・改善すると報告されている。有酸素運動では、ブドウ糖と脂肪を用いてエネルギー代謝が行われるため、血糖のコントロール・減量の両方に対してアプローチすることができると考えた。また、このトレーニングを毎日行うことで、筋力強化・体力の改善もできていくと考えられ、復職できる体力も獲得できると予想される。

○ゴール設定

　現在の基礎代謝量は2200〜2400kcalと求められ、1日摂取カロリーは約1800kcalと制限を行っている。毎日運動を行えば、約700kcalのエネルギーが消費される。しかし、自己申告では間食を週に2回すると言われ、これから先の季節水分の摂取量も増えると予想されるが、その点を考慮しても、2Wで約1kgの減量が考えられる。このことは、リスク管理を行うことにより、安全に行える上限に近い状態で運動療法を行うことができたため考えることができた。自宅復帰後は指導した内容を一人で行わなければならない。以上のことから、短期目標では正しい管理の下での運動の継続を挙げることを考えた。

図Ⅴ-8 ▶ 続き

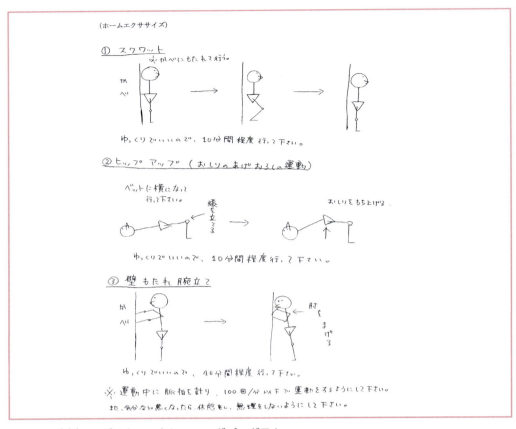

図V-9 ▶ 症例のレジスタンストレーニングプログラム

ングも，特別な機械器具を使用せず，場所を選ばずに実施できるプログラムは継続しやすい条件の一つである．

　以上，（もちろん症例は選定しなければならないが）糖尿病患者でも理学療法の一連のプロセスを経験させ，症例レポート（本書で紹介したのは症例報告のレジメ）にまとめることができることを筆者の実践から説明した．SVの先生方には，是非，今後の臨床実習教育の参考にしていただきたい．

credit

　糖尿病理学療法に関するカリキュラムと講義内容の詳細は，筆者が平成25年度より関西福祉科学大学で担当している科目「科目名：代謝疾患・がん理学療法学（3年次後期対象，全15コマ中の13コマについて糖尿病理学療法を教授）」を*L*タイプとして紹介する．また，こちらも同様に平成25年度より大阪保健医療大学において非常勤で担当させていただいている科目「科目名：代謝障害理学療法治療学（3年次後期対象，全8コマ中の8コマを担当して糖尿病理学療法を教授）」を*R*タイプとして紹介する．なお，両大学ともに大学名を公表して本書でカリキュラムを紹介することについて了承を得ている．臨床実習において糖尿病患者を担当させるポイントおよび症例レポートの作成指導については，筆者がSVを務めた際の実例である．本書で紹介する当時（平成17年6月～7月）の実習生は上原稔章 氏（現・坂田整形外科リハビリテーション理学療法士，当時・吉備国際大学理学療法学科4年生）であり，上原 氏の了承ならびに記載内容を確認いただいている．

4 糖尿病理学療法における クリニカルリーズニング

　糖尿病患者はもはや国民病といっても過言ではないほどその患者数は多く，また，理学療法の主要な対象疾患である脳卒中や心疾患などの動脈硬化性疾患の独立した危険因子であり，日常臨床において糖尿病を合併した理学療法対象患者を担当することは今後益々多くなることが予想される．日常臨床で担当する機会の多い糖尿病合併患者に対して，等しく糖尿病に関する情報収集や評価を行うことは非効率的であり，臨床現場におけるワークフォースのバランスを崩壊させることにつながってしまう．しかしながら，糖尿病は後天性の失明原因の第2位，新規透析導入原因の第1位，下肢切断の最も主要な原因，糖尿病患者は非糖尿病者に比較して脳梗塞が2～4倍高頻度，糖尿病患者が心筋梗塞を起こす危険度は健常者の3倍以上など全世界的脅威として認知されるこれらのエビデンス，またサルコペニアを助長させる要因となるほか，超高齢社会に突入している日本においては介護予防の観点からも糖尿病の合併を無視することはできない．よって，糖尿病に注目するのは重要であるが，処方目的であるリハビリテーションへのワークフォースを最適化するには，糖尿病を合併する患者に対しての臨床思考過程を示しておくことが必要と考える．本項では，これまでに概説した内容を改めてまとめ，糖尿病を合併する理学療法対象患者に対するクリニカルリーズニング[MEMO 53][25)]を概説する．

> **MEMO 53**　クリニカルリーズニング（clinical reasoning，邦訳で臨床推論）とは，対象者の訴えや症状から病態を推測し，仮説に基づき適切な検査法を選択して対象者に最も適した介入を決定していく一連の心理的過程を指す[25)]．クリニカルリーズニングは，臨床思考過程の呼称の1つで，そのほかにも臨床意思決定（clinical decision making）や臨床判断（clinical judging）などの用語がある．臨床思考過程は，それ自体は無機質である知識・技術，経験を，対象者に応じて有機的な媒体に昇華させる態度の過程ともいえる臨床能力に不可欠な要素である[25)]．

a 糖尿病を合併する理学療法対象患者への関わり

　糖尿病教育入院などで糖尿病患者を担当する場合にも共通する理学療法の臨床思考過程を図V-10に示す．本書では，第Ⅰ章より「糖尿病は運動器疾患である」という新しい疾患概念を強調してきたが，糖尿病という診断だけで運動器の障害を疑い，画一的に下肢筋力評価を行うといった状況になれば本末転倒である．本項では，糖尿病を合併する患者において，どのように糖尿病合併の重みづけを行い，糖尿病の病態把握に必要な情報収集・評価をふまえリスクを判断して理学療法プログラムに生かすかという臨床判断の一モデルを示したいと考えている．なお，本書で示す糖尿病患者の診かたはあくまでも理学療法士の立場からの臨床思考の過程であり，また，糖尿病の診断名ではリハビリテーションの診療点数算定ができない現状にある中，糖尿病患者を担当する場合は主の診断に対する理学療法が必要であることを考慮したものである．整形外科や脳外科から依頼された患者においては，糖尿病に関する情報は他科の診療情報となるため，その詳細はリハビリテーションの処方箋へは十分に記載

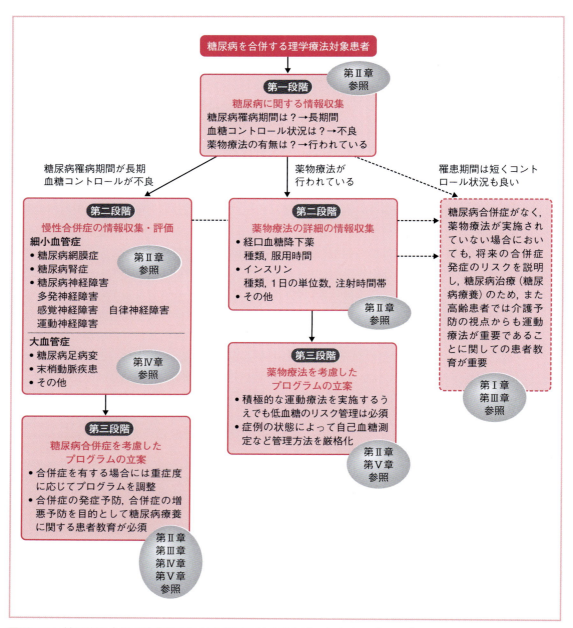

図Ⅴ-10 ▶ 糖尿病を合併する理学療法対象疾患に対するクリニカルリーズニング

されていないかもしれない．本項で示すのは臨床での限られた時間の中で，普遍的に糖尿病の合併を考慮して患者の診療にあたることを意識したクリニカルリーズニングである．

第一段階　情報収集

　糖尿病合併症の有無や薬物療法に関する詳細がリハビリテーションの処方箋に記載され，カンファレンスなどで申し送られているのならば，改めて同じ情報を診療録や主治医から確

認する必要はない．糖尿病に関する情報がほとんどない状況では，まず，糖尿病の罹病期間・血糖コントロール状況を確認する（第Ⅱ章参照）．患者から情報収集するしかない状況（糖尿病専門医がおらず確認する手段がないなど）では，収集できた情報をもって判断するしかない．この場合，検診などで高血糖を指摘された時期や糖尿病に関連する自覚症状（のどの渇き，頻尿，疲労感や急な体重減少など）を認めた時期を参考にする．血糖コントロールについては，HbA1cや血糖値を参考にするが，数年前の情報も得て判断できれば最良である．糖尿病の罹病期間・血糖コントロール状況と同時に，糖尿病治療に関する薬物療法の有無を確認するが，特にインスリン療法が導入されていればその詳細の確認はリスク管理に必要不可欠になる（第Ⅱ章参照）．

　糖尿病の罹病期間が短く，血糖コントロール状況も良好で薬物療法が実施されていても単独投与では低血糖をきたす可能性が低い投薬内容であれば，理学療法を適応するうえで糖尿病合併によるリスクの可能性は低いので，必要以上に糖尿病へ着目しなくともよい．もちろん，糖尿病の病態を糖尿病の罹病期間と血糖コントロール状況だけで推測するのは不適切であり，この理解には本項全体をふまえて十分に注意していただきたい．糖尿病に着目する必要性が低い患者であっても，糖尿病に関する患者教育については，患者のリハビリテーションを担当する中でぜひ行っていただきたい（第Ⅰ章・第Ⅲ章参照）．

第二段階　情報収集と評価

　第一段階で糖尿病合併症のリスクが高いと判断された患者では糖尿病特有の合併症に関して情報収集・評価を行う．糖尿病特有の合併症は「しめじ」（し：神経障害，め：網膜症，じ：腎症）として覚えるが，「しめじ」の順に臨床上よく認められる合併症なので，情報収集・評価の優先順位とも捉えてよい（第Ⅱ章参照）．糖尿病多発神経障害（diabetic neuropathy, DP）については理学療法士が単独で実施可能な方法があるので，何の疾患に由来するかの鑑別の判断材料としても有用である．例えば，腰椎椎間板ヘルニアの患者では神経根症状とDP，脳卒中片麻痺患者では脳神経障害に伴う症状とDPなどの鑑別に活用できる．糖尿病患者の慢性合併症では，必ずしも順序的に障害されていくということではないが，糖尿病の影響と考えるうえでは細小血管が障害され，大血管も障害されていくという理解でよい．しかしながら，大血管症（第Ⅳ章参照）は糖尿病に特有というわけではなく，他の危険因子が関与して糖尿病の罹病経過とは関連なく発症・増悪する場合があることを認識しておくべきである．糖尿病の罹病歴やコントロール状況，細小血管症の発症に関連なく大血管症を発症しているならば，糖尿病との関連は低いかもしれない．

　低血糖は，糖尿病治療中にみられる頻度の多い緊急事態であり，薬物療法が実施されている患者では低血糖に注意することが糖尿病理学療法におけるリスク管理の重要なポイントである（第Ⅱ章参照）．薬物療法が実施されている場合，特にインスリン療法が導入されている場合には，インスリンの単位数や種類を調べて作用時間帯を確認し，リスク管理に役立てることが必要であるが，それでは，いつ薬物療法の有無と有りの場合はその詳細を確認するかについて述べる．糖尿病教育入院される患者では，初めてインスリン療法が導入，インスリン療法の調整が行われる場合があり，インスリンの単位数の変更はもちろんのこと，前日と

インスリンの種類までが変更となっている場合がある．糖尿病患者を担当する場合には，病棟，主治医や薬剤部との連絡システムを整備，電子カルテの導入がないと難しいが診療録を毎日チェック，患者本人に薬物療法の変更がないかどうかをチェックするなど，それぞれの施設で理学療法士が確認しやすい方法・体制を整えておくことが積極的な運動療法を展開するうえで重要である．整形外科や脳外科が主の診療科であるリハビリテーション対象患者の場合，糖尿病内科や専門医へ他科紹介されていなければ，糖尿病治療に関わる薬剤が大幅に変更されることは少ないかもしれない．しかしながら，血糖コントロールが不良な患者では，糖尿病内科や専門医へ他科紹介されて薬物療法の大幅な調整が行われる可能性を考慮に入れて，リスク管理に必要な情報収集のタイミングを検討すればよい．

　糖尿病治療に関わる薬物のみに注目したらよいわけではなく，例えば心疾患者では強心薬，血管拡張薬，利尿薬，β遮断薬や抗不整脈薬などが処方されている場合には，心臓リハビリテーションに準じたリスク管理が必要である（近年，心臓リハビリテーション領域に関しては多くの専門書が刊行され，専門学会からのガイドラインも発表されているのでそれらを参考にされたい）．β遮断薬，抗不整脈薬，脂質異常症治療薬，サリチル酸系薬などはインスリン分泌やインスリン作用を増強し，血糖低下への作用を増加させるので注意すべきである[19]．

第三段階　理学療法プログラムの立案

　糖尿病合併症を有する患者では，理学療法プログラムを立案する際，それぞれの合併症に準じたリスク管理や対応が必要である（第Ⅱ章・第Ⅳ章参照）．臨床においてはクリニカルパスにのらない患者を経験するが，本書に記載されていない状況にある糖尿病患者，糖尿病合併症を有する患者を担当することがあると思う（第Ⅴ章参照）．いずれの合併症を有するにせよ，新たな糖尿病合併症の発症の予防，併発している糖尿病合併症の増悪予防が必要であり，これにかかる患者教育が重要である（第Ⅲ章参照）．筆者がここで述べたい点は，現代日本における下肢切断の主要原因である糖尿病足病変の管理である．理学療法の臨床の現場において，多くを求めることはできないが，<u>特に糖尿病罹病歴が長く，糖尿病コントロール状況が不良であり，かつ抗重力位（荷重位）でリハビリテーションを積極的に行っている患者ほど，糖尿病足病変予防のために，リハビリテーション前後で"足をみる"などフットケアの観点が重要であることを，まず理学療法士が強く認識しなければならない</u>．糖尿病を合併する脳卒中患者へ歩行練習や日常生活動作練習などを積極的に行う場合，その患者の糖尿病罹病歴が長く糖尿病コントロール状況が不良である際，理学療法士が糖尿病の合併に十分に注目しなかった場合にどのような転帰を迎えるだろうか．

　薬物療法，特にインスリン療法が導入されている患者では，可能なかぎり運動療法前中後の自己血糖測定を行うことが有用であり，自己血糖測定の結果は患者教育にも有効に活用できる（第Ⅱ章参照）．糖尿病患者における特殊な関わりを考える場合にも，自己血糖測定が有効となるケースがある（第Ⅴ章参照）．理学療法にかかる診療業務において血液を採取するということは，多くの理学療法士が卒前教育で経験しておらず，これまでにない理学療法のあり方となるが，糖尿病理学療法における標準的評価として認識していただきたい（低血糖が起こった際の対処については第Ⅱ章参照）．

● 文献

1) 文部科学省：子どもの体力の現状と将来への影響．http://www.mext.go.jp/b_menu/shingi/chukyo/chukyo0/gijiroku/attach/1344530.htm（2015年1月18日閲覧）
2) 文部科学省：平成25年度体力・運動能力調査結果の概要及び報告書について．http://www.mext.go.jp/b_menu/toukei/chousa04/tairyoku/kekka/k_detail/1352496.htm（2015年1月18日閲覧）
3) 文部科学省：子どもの体力の低下の原因．http://www.mext.go.jp/b_menu/shingi/chukyo/chukyo0/gijiroku/attach/1344534.htm（2015年1月18日閲覧）
4) Sone H, et al：Japan Diabetes Complication Study Group：Obesity and type 2 diabetes in Japanese patients. Lancet 361：85, 2003
5) 日本小児内分泌学会：子どもの肥満．http://jspe.umin.jp/public/himan.html（2015年1月18日閲覧）
6) 浦上達彦：小児・思春期2型糖尿病発症における日本と諸外国との相違．Diabetes Fronti 23：684-689, 2012
7) Sugihara S, et al：Survey of current medical treatments for childhood-onset type 2 diabetes mellitus in Japan. Clin Pediatr Endocrinol 14：65-75, 2005
8) 中尾聡志ほか：肥満児の身体能力特性 等尺性膝伸展筋力・片脚立位時間における検討．理療科 24：543-547, 2009
9) 沖嶋今日太ほか：体表測定器による健常児童と肥満児童の脊柱アライメントおよび可動性の比較（第3報）．運動療物理療 17：329-333, 2006
10) 白井 洗：重心計による体動揺の研究．福岡歯大会誌 10：306-313, 1983
11) Bernard PL, et al：Influence of obesity on postural capacities of teenagers, Preliminary study. Ann Readapt Med Phys 46：184-190, 2003
12) 日本糖尿病協会：サマーキャンプ．http://www.nittokyo.or.jp/event/patient/summer_camp/（2015年1月18日閲覧）
13) 中尾聡志ほか：小児糖尿病サマーキャンプにおける理学療法士の役割．糖尿病ケア 4：732-737, 2007
14) 野村卓生ほか：糖尿病教育入院における理学療法士のかかわり．プラクティス 24：106-110, 2007
15) Tsujimoto T, et al：Vital signs, QT prolongation, and newly diagnosed cardiovascular disease during severe hypoglycemia in type 1 and type 2 diabetic patients. Diabetes Care 37：217-225, 2014
16) 日本糖尿病学会編：科学的根拠に基づいた糖尿病診療ガイドライン 2013，南江堂，東京，2013.
17) 野村卓生ほか：糖尿病自律神経障害を有する糖尿病患者へのリハビリテーション．保健医療学雑誌 5：52-57, 2014
18) 平澤有里ほか：健常者の等尺性膝伸展筋力．理療ジャーナル 38：330-333, 2004
19) 日本糖尿病療養指導士認定機構編：糖尿病療養指導ガイドブック 2014，メディカルレビュー社，大阪，2014
20) 川島美保ほか：2型糖尿病中学生女児に対するチーム医療の試み．日小児会誌 110：61-62, 2006
21) 中川法一編：セラピスト教育のためのクニリカル・クラークシップのすすめ第2版，三輪書店，東京，2013
22) 日本理学療法士協会：理学療法教育ガイドライン（1版）．平成22年4月提出・最終案
23) 野村卓生ほか：運動と代謝．山﨑裕司，川又幹雄，他編：内部障害理学療法学テキスト改訂第2版，南江堂，東京，285-294, 2012
24) 野村卓生：運動と代謝機能．市橋則明・編：運動療法学 障害別アプローチの理論と実際 第2版，文光堂，東京，126-134, 2014
25) 内山 靖：クリニカルリーズニング 理学療法士に求められる臨床能力．PTジャーナル 43：93-98, 2009

補足資料

国際糖尿病連合（Ⅰ-1）

国際糖尿病連合（International Diabetes Federation；IDF）には，170国以上の230を超える糖尿病関連団体が加盟している．IDFは「糖尿病の全世界的脅威を認知する決議」を国連に要請し，国連総会議で2006年12月20日に加盟192か国の全会一致で可決された．同時にIDFと世界保健機関が定めていた11月14日を「World Diabetes Day，世界糖尿病デー」と指定し，国連や空を表す「ブルー」と，団結を表す「輪」を使用したシンボルマークを採用して全世界での糖尿病抑制に向けたキャンペーンを推進している．11月14日には各地で，ご当地の名所がブルーでライトアップされている（東京都では東京タワー，大阪府では通天閣，高知県では高知城などがブルーでライトアップされている）．11月14日は，1921年にインスリンを発見し，1923年にノーベル賞を受賞したカナダの整形外科医Frederick Grant Banting博士の誕生日である．

IDFに関する詳細は，IDFのHPを参照のこと．

糖尿病学用語集（Ⅰ-2）

糖尿病学用語集は，日本糖尿病学会が編集する用語集で，2001年3月に初版，2005年11月に第2版，2011年3月に第3版が発行されている．糖尿病学用語集は，糖尿病の臨床あるいは研究に携わる医師のみならず，コメディカルスタッフや学生を含め，糖尿病学の用語を正しく理解し，表現するために企画し編集されたものである．近年，糖尿病学は，遺伝子研究から，治療，運動療法を主軸とした理学療法等の広い領域が含まれており，これらを加味し，日本糖尿病学会 糖尿病学用語編集委員会によって，他分野との関連性をふまえて精査し選定されている．糖尿病学に関する用語について，学会発表や論文発表の際は，第一優先的にこの用語集に準拠して用語を使用するとよい．

糖尿病学用語集に関する詳細は，当該用語集を参照のこと．日本糖尿病学会編：糖尿病学用語集第3版，文光堂，2011

腎臓リハビリテーション（Ⅰ-3）

腎臓リハビリテーション（以下，腎臓リハビリ）は，腎不全患者に対して，運動療法，教育，食事療法，精神的ケアなどを行う新たな内部障害リハビリテーションである．透析患者の運動耐容能は心不全や慢性閉塞性肺疾患の日常生活動作能力と同程度まで低下している．運動をしない透析患者の生命予後は不良であることが判明し，透析患者においても積極的に運動することが推奨されるようになってきている．さらに透析の最中に運動療法を行う方法も開発されている．最近では保存的腎不全患者においても，適度な運動は，腎機能には悪影響を及ぼさずに運動耐容能やQOLの向上，糖・脂質代謝の改善などのメリットをもたらす可能性があるという報告や，低たんぱく食摂取下でも運動が蛋白異化を防止するという報告もあり，腎機能障害患者の活動を過度に制限すべきではないことも示唆されている．また，各種腎不全動物モデルラットでの研究では，長期的運動の腎機能保護作用とそのメカニズムも解明されてきている．

腎臓リハビリに関する詳細は，日本腎臓リハビリテーション学会のHPを参照のこと（上記の情報についても日本腎臓リハビリテーション学会のHPより引用）．

日本理学療法士学会（Ⅱ-1）

日本理学療法士協会は2013年6月に日本理学療法士学会ならびにその下部機関となる12の分科学会を設立した．分科学会とは，理学療法に必要な専門領域の学術（academy）を重視し，理学療法を基盤として発展させるグループである．特に，一般演題やプロジェクト研究の発表や意見交換を本質とした学術交流（conference）を積極的に展開することを目標としている．

アメリカスポーツ医学会（Ⅱ-2）

アメリカスポーツ医学会（American College of Sports Medicine, ACSM）は，「ACSM's Guidelines for Exercise Testing and Prescription」を出版し，日本においても日本体力医学会体力科学編集委員会委員を中心にこれを翻訳し，原著第8版として日本語訳版が出版されている．ACSMはヘルスフィットネスのプロフェッショナルを最初に認定，国内外で2万5千人以上を認定している．

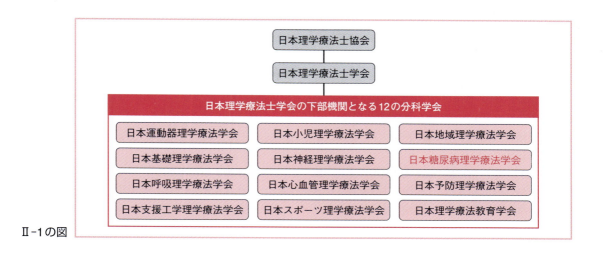

Ⅱ-1の図

　ACSMに関する詳細は，ACSMのHPを参照のこと．

日本糖尿病学会（Ⅲ-1）

　1958年（昭和33年）4月に糖尿病学の進歩・発展を図り，国民の災害を防止することを目的に設立された．学会機関誌として，和文誌「糖尿病」，英文誌「Diabetology International」を発行している．医師，コメディカル向けの指導書として，糖尿病診療ガイドライン，糖尿病治療ガイド，災害時糖尿病診療マニュアル，サマーキャンプの手引き，糖尿病療養指導の手びき，小児・思春期糖尿病管理の手びき，糖尿病学用語集などを発行している．また，糖尿病患者向けの指導書として，糖尿病治療のてびき，糖尿病食事療法のための食品交換表，Food Exchange Lists―Dietary Guidance for Persons with Diabetes（in English）などを発行している．

　詳細は，日本糖尿病学会HPを参照のこと．

日本糖尿病療養指導士（CDEJ）認定機構（Ⅲ-2）

　質の保証された療養指導を行うことができるコメディカルスタッフの育成を目指して，2000年（平成12年）2月に日本糖尿病学会，日本糖尿病教育・看護学会，日本病態栄養学会が母体となって設立した．2000年度（第1回）から現在に至るまで，日本糖尿病療養指導士（Certified Diabetes Educator of Japan；CDEJ）の能力の検定と資格認定を行っている．CDEJの受験資格に該当する医療職種は，看護師，管理栄養士，薬剤師，臨床検査技師，理学療法士である（第5回試験までは准看護師，栄養士も含まれた）．CDEJ認定機構は，CDEJの学習目標と課題を網羅したガイドブックを発行しており，このガイドブックを基に講習資料の作成や認定試験問題の作成が行われている．

　詳細はCDEJ認定機構HPを参照のこと．

　一方，CDEJとは別に，都道府県単位で認定する地域糖尿病療養指導士（Local Diabetes Educator of Japan；LCDE，CDELともいう）の認定が各地域で進んでいる．CDEJは糖尿病療養指導において豊富な知識と経験を有する存在として，CDEネットワークの中でリーダー的な役割が想定されている．LCDE団体の講習会で講師役を務め，運営のサポートなどを通じて，日本の療養指導現場全体の底上げに貢献することが期待されている．

日本肥満学会（Ⅲ-3）

　1980年（昭和55年）に肥満研究会として発足し，1984年に日本肥満学会として発展した．日本肥満学会では，「肥満」と「肥満症」の概念を明確に定義し，2006年に「肥満症治療ガイドライン2006」，2011年には「肥満症診断基準2011」を発表している．2012年より肥満に関連する生活習慣病の改善，予防に関して，適切な指導を行う能力を有する保健師，看護師，管理栄養士，薬剤師，臨床検査技師，理学療法士，健康運動指導士，臨床心理士などの職種に対し，一定の研修ならびに試験等に合格した者に対して「生活習慣病改善指導士」を認定している．日本肥満学会では，生活習慣病改善指導士の育成に関連して，肥満・肥満症に関わる病態をわかりやすく解説した「生活習慣病改善指導士ハンドブック」を

発行している.

詳細は日本肥満学会HPを参照のこと.

日本糖尿病協会(Ⅲ-4)

1961年(昭和36年)に創立され,現在,全国の会員の患者,医療スタッフで作られた糖尿病「友の会」と,47の都道府県糖尿病協会があり,これらと連携して糖尿病の予防と療養についての正しい知識の普及啓発」や「患者・家族と広く予備群の方々への療養支援」などを行っている.患者向けの療養グッズとして検査値や治療内容,合併症の検査所見などが記録でき,地域連携パスとして病診連携の役割を担う手帳「糖尿病連携手帳」,「自己管理ノート」,「糖尿病患者用IDカード(緊急連絡用カード)」や「英文カード(Diabetes data Book)」を発行している.糖尿病患者では,これらを無料で入手できるので,コメディカルスタッフも周知しておくべきである.

詳細は日本糖尿病協会HPを参照のこと.

行動分析学・応用行動分析学(Ⅲ-5)

「人がなぜそのように行動するのか,あるいはまた,なぜ行動しないのか」.行動や意欲や自己認識や感情のもとになっているのが人間固有の「行動と学習の法則」で,「行動と学習の法則」を明らかにしてきた学問が「行動分析学」であり,そこで得られた基礎研究の成果をさまざまな領域に適用し,新たな体系をつくり上げているのが「応用行動分析学」である(山本淳一;OTジャーナル43,2009).行動分析学,応用行動分析学の理論の詳細やアプローチの具体については,成書を参考にされたい[1,2].

1) 杉山尚子,島 宗理,佐藤方哉,他:行動分析学入門.産業図書,東京,1998.
2) 山本淳一,加藤哲文:応用行動分析学入門.学苑社,東京,1997.

サマーキャンプ(Ⅲ-6)

1型糖尿病の小・中・高校生を対象に3〜7日間の「小児糖尿病サマーキャンプ」を行い,子どもたちが自然の中での集団生活を通じてインスリン自己注射や血糖自己測定など自己管理に必要な糖尿病の知識・技術を身につけることを目的としている.また,サマーキャンプは,メンタルケアの場ともなっており,ともに励む仲間を作る場を提供するきわめて重要な機会である.サマーキャンプは,2013年には全国50か所で開催され,小中学生を中心に受講者約1,150名,スタッフ約4,620名が参加している[1].

詳細は日本糖尿病協会HPを参照のこと.

1) 日本糖尿病療養指導士認定機構編:糖尿病療養指導ガイドブック2014,メディカルレビュー社,2014.

カンバセーションマップ(Ⅲ-7)

糖尿病カンバセーション・マップ(以下,カンバセーション・マップ)は,糖尿病患者や患者の家族,友人が5〜10名程度のグループで話し合い,境遇をともにする患者の知識や体験から糖尿病について学びあう糖尿病の学習教材である.カンバセーション・マップは国際糖尿病連合(IDF)によって世界各国で普及が進められており,イギリスやカナダ,アメリカなどではすでに好評を得ている.日本では,IDFから委託を受けて日本糖尿病協会がカンバセーション・マップのトレーニングコースを医療スタッフ用に主催している.

詳細は日本糖尿病協会HPを参照のこと.

食品交換表(Ⅲ-8)

日本糖尿病学会編・著,日本糖尿病協会発行によって,糖尿病食事療法のための食品交換表第7版が出版されている(2013年11月1日刊行,初版は1965年に刊行されている).食事療法を困難にしないため,患者の立場に立ち自由度の高い食事療法が実践できるように構成されている.「どの表から何単位を摂取すればよいのか」という適正な単位配分によって,1日の摂取エネルギー量から栄養バランスまで,糖尿病治療の基本である食事療法を実行できる内容になっている.また,他にも日本糖尿病学会編,日本糖尿病協会発行によって,「糖尿病性腎症の食品交換表第2版」,「糖尿病食事療法のための食品交換表活用編 献立例とその応用」が出版されている.

健康日本21(21世紀における国民健康づくり運動)(Ⅲ-9)

健康増進法に基づき策定された「国民の健康の増進の総合的な推進を図るための基本的な方針(平成15年厚生労働省告示第195号)」は,国民の健康の増進の推進に関する基本的な方向や国民の健康の増進の目標に関する事項等を定めたものである.本方

針は全部改正(「健康日本21(第二次)」)された(平成24年7月10日厚生労働省告示430号).総論では,日本の健康水準,健康増進施策の世界的潮流について概括した後,健康日本21を政策として展開する際の基本戦略,地域で施策展開する際の留意点などについて9章で構成されている.各論では,生活習慣病およびその原因となる生活習慣などの課題について,9分野(栄養・食生活,身体活動と運動,休養・こころの健康づくり,たばこ,アルコール,歯の健康,糖尿病,循環器病,がん)ごとの2010年度を目途とした「基本方針」,「現状と目標」,「対策」などを掲載している.

詳細は健康日本21 HPを参照のこと.

日本ロービジョンケア学会(Ⅳ-1)

2000年4月に創設され,2011年12月現在,約700名の会員が活動している.日本における視覚障害を有する児・者へのハビリテーション・リハビリテーションに関する学際的な研究および臨床の向上と,会員同士および諸外国との交流を目的に設立されている.本学会においては,視覚障害児・者へのリハビリテーションはいわゆる「ロービジョンケア」と呼び,一部の地域ではすでに1970年代から行われていたとしている.本学会では,ロービジョンリハビリテーション・ケアの啓発,それを担う眼科スタッフの育成と同時に,医療以外の分野の専門家と互いに研鑽を積み,理想的な連携の方法を探求している.

詳細は,日本ロービジョンケア学会HPを参照のこと.

日本フットケア学会(Ⅳ-2)

チーム医療によるフットケアおよび下肢病変に対する予防,治療,教育,研究の増進普及を図り,医療に貢献することを目的として2003年に設立された学会である.フットケア全般の優れた知識と技術を有する医療/福祉職者をフットケア指導士として2008年から認定しており,2014年5月現在,511名が認定されている.

詳細は,日本フットケア学会HPを参照のこと.

日本医学教育学会(Ⅴ-1)

医学教育に関する研究の充実・発展ならびにその成果の普及を目的として,全国医学部長病院長会議の賛同の下に1969年(昭和44年)8月に創立された.1997年(平成9年)に日本医学会へ第90分科学会として加盟が認められた.医学部に限らず,コメディカル系の教育にも活用できるように,PBLチュートリアル,モデル・コア・カリキュラム,OSCE,SP,CBT,成人教育技法,ポートフォリオ,e-lerningなどの教育実践のTips(専門家などによる役に立つ示唆・助言)を紹介できるように準備が進められている.

詳細は日本医学教育学会HPを参照のこと.

本書で使用している略記一覧

	略記	英語	日本語
A	ABG	arterial blood gas	動脈血ガス
	ABI	ankle-brachial pressure index	上腕足関節血圧比
	ABPM	ambulatory blood pressure monitoring	24時間自由行動下血圧測定
	ACSM	American College of Sports Medicine	アメリカスポーツ医学会
	ADA	American Diabetes Association	アメリカ糖尿病協会（学会）
	Alb	albumin	アルブミン
	ALT（＝GPT）	alanine aminotransferase	アラニンアミノトランスフェラーゼ
	AMP	adenosine monophosphate	アデノシン一リン酸
	AST（＝GOT）	aspartate aminotransferase	アスパラギン酸アミノトランスフェラーゼ
	AT	anaerobic threshold	無酸素性作業閾値
	ATP	adenosine triphosphate	アデノシン三リン酸
B	BIA	bioelectrical impedance analysis	生体電気インピーダンス法
	BMI	body mass index	ボディーマス指数
	BMR	basal metabolic rate	基礎代謝率
	BP	blood pressure	血圧
C	Ca	calcium	カルシウム
	CAVI	cardio ankle vascular index	心臓足首血管指数
	CBC	complete blood count	全血球計算
	CBT	computer based testing/computer based training	コンピュータ・ベースド・テスティング／コンピュータ・ベースド・トレーニング
	CDEJ	Certified Diabetes Educator of Japan	日本糖尿病療養指導士
	CKD	chronic kidney disease	慢性腎臓病
	Cl	chloride	クロール
	CPK	creatine phosphokinase	クレアチンホスホキナーゼ
	Cr	creatinine	クレアチニン
	CSII	continuous subcutaneous insulin infusion	持続皮下インスリン注入［療法］
	CT	computed tomography	コンピュータ断層撮影法
D	DAN	diabetic autonomic neuropathy	糖尿病自律神経障害
	DCCT	Diabetes control and complication trial	DCCT
	DEXA	dual-energy X-ray absorptiometry	二重エネルギーX線吸収測定
	DM	diabetes mellitus	糖尿病
	DN	diabetic neuropathy	糖尿病神経障害
	DP	diabetic polyneuropathy	糖尿病多発神経障害
	DR	diabetic retinopathy	糖尿病網膜症
G	GFR	glomerular filtration rate	糸球体濾過率
	GLUT	glucose transporter	糖輸送担体
	GOT（＝AST）	glutamic oxaloacetic transaminase	グルタミン酸オキサロ酢酸トランスアミナーゼ
	GPAQ	Global Physical Activity Questionnaire	世界標準化身体活動質問票
	GPT（＝ALT）	glutamic pyruvic transaminase	グルタミン酸ピルビン酸トランスアミナーゼ
H	Hb	hemoglobin	ヘモグロビン
	HbA1c	hemoglobin A1c	ヘモグロビンA1c
	HDL-cho/HDL-C	high density lipoprotein choresterol	高比重リポ蛋白コレステロール
	HHD	hand-held dynamometer	徒手筋力測定器
	HOMA-R	homeostasis model assessment for insulin resistance	HOMA-R指数
I	ICD	initial claudication distance	跛行出現距離

	略記	英語	日本語
	IDF	International Diabetes Federation	国際糖尿病連合
	IGF-Ⅰ	insulin-like growth factor Ⅰ	インスリン様成長因子-Ⅰ
	IL	interleukin	インターロイキン
	IPAQ	International Physical Activity Questionnaire	国際標準化身体活動質問票
J	JCS	Japan Coma Scale	ジャパンコーマスケール
	JDCS	Japan diabetes complications study	JDCS
	JDS	Japan Diabetes Society	（社）日本糖尿病学会
K	K	kalium	カリウム
L	LDH	lactate dehydrogenase	乳酸脱水素酵素
	LDL-cho/LDL-C	low density lipoprotein choresterol	低比重リポ蛋白コレステロール
	LT	lactate threshold	乳酸性閾値
M	MET(s)	metabolic equivalent(s)	メッツ
	MMT	manual muscle testing	徒手筋力検査
	MRI	magnetic resonance imaging	磁気共鳴画像
	Muscle-std	multicenter survey of the isometric lower-extremity strength type 2 diabetes	多施設による２型糖尿病の等尺性下肢筋力の調査
N	Na	natrium	ナトリウム
	NGSP	National Glycohemoglobin Standardization Program	国際標準
	N/m	newton metre	ニュートンメートル
O	OGTT	oral glucose tolerance test	経口ブドウ糖負荷試験
	OSCE	objective structured clinical examination	客観的臨床能力試験
P	PA	physical activity	身体活動
	PAD	peripheral artery disease	末梢動脈疾患
	PBL	project based learning	課題解決型学習
	PG	plasma glucose	血糖
	Plt	platelet	血小板
	PWV	pulse wave velocity	脈波伝播速度
Q	QOL	quality of life	生活の質
R	RBC	red blood cell	赤血球
	RM	repetition maximum	最大反復回数
	RQ	respiratory quotient	呼吸商
	RR	respiratory rate	呼吸数
S	SLR	straight leg raising	下肢伸展挙上
	SMBG	self-monitoring of blood glucose	血糖自己測定
	SP	simulated patient	模擬患者
	SPP	skin perfusion pressure	皮膚灌流圧
T	T-Bil	total bilirubin	総ビリルビン
	TBI	toe brachial pressure index	足趾上腕血圧比
	T-Cho/TC	total cholesterol	総コレステロール
	$TcPO_2$	transcutaneous oxygen tension	経皮酸素分圧
	TG	triglyceride	中性脂肪
	TNF	tumor necrosis factor	腫瘍壊死因子
	TP	total protein	総蛋白質
	TTM	transtheoretical model	トランスセオレティカル・モデル
V	VCO_2	carbon dioxide output	二酸化炭素排出量
	VO_2	oxygen uptake	酸素摂取量
	VT	ventilatry threshold	換気性作業閾値
W	WBC	white blood cell	白血球

索引

[色文字は本文中のMEMOに掲載されている用語を示している.]

和文

あ

アイスブレイク　89
アキレス腱反射　45, 130, 149
アジア人　143
足の神経障害　129
遊び　64, 154
アプリ　48
アメリカスポーツ医学会　37, 108, 117
アメリカ糖尿病協会　93
αグルコシダーゼ阻害薬　16
安静時糖代謝量　122
安全限界　37

い

医師　56
意識障害　148
移乗動作練習　136
1型糖尿病　12, 145, 148
一方向型の医療連携　50
胃腸障害　149
医療連携　101
インスリン　5, 11, 149, 171
インスリン依存状態　11
インスリン感受性　35
インスリン自己注射　56, 145
インスリン注射練習キット　159
インスリン抵抗性　8, 26
インスリン非依存状態　11
インスリン療法　148, 152, 165, 171, 171, 172

う

ウォーキング　27, 125
ウォーキング用具　121
運動　13, 48
運動学　127
運動器　165
運動器疾患　5
運動行動の変容段階　160
運動習慣　48
運動生化学　26, 157
運動生理学　157
運動と栄養　36
運動力学　127
運動療法継続　81
運動療法の実行度　70, 83

え

栄養士　153
栄養のバランス　143
エクササイズガイド2006　159
エビデンスに基づくCKD診療ガイドライン　117
遠隔からの運動継続支援　97

お

凹足変形　127
欧米白人　143
オーダーメイド　93
オペラント強化　78

か

介護　54
介護予防　124
「階段を昇ろう」キャンペーン　97
外反母趾　127
学生教育　72
学生指導　161
学童　143
学童期　65
下肢切断　20, 135, 136, 137
家族愛型　93
学校検尿　152
家庭血圧　107
カテコールアミン　115
仮面高血圧　107
カルボーネン法　32
感覚・運動神経障害　6
感覚運動神経障害　121
間欠性跛行　136
間欠的圧迫治療　137
看護師　56
患者教育　72, 80, 163, 171, 172
関節可動域　131
関節可動域障害　127
感染性廃棄物　56
冠動脈疾患　20

き

管理栄養士　145
義足　136
基礎代謝　61
キャリーオーバー効果　57
急性合併症　16
急性有痛性神経障害　121
教育教材　93
教育目標　163
虚弱高齢者　122
近赤外線分光法　136
筋力増強運動　136
筋力低下　6

く

靴型装具　132
グリコーゲン　26
クリニカルクラークシップ　155, 163
クリニカルリーズニング　169, 169

け

経口ブドウ糖負荷試験　60
経口薬療法　39, 42
継続的教育　84
携帯電話mail　97
経皮酸素分圧　136
血圧　109
血液生化学検査　162
結果の信頼性　51
血管原性切断　135
血清クレアチニン　41
血中乳酸値　159
血糖コントロール　38, 148, 162, 165, 171
血糖自己測定　55, 145, 159
血糖値　149, 159
血流障害　129
健康寿命　28
健康障害　125
健康づくりのための運動基準2006　13
健康づくりのための身体活動基準2013　13

健康日本21　97
減量　61, 165

こ

コアカリキュラム　80, 156
高血圧　106
高血糖高浸透圧症候群　16
高足底圧　127
行動科学　80
行動分析学・応用行動分析学　78
行動変容ステージ　153
行動変容段階　72
高齢化　157
高齢者　14, 27
高齢糖尿病患者　122
小型筋力測定器　8
国際糖尿病連合　2
国際標準化身体活動質問票　49, 77
国民健康栄養　48
国民健康・栄養調査　2
国民生活時間調査　143
骨格筋　122
骨格筋量　148
骨折　54
子ども　142
個別教育　80
コミカル型　93
コンプライアンス　81

さ

細小血管症　18, 171
細小血管障害　18
最大酸素摂取量　26
最大歩行距離測定　136
サイトカイン　31
再発予防訓練　79
サマーキャンプ　84, 142
サルコペニア　4, 28
30秒椅子立ち上がりテスト　92
三大合併症　165

し

糸球体濾過量　19, 115
刺激統制　77
自己管理行動　70, 148
自己血糖測定　124, 151
自己効力感　75, 152, 160
脂質異常症　61
脂質代謝　26, 157
思春期　66, 145, 152, 154
持続皮下インスリン注入療法　45
シックデイ　16, 17, 77
自転車エルゴメーター　125, 154
自発痛　124
脂肪酸　26
シャルコー足変形　127
重症低血糖　148, 152
就寝時刻　143
集団教育　80
修復行動の報酬による強化　78
小児　145, 154
小児2型糖尿病　64, 143
小児・思春期　14
小児糖尿病サマーキャンプ　144
小児肥満　143
消費エネルギー　32
消費エネルギーの算出法　32
症例レポート　155, 161
初期教育　84
食事療法　38, 93, 148
除脂肪　32, 61
シリコーンライナー　137
自律神経障害　6
神経障害　18
神経伝導検査　41
腎血流量　115
人工炭酸泉治療　137
腎疾患患者の生活指導・食事療法に関するガイドライン　117
腎症　18
腎臓　115
心臓リハビリテーション　172
腎臓リハビリテーション　19, 41, 115
身体活動　48, 76, 77, 143, 145
身体活動量　12, 48, 149
新体力テスト　52, 142
振動覚　45, 130, 149
振動覚検査　129
心拍変動検査　41
深部腱反射　129
信頼関係　65, 153

す

睡眠時間　143
ストライド　127
ストレス　78
スポーツ　142
スマートフォン　48

せ

成因　11

生活活動　13, 48
生活習慣　143, 165
生活習慣記録機　149
生活習慣病　157
生活様式　165
整形外科専門医　134
世界糖尿病デー　159
世界標準化身体活動質問票　77
切断肢　136
セルフ・エフィカシー　75
セルフモニタリング　48, 76
先行刺激のコントロール　77
前熟考期　153

そ

双方向型の医療連携　50
足潰瘍　127
足関節上腕血圧比　135
足関節背屈　134
足趾上腕血圧比　136
足趾変形　127
足底圧分布の異常　127
卒後教育　81
卒後の生涯教育　36
卒前教育　80
外遊び　142

た

太極拳ゆったり体操　110
大血管症　18, 171
体脂肪量　148
代謝疾患総論　158
代謝と運動　157
体成分　148
大腿切断　137
体力・運動能力調査　142
他動運動機器　122
単脚支持時間　127
単純網膜症　149
弾性ストッキング　124
弾性包帯　136
断端　136

ち

注射薬療法　39, 42
中足趾節関節　134
中途失明　18
朝食　143

つ

痛覚検査　130

て

低血糖　14, 16, 54, 149, 171
手の病変　20
デブリドマン　132
転倒リスク　54

と

ドアノブメッセージバナー　96
糖質代謝　26, 157
透析患者　117, 118
透析導入　19
糖尿病医療連携　101
糖尿病合併症　159, 170, 172
糖尿病合併症発症　165
糖尿病合併の重みづけ　169
糖尿病患者数　2
糖尿病管理　159
糖尿病教育教材　93
糖尿病教育入院　79, 81, 84, 171
糖尿病ケトアシドーシス　16
糖尿病自律神経障害　41, 106, 121, 124
糖尿病神経障害　5, 39, 41, 121, 162
糖尿病腎症　40, 115, 116, 162, 165
糖尿病腎症生活指導基準　116
糖尿病診療ガイドライン　70
糖尿病専門医　134
糖尿病足病変　20, 40, 42, 127
糖尿病多発神経障害　6, 41, 50, 149, 159, 162, 165, 171
糖尿病チーム医療　21, 54
糖尿病認定看護師　127
糖尿病は運動器疾患　169
糖尿病網膜症　38, 40, 109, 162, 165
糖尿病予備軍　2
糖尿病理学療法モデル・カリキュラム　156
糖尿病罹病期間　38, 165
糖尿病療養　148, 159
糖尿病療養指導　21, 70
糖尿病連携手帳　84
動脈血液ガス　149
動脈硬化性疾患　20
動脈スティフネス　112
糖輸送担体　57
徒手筋力テスト　6
トレッドミル　154
ドロップアウト　152

に

2型糖尿病　143, 162
24時間自由行動下血圧測定　106
日本腎臓学会　117
日本人糖尿病患者　143
日本糖尿病学会　116, 70
日本糖尿病協会　77, 79, 84, 126, 144
日本糖尿病理学療法学会　36, 82
日本糖尿病療養指導士認定機構　72
日本理学療法士学会　36, 82
日本理学療法士協会　156
尿ケトン体　149
尿蛋白排泄量　115
尿糖　152
妊娠中　14
認知症　4, 20
認知の再構築　76

の

脳血管障害　20
ノルディック・ウォーク　121, 122

は

廃用症候群　132
白衣高血圧　106
跛行出現距離　136
発育　145
発生機序　11
発達　142
バランス　144

ひ

膝伸展筋力　144
膝伸展筋力の測定　88
一人暮らし　28
皮膚科医　127
皮膚灌流圧　136
皮膚病変　129
肥満　32, 125, 143, 157, 165
肥満児　144
肥満症　32, 125
病期　11
病態　11
開かれた質問　87
ピンプリック検査　129

ふ

不安定糖尿病　17, 36
福田分類　18
藤原道長　2
フットケア　131, 172
ブドウ糖　16, 26
ブドウ糖代謝率　35

へ

米英人糖尿病患者　143
片脚立位　144
変形　129
変容ステージ　72

ほ

ポール・ウォーキング　122
歩行速度　30, 127
歩行練習　136
補食　148
歩数　48
歩容　134
ボルグスケール　32
ホルモン　157

ま

マイオカイン　31
末梢血流障害　135
末梢動脈疾患　20, 40, 135
慢性合併症　16
慢性疾患看護専門看護師　127
慢性腎疾患　117

む

無酸素代謝　27
無自覚性低血糖　124, 148

め

メタボリックシンドローム　157
メッセージバナー　95
メディカルチェック　36, 45
免荷　132
メンタルケア　145
メンタルヘルス　65

も

網膜症　18
目標設定　76
文部科学省　142, 143

や

薬事法　56
薬物療法　38, 42, 148, 170, 172

ゆ

有酸素運動　27, 165
有酸素代謝　27
有痛性神経障害　124

よ

要介護　28
養護教諭　153
幼児　143
幼児健康度調査　143

ら

ライフステージ　11, 14

り

理学療法評価　161
リスク管理　38, 171
リハビリテーション科専門医　134
リハビリテーションチーム医療　21
罹病期間　171
緑内障　18
臨床検査技師　56
臨床思考過程　169
臨床実習　155
臨床実践　81
臨床汎用性　51

れ

レジスタンス運動　27, 36
レジスタンストレーニング　165

ろ

ロービジョン　110
ロービジョンケア　110

欧文

A

ABI　135
ACSM　108, 117
American college of sports medicine　108
AT　26

ATP　26

B

BIA　30
Borg scale　32, 108, 111
Büerger-Allenの変法　137
Büerger体操　137

C

CAVI　112
CDEJ　72, 82
CDEJ認定機構　82
Certified Diabetes Educator of Japan　72
CKD　117
claw toe　127
CSII　45

D

DAN　41, 121, 124
Davis分類　18
DEXA　29
diabetes mellitus　2
diabetic autonomic neuropathy　41
diabetic foot　40
diabetic nephropathy　40
diabetic neuropathy　5, 41, 171
diabetic polyneuropathy　6, 41
diabetic retinopathy　40
DM　2
DN　5, 41, 121, 124, 162
DP　6, 41, 45, 50, 121, 159, 162, 165, 171
DPの簡易診断基準　9, 129
DR　40, 109

G

GFR　115
GLUT　57
GPAQ　77

H

hammer toe　127
HbA1c　38

I

ICD　136
IPAQ　49, 77

J

Japan Diabetes Complications Study（JDCS）　143
JDS値　40

M

METs　48
MMT　6
MUSCLE-std　9

N

NGSP値　40

O

OGTT　60

P

peripheral artery disease（PAD）　20, 40, 42, 127, 135

R

RQ　111

S

self-efficacy　75
self-monitoring　76
SMBG　55
SPP　136
SWモノフィラメント検査　129

T

TBI　136

V

VO_2　111

W

Wikipedia　95

●著者紹介

野村 卓生(のむら たくお)

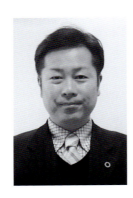

関西福祉科学大学 保健医療学部 リハビリテーション学科
理学療法学専攻　教授
理学療法士，学術博士

　1976年生まれ．高知県高知市出身．
　2000年に高知リハビリテーション学院を卒業後，高知医科大学（現・高知大学医学部）附属病院に勤務し，社会人大学院生として高知女子大学（現・高知県立大学）大学院で修士，博士の学位を取得．修士論文のテーマは「糖尿病運動療法　運動環境の重要性」，博士論文のテーマは「運動習慣改善への効果的な啓発・教育に関する研究　日常的身体活動促進への行動科学的アプローチ」．
　学位取得後は理学療法士養成校の教員となり，大阪府立大学，大阪保健医療大学を経て2011年より現職の関西福祉科学大学教授．2007年より大阪労災病院勤労者予防医療センター（現・治療就労両立支援センター）の研修員としても活動している．
　専門は糖尿病理学療法，健康増進理学療法，産業理学療法であり，糖尿病患者の運動障害や運動療法を継続させるための患者教育に関する臨床研究を行っている．また，身体活動（生活活動と運動）を介入手段として，多面的な視点から働く人や高齢者の健康増進に関する実践と研究を行っている．
　(公社)日本理学療法士協会が2013年に設立した日本理学療法士学会の一分科学会である日本糖尿病理学療法学会の代表運営幹事，(一社)日本糖尿病療養指導士認定機構の理事などを歴任する他，2011年に高野賢一郎先生（関西労災病院治療就労両立支援センター），浅田史成先生（大阪労災病院治療就労両立支援センター）とともに(一社)産業理学療法研究会を設立し，同研究会の副会長を努めている．
　糖尿病理学療法に関する研究成果をhttp://www.ptdm.jp「理学療法と糖尿病」で公開，関連する情報をFacebookページ「糖尿病理学療法交流会」で発信するなど，ホームページやSNSを利用して糖尿病理学療法の発展を願った活動を行っている．

（2015年5月）

検印省略

糖尿病治療における理学療法
戦略と実践

定価（本体 4,000円＋税）

2015年 5月19日　第1版　第1刷発行
2015年 6月22日　同　　第2刷発行

著　者　野村 卓生
　　　　（のむら たくお）
発行者　浅井 麻紀
発行所　株式会社 文光堂
　　　　〒113-0033　東京都文京区本郷7-2-7
　　　　TEL（03）3813-5478（営業）
　　　　　　（03）3813-5411（編集）

©野村卓生, 2015　　　　　　　　　印刷・製本：公和図書

乱丁, 落丁の際はお取り替えいたします.
ISBN978-4-8306-4525-9　　　　　　　　　　　Printed in Japan

・本書の複製権, 翻訳権・翻案権, 上映権, 譲渡権, 公衆送信権（送信可能化権を含む）, 二次的著作物の利用に関する原著作者の権利は, 株式会社文光堂が保有します.
・本書を無断で複製する行為（コピー, スキャン, デジタルデータ化など）は, 私的使用のための複製など著作権法上の限られた例外を除き禁じられています. 大学, 病院, 企業などにおいて, 業務上使用する目的で上記の行為を行うことは, 使用範囲が内部に限られるものであっても私的使用には該当せず, 違法です. また私的使用に該当する場合であっても, 代行業者等の第三者に依頼して上記の行為を行うことは違法となります.
・JCOPY〈出版者著作権管理機構　委託出版物〉
本書を複製される場合は, そのつど事前に出版者著作権管理機構（電話 03-3513-6969, FAX 03-3513-6979, e-mail：info@jcopy.or.jp）の許諾を得てください.